KNOWLEDGE OF
EMERGENCY ANAESTHESIA

緊急麻酔の心得
― ここが肝心・おさえどこ！―

編集

東京医科大学教授
東京医科大学八王子医療センター
特定集中治療部

池田 寿昭
Toshiaki Ikeda

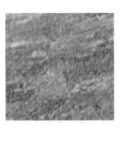 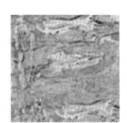 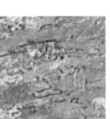 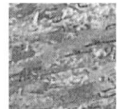
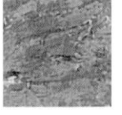  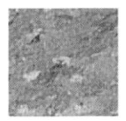 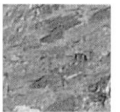 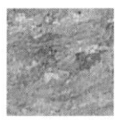
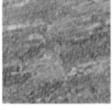 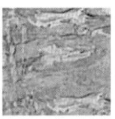 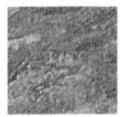 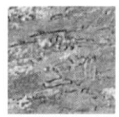 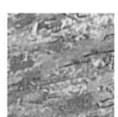
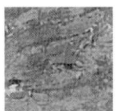 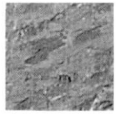 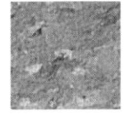  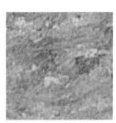
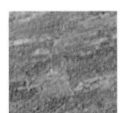 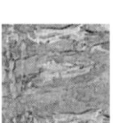 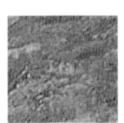 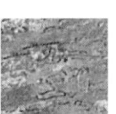 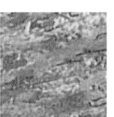

克誠堂出版

執筆者一覧

■ 編 集 ■

池田　寿昭
東京医科大学教授
東京医科大学八王子医療センター　特定集中治療部

■ 執筆者 ■
（執筆順）

福家　伸夫
帝京大学ちば総合医療センター　高度救急集中治療センター

内野　博之
東京医科大学八王子医療センター　麻酔科

池田　一美
東京医科大学八王子医療センター　特定集中治療部

池田　寿昭
東京医科大学八王子医療センター　特定集中治療部

黒木　雄一
社会保険中京病院　救急科

公文　啓二
姫路聖マリア病院　救急診療科

竹田　晋浩
日本医科大学　麻酔科・集中治療室

門井　雄司
群馬大学医学部附属病院　手術部

国元　文生
群馬大学医学部附属病院　集中治療部

小倉　真治
岐阜大学大学院医学系研究科・医学部　救急・災害医学

岩坂　日出男
大分大学医学部　脳・神経機能統御講座麻酔学

伊藤　昌子
都立府中病院　麻酔科

肥川　義雄
都立府中病院　麻酔科

平林　剛
東京医科大学八王子医療センター　麻酔科

花崎　元彦
岡山大学大学院医歯薬学総合研究科　麻酔・蘇生学

五藤　恵次
岡山大学大学院医歯薬学総合研究科　麻酔・蘇生学

片山　浩
岡山大学病院　集中治療部

賀来　隆治
岡山大学病院　麻酔科蘇生科

松三　昌樹
岡山大学病院　麻酔部

黒田　浩光
医療法人社団　母恋　日鋼記念病院　麻酔科・救命救急センター

今泉　均
札幌医科大学　救急集中治療部

升田　好樹
札幌医科大学　救急集中治療部

須山　豪通
県立広島病院　救命救急センター

石原　晋
公立邑智病院

序　文

　手術室に「これから緊急手術があるぞ！」という連絡が入れば，麻酔医や麻酔科を研修しているドクターにとって少なからず緊張感が走り，「今その患者さんはどのような状態にあるのだろうか？」「注意すべき内服薬を服用していないだろうか？」「バイタルは安定しているのだろうか？」「手術術式はどのようになるのか？」「緊急手術を受ける患者さんにとってもっとも良い麻酔導入，麻酔法は？」「輸血の準備は必要なのかどうか？」そして「抜管して一般病棟に帰すのか，それとも覚醒させずにICUへ入室させるべきか？」などさまざまな問題がすぐ頭に浮かんできます。そして，麻酔医は，これらの問題をすぐさま解決していかなくてはなりません。また，麻酔担当医は，その患者さんを一刻も早く診察し，適切な術前評価を行い緊急麻酔の準備を行います。しかも緊急麻酔の場合は当然，予定手術麻酔と比べて，患者の情報量も限られ，術前の麻酔リスクは増し，麻酔方法も限られた時間でより緻密に検討されなければなりません。近年，術前の情報収集には"麻酔用のアンプル（AMPLE）ヒストリーが有用との報告があります。医療技術の進歩により緊急麻酔後に不幸な転帰をたどる割合は減少したと言われるようになりました。しかしそこには，外科医のみならず，麻酔医の新たなる知識と技術の習得および医療機器やモニターの進歩などによるところが大きいと考えます。

　そこでこの度，日常の臨床で，遭遇する可能性の高い緊急麻酔導入時のコツや術中管理の工夫と術後ICUへ入室させる場合の注意点を，麻酔専門医で救急・集中治療に情熱を傾けておられる先生方にお願いしました。みなさん多忙な先生方にもかかわらず快く執筆を引き受けていただいたことに深甚な謝意を表します。また，各章とも充実した力作揃いの内容になってます。今後，確実に増えていくであろう臓器移植（肺，肝臓）の麻酔についても執筆していただいております。さらに救命救急センターや救急病院で必ず経験する多発外傷症例に対する（緊急）麻酔についても，臨床の目線で書かれております。また，それぞれの執筆者には，ご自身が経験した症例を「私の経験」という形にし，トピックスやご自信の考え方を「コラム」の形で追記していただき，どの章から読んでも通読できる形にいたしました。特に「私の経験」と「コラム」に書かれている内容は，その部分を

読んだだけでも「なるほど〜」と感心させられるものになっております．また，時間のない先生方には，少しでも頭の片隅に入れていただきたい重要な箇所にアンダーラインを入れさせていただきました．

　本書が，日々，休むことなく稼動している手術室で働いている麻酔専門医やそこで研修している先生方に役立たれることを期待しております．最後に，本書の出版にご尽力いただいた克誠堂出版株式会社の関　貴子様ならびに今井　良社長に感謝申し上げます．

平成20年　早春

東京医科大学八王子医療センター　特定集中治療部
池田　寿昭

もくじ

- **I　緊急手術患者の術前管理・必要な検査** ……… 1
  福家　伸夫
- **II　脳神経外科手術の緊急麻酔** ……… 13
  内野　博之
- **III　眼科手術の緊急麻酔** ……… 43
  池田　一美・池田　寿昭
- **IV　耳鼻咽喉科手術の緊急麻酔** ……… 57
  黒木　雄一・池田　寿昭
- **V　心・大血管手術の緊急麻酔** ……… 71
  公文　啓二
- **VI　肺手術の緊急麻酔** ……… 89
  竹田　晋浩
- **VII　腹部外科手術の緊急麻酔** ……… 103
  門井　雄司・国元　文生
- **VIII　整形外科・形成外科手術および熱傷の緊急麻酔** ……… 117
  小倉　真治
- **IX　産科手術の緊急麻酔** ……… 139
  岩坂　日出男
- **X　泌尿器科手術の緊急麻酔** ……… 157
  伊藤　昌子・肥川　義雄
- **XI　緊急時の小児麻酔** ……… 173
  平林　剛

XII 臓器移植手術の緊急麻酔 ……… 187

A. 肺移植について 187
 花崎　元彦・五藤　恵次・片山　浩

B. 肝臓移植について 197
 賀来　隆治・松三　昌樹・片山　浩

XIII 術前・術中起こりうる合併症に対する対処のしかた …… 209
 黒田　浩光・今泉　均・升田　好樹

1. 敗血症性ショック患者の麻酔管理　209
2. フルストマック（充満胃）症例の緊急麻酔　212
3. 気管支喘息発作中の緊急麻酔　215
4. 術中，気管支喘息発作が起こった症例　218
5. 術中，悪性高熱症が疑われた麻酔　220
6. 術中，空気塞栓症に対する麻酔管理　223
7. 術中，予想外の大量出血を来した症例の管理　225

XIV 多発外傷手術の緊急麻酔 ……… 231
 須山　豪通・石原　晋

C•O•L•U•M•N

術中高熱の原因は？　11
所変われば…　11
脳神経麻酔におけるエピソード　38
眼球心臓反射（oculocardiac reflex）について　54
緊急頸部腫瘍根治術の麻酔管理について　69
術前より重篤なショックで搬送された患者の緊急麻酔の要点と留意事項　86
分離肺換気中に動脈血酸素飽和度が低下したら　100
誤嚥について　108
敗血症性ショックを合併していたら？　113
術中脂肪塞栓が疑われたら　136
産科型DICを来している患者の緊急手術は？　153
経尿道的手術中に突然低ナトリウム血症を来したら？　170
スキサメトニウム vs ベクロニウム　176
虚血再灌流傷害（ischemic reperfusion injury）と早期グラフト機能不全　194
マージナルドナーからの肺移植　195
post reperfusion syndromeを起こした場合の処置について　208
緊急の多発外傷手術麻酔を行う際の麻酔科医の哲学
　―多発外傷は初療から参加しよう―　256

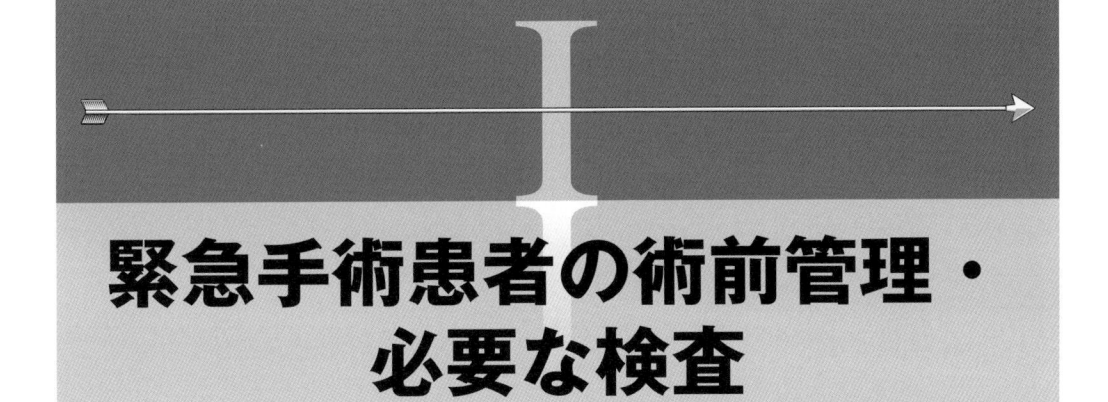

緊急手術患者の術前管理・必要な検査

―― はじめに ――

　術前管理とは，手術という治療手段が選択された患者に対し，その治療行為が期待できる最善の効果をもたらし，しかもそれが経済的な意味も含めもっとも効率よく実施でき，かつ安全が確保されるように，段取りを整えることである。

　そのためには患者の身体状態を評価し，手術前に是正できる弱点は是正して，手術が手際よくかつ事故なく，しかも医師によるその判断と行為を患者およびその家族が容認できるものでなくてはならない。

　しかしながら緊急手術の場合は，「時間」と「医療資源の不足」という制限因子が加わるのが常である。時間に関してはいうまでもないことで，検査に時間を費やして手術のタイミングを失するような過ちを犯してはならない。また医療資源とは手術機材や物資だけのことではなく，むしろ，手術室という空間の確保，外科医，麻酔科医，看護師，各種技師など，手術に関係する医療スタッフの確保が大きな意味をもっている。

1 術前身体評価

　手術前の身体評価は，手術対象となる部位の局所的な評価と，それ以外の全身状態の評価に大別できる。前者はいわば「外科的」評価であり，後者は「麻酔科的」評価だといえる。

　手術が切迫した，あるいは決定した段階で初めて患者に接する麻酔科医にとって，術前診察は単に身体評価だけにとどまらず，適切な患者・医師関係の確立，麻酔関係処置に関するインフォームドコンセント（後述）の確立，周術期管理計画の立案など

多くの価値がある。成すべきことは多いが，時間はたいていの場合，足りない。

しかし事情は入院後に初めて患者に接する病棟担当医にとっても事態は同様である。とりわけ緊急手術が必要な患者の場合は，緊迫した状態での初対面，しかもこれまでに外来を受診したことさえもない患者であるのも珍しくないので，主治医だといっても患者を十分把握していないことがある。これは麻酔科医の立場からいえば，主治医からの情報を鵜呑みにしてはならないという教訓になる。

1）全身状態の把握

a．問　診

現病歴，既往歴，麻酔歴，家族歴，常用薬物の問診は重要である。問診とは，医師と患者が問答を交わしながら医師が診断を進める作業である。かつて William Osler が「診断名は患者が教えてくれる」という旨のことを述べたと聞くが，問診の技術の重要性を強調した言葉であろう。

問診の目的は「患者の話を聞く」ことではなく，「患者の話から患者の抱えている病態とその程度を推測する」ことにある。患者の話（訴え）を忠実に筆記しただけの記録は問診とはいえない。しかし患者が，医師の求めている情報を的確に語ることは，常には期待できないし，知識の欠如ゆえに，あるいはときとして故意に虚偽の返答をすることさえある。患者の理解できる言葉で語り，患者の語る言葉の内容を適正な医学的理解に置き換えなければならない。

例えば，「ショック」とか「貧血」とかいう言葉は医学用語としてのそれと，一般用語としてでは意味するところが異なる。また会話においては，漢字が容易に想起できないような言葉は誤解あるいは理解不能の原因となる。日本語は同音異義語が多いので，配慮が必要である。それは英語圏でも同様で，分かりにくいところはスペルを逐一言うなどで相手に理解させる配慮をすることは珍しくない（例：b-e-n-i-g-n tumor であって B9 tumor ではない）。言葉遣いの誤りは暗礁のようなものであり，航路を熟知し，注意深くそれを避ける努力をしないかぎり，間違えるのは必然である。

麻酔科関係で問診をめぐる紛争として，K大学悪性高熱症事件というのがある。これは全身麻酔を受けた男児が悪性高熱症で死亡したのだが，その後，児の叔父が以前に悪性高熱症で死亡していたことが判明し，問診の不備を問う民事訴訟が起こされたものである。一審は「問診では相手の理解できる言葉で話さなくてはならない」として医師の過失を認定したのだが，控訴審では「医師の質問には誠意をもって答えなくてはならない」と，逆に母親の過失に重きをおいた。地裁，高裁で判断が分かれたが，最終的には高裁判決で結審した。

しかしながら問診の重要性を再確認させる事件であり，欲しい情報を得るための努

表1　ASAの全身状態評価分類

クラスⅠ：健康な（手術対象疾患以外に問題のない）患者
クラスⅡ：軽度の全身疾患をもつ患者
クラスⅢ：日常生活の制限はあるが日常生活不能になるまでには至っていない全身疾患をもつ患者
クラスⅣ：常に生命を脅かし日常生活を不能にするような全身疾患をもつ患者
クラスⅤ：手術の有無にかかわらず24時間以上は生存しないと思われる瀕死の患者

救急（非定時）手術の場合は該当する分類の後に"E"を加える．

力と工夫が医師に求められていることは，いつの時代であっても間違いない．

b．身体所見

視診，触診，打診，聴診により身体所見をとる．頭頸部（気道がある），胸部，腹部は特に大切である．具体的には肺野の聴診と循環系の評価，そして気道の評価は必須である．脊髄くも膜下麻酔・硬膜外麻酔の場合は背中もよく観察する．

全身状態評価の項目としては呼吸器系，循環器系がもっとも重要である．評価方法としては，アメリカ麻酔科学会（American Society of Anesthesiologists：ASA）の分類がもっともよく用いられる（**表1**）．これはしばしばリスク評価と誤解されているが，リスクはもっと幅広い概念であり，患者の全身状態だけでリスクが決まるのではなく，術式，外科医の腕，麻酔科医の腕，手術環境，手術前準備の良否など多くの因子が手術のリスクとなっている．患者の全身状態はあくまで患者個人の問題で，リスクの一部にすぎない．

2）麻酔手技に特有の問題点のチェック

全身状態の良否とは関係なく，麻酔を行ううえでの障害となる問題はあらかじめ把握しておくことで，安全な麻酔が可能となる．全身麻酔の場合には気道関係の評価がもっとも重要であり，脊髄くも膜下・硬膜外麻酔の場合は，穿刺予定部位の感染の有無，形態の異常に注意しなくてはならない．しかしそれとともに，脊髄くも膜下・硬膜外麻酔から全身麻酔に予定が変更を余儀なくされた場合，あるいは予期せぬアナフィラキシーや過度の低血圧で蘇生行為が必要になった場合も想定して，やはり気道の評価は必須である．

a．気道の評価

気道確保困難はマスク換気困難症と挿管困難症に分類できる[1]．どちらも問診と視診で予測可能である．挿管困難症であっても，マスク換気ができれば患者の呼吸・酸

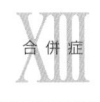

表2　マスク換気困難症の原因

1. マスク密着困難症
   入れ歯
   極端なるいそう状態（頬がこけている）
   経鼻胃管の存在
   顔とマスクのサイズ不適合
   口鼻周囲の奇形・変形
   口鼻周囲の被覆材の存在（顔面熱傷や顔面手術直後状態など）
2. 麻酔導入に伴う気道不全
   解剖学的構造，感染，腫瘍，浮腫などですでに気道が狭窄している状態
   （両側鼻閉，気づかれなかった異物，扁桃腺肥大など）
   頸髄損傷（舌根沈下阻止のためのベストポジションがとれない）
   気管支喘息発作
   喉頭痙攣発作
3. 肺胸郭コンプライアンスの極端な低下（片手で換気できない）
   極度の肥満
   大量の胸水
   腹圧の上昇（大量腹水など）

表3　挿管困難症の原因

I. 体位（仰臥位）保持困難
   心不全，呼吸不全，気道閉塞性疾患，気道外傷，非協力的患者など
II. 開口不能・不全
   顎関節の炎症・強直・拘縮，小口症，顔面の外傷・瘢痕など
III. 開口可能・喉頭展開不能
   口腔内腫瘍・炎症，巨舌，小顎，舌顎後退，短頸，極端な肥満，上
   顎歯突出，頸椎の可動域制限，頸部腫瘍など
IV. 喉頭展開可能・挿管不能
   声門周囲の腫瘍・浮腫・奇形，気管の偏位，喉頭気管狭窄など

（福家伸夫．気道確保困難，挿管困難の予想．稲田英一ほか編．麻酔科診療プラクティス7　周術期の危機管理．東京：文光堂；2002. p.114-7より引用）

素化を維持できるが，マスク換気困難症の場合は危険度はさらに高くなる．したがって原因が何であれ，マスク換気困難症においては，もしそれが起きたらどうするかという対策をあらかじめ策定しておかないと，とっさのときに間に合わないおそれがある．

　十分に整備されリークチェックが行われた麻酔器を用いてもマスク換気が困難な状況は，①マスク密着困難，②上気道狭窄・閉塞（気道抵抗の上昇），③肺胸郭コンプライアンスの低下，に分類できる．マスク換気困難症の原因を**表2**に示す．

　挿管困難症は**表3**のように，①体位（＝仰臥位）保持困難，②開口不能・不全，

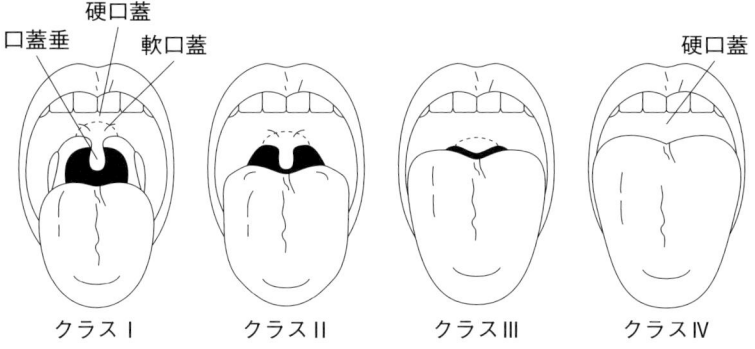

図1 挿管困難を予測させるMallampatiの分類

開口時の口腔内の解剖学的構造の可視度により難易度を評価する．Mallampatiの原案にSamsoonが改変を加えた．患者は椅子に直立に座り，頭は自然な位置とする．験者は患者に正対し目の高さを合わせて座り，患者にできるだけ大きく口を開けさせ，舌を突き出させて判定する．この時，患者に発声させないことが大切である．
　クラスⅠ：軟口蓋，口狭，口蓋弓，口蓋垂が見える
　クラスⅡ：口狭，口蓋弓，口蓋垂が見える
　クラスⅢ：軟口蓋と口蓋垂の基部が見える
　クラスⅣ：軟口蓋も見えない
（福家伸夫. 気道確保困難, 挿管困難の予想. 稲田英一ほか編. 麻酔科診療プラクティス7　周術期の危機管理. 東京：文光堂；2002. p.114-7より引用）

③開口可能だが喉頭展開不能，④喉頭展開可能だが挿管不能，に分類することができる[2]．それぞれに奇形，炎症，腫瘍，外傷などの病理的原因が存在する．しかし挿管困難症に関する多くの論文は，そのほとんどが喉頭展開困難に関心を寄せている．

挿管（喉頭展開）困難症の予測に関しては形態学的に多くの研究があり，完璧とはいえないがある程度予測がつく．代表的なものとしてMallampatiの分類を図1に示す．

b. 背部の評価

脊髄くも膜下麻酔・硬膜外麻酔の禁忌を表4に示す．これらの麻酔法では穿刺予定部位の感染の有無と形態の異常に特に注意する．全身的には出血傾向のある患者では禁忌となる．臨床的に問題となっていない二分脊椎（spina bifida occulta）でも，脊髄円錐の位置が低いために通常の穿刺位置で脊髄を穿刺する危険性がある．局所の脂肪腫や血管腫，局所多毛，皮膚の陥凹，腹部単純写真などで発見される．

表4 脊髄くも膜下麻酔・硬膜外麻酔の禁忌

1. 絶対禁忌
   1) 脊髄くも膜下麻酔・硬膜外麻酔では手術部位, 手術時間をカバーできない手術
   2) 患者の拒否（局麻＋入眠薬は気道が確保されていない全麻と心得よ）
   3) 穿刺不可能（解剖学的あるいは非協力など）
   4) 穿刺通路に感染巣がある
   5) 局所麻酔薬アレルギー（多いものではない）
   6) 「蘇生」医療が必要な重症患者
   7) 中枢神経系に活動性の疾患がある患者．特に頭蓋内圧亢進
   8) 出血傾向
2. 相対禁忌
   1) 時間に余裕がないとき（胎児切迫仮死など）
   2) 循環血液量減少（脱水, 出血など．血圧低下が激しい）
   3) 強い動脈硬化（血圧の変動が激しい）
   4) 穿刺部周辺の先天的, 後天的異常（腰椎手術後を含む）
   5) 血小板凝集抑制薬や抗凝固薬を使用中の患者（出血のおそれ）
   6) 小児（非協力）

2 術前身体管理

1) 不利益な身体状況の是正

　手術を行うに適さない状態は術前から是正しておく。必要があればあらかじめ気管挿管を行い, 人工呼吸を開始する。循環血液量の補正, 貧血の補正, 血管作動薬の投与も必要であれば実施する。

　これらの医療行為の手段として, 静脈ライン確保は必須であり, 動脈ラインもショック患者では必須である。中心静脈ラインも確保していくほうがよい場合があるが, 医原性に気胸を発生させると, 全身麻酔中は陽圧換気となって増悪を来すだけでなく, 術野によっては胸部撮影が困難となって診断に難渋するので, 手術直前の鎖骨下静脈穿刺は（開胸術以外は）避けたほうが賢明である。いずれにせよ各ラインは手術部位と無関係な部位で確保する。

2) 手術創感染予防

　剃刀を用いてのあらかじめの剃毛は感染を助長するとして, 現在では否定的であり, 脱毛クリームの使用か, 手術直前の剃毛が勧告されている[3]。

　予防的抗菌薬投与は手術直前（30分以内）に行い, 執刀時に血中濃度が最高レベルに達し, 閉創後2-3時間程度まで有効血中濃度を維持できるようにする。清潔手術

における予防的抗菌薬としてもっともよく用いられるのはセファゾリンであるが，有効血中濃度が維持されるのは3-4時間程度であるから，長時間手術の場合には，手術室で再度投与して血中濃度を確保する[3]。

3 説明と納得同意

インフォームドコンセント（informed consent）はしばしば「説明と同意」と訳されるが，これは適訳ではない。インフォームドは受け身形を表す過去分詞であるので，患者が説明を受けたことを意味しており，その説明を受けた結果，承諾する（コンセント）ということなのである。医者が患者に説明して同意書をもらうという意味ではない。主語（主体）は患者なのである。しかもインフォームは語源的には「形作る」という意味なので，ただ聞いただけではなく，その内容が十分に理解されてないといけない。

「説明と同意」という訳語が不適当だという意味は，主語があいまいになっていることと，説明を受けた人が理解しているというニュアンスが感じられないからである。主語はあくまで患者なのであり，説明の内容を理解し納得していることが必要なのである。「納得したうえでの同意」が本来の意味を反映した日本語である。著者は「解諾（げだく）する」あるいは「納諾（のうだく）する」という造語を提案している。

医療行為は患者の納得と同意に基づいて行われるものである。患者の納得しない医療行為は行ってはならない。また形式主義的あるいはトラブルに対するアリバイ工作的な検査は無価値であり，検査を計画するときはそれが治療計画全体に対しどのようなインパクト（効果）をもつのか，よく考えて行うべきである。

4 術前の検査

1）必要な検査とは何か

あらゆる医療場面において，わが国では検査が過剰な傾向にあり，最近の医療訴訟の増加がそれに拍車をかけている。しかし本来適応のない医療行為はすべきではなく，あれほど訴訟の多いアメリカでさえ検査は縮小傾向にあり，適用の是非が厳しく問われている。患者管理の改善に役立たない検査は無用であるし，医事訴訟における過失の認定も，検査したかどうかだけで判断されるほど単純なものではない。単に医師や患者のトランキライザーにしかならないような不必要な検査は排除しなくてはならない。

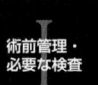
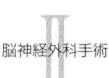

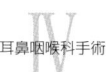
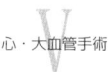

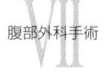
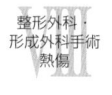

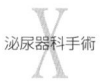

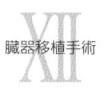

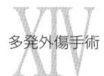

2) 検査の重要度分類

　術前検査の目的は周術期の患者の生理を安定に保ち，最終的には周術期の患者死亡ないし障害を防止・低減させることである。したがって検査の重要性はその目的に合致するかどうかで決定される。判断基準としては，① その結果しだいで医療内容が決定的に変化するもの（手術の延期や中止など），② その結果しだいで医療内容がある程度変化するもの（麻酔法やモニターの選択など），③ その結果があろうとなかろうと医療内容に変化がないもの（麻酔法やモニターの選択に変化は生じない），④ すでに結論のでている問題を再確認するもの，と4段階に分けて考える。

　これにより検査の価値は以下の3つの群に大別できる。すなわち，① 手術患者全員に行うべき検査，② 特定の患者群にのみ行う検査，③ 行う必要のない検査，である。同じ価値をもつ検査であれば，患者に対する侵襲性が小さいほうが，優先される。特定の目的や適応なく，手術患者全員に行うべき検査を術前スクリーニングという。

3) 術前スクリーニング

　施設により多少異なるが，著者の見聞した範囲で推測するなら，血算，基本的生化学，心電図，胸部単純X線（正面），感染症（梅毒，肝炎ウィルス）あたりがわが国の術前スクリーニングの基本で，それに血液凝固機能，呼吸機能が加わるといったところであろうか。しかしASAクラスⅠ，Ⅱの患者に必要な検査は実はそう多くない。身体症状・所見を伴わない異常がスクリーニングで発見されることはまれであるし，仮に異常値が発見されてもそれが重大な意味をもつ可能性はほとんどない。異常値というのは統計学的に決められているので，検査項目が増えるとどれか1項目くらいは正常範囲から逸脱している人の割合は増えるが，それは必ずしも病的なものを意味しない。しかしその一方で，緊急手術の場合には，検査に要する時間が長いものなら手術時刻までに検査結果を得ることができなかったり，あるいは夜間などで遂行可能な検査が限定的といった事情も存在する。

　1998年版のマサチューセッツ総合病院の麻酔の手引き[4]では「ルーチンのスクリーニング検査が必要なことはまれである」と主張している。これはそれ以前の同病院のマニュアル，例えば1993年版での，「必須のスクリーニングはヘマトクリット，ヘモグロビンだけであって，病歴と身体所見から必要と判断される場合にのみ血液生化学と凝固系の検査を行う，血液生化学が必要になるのは，利尿降圧薬を使用している患者のカリウム（不整脈があればなおさら）で，凝固系が必要となるのは，臨床的に症状のある出血傾向，アスピリンなど凝固系に影響する薬品の使用者，重症全身性疾患の場合である。また心電図は40歳以上の患者全員，胸部X線写真はヘビースモー

カー，高齢者，重要臓器疾患保有者のみ撮影する」という見解と比べても，さらに簡略化の傾向が進展している。

また1997年のメイヨークリニックの報告[5]でも，1994年に麻酔された56,119例のうち5,120例は術前90日以内に何の検査も受けていなかった。この中から無作為に1,044例を抽出して検討した結果，「病歴と身体所見で問題を認めない患者では術前の検査なしでも麻酔は安全に施行できる」とした。ベルギー麻酔蘇生学会および麻酔蘇生専門医会も，共同で1998年に同様の見解を表明している。

ASAも術前評価法に関するタスクフォースの提言を2002年に発表した[6]。厳密な比較対照試験は乏しいと断りつつも，可能なかぎりのデータを集積し，また専門医多数の意見を聴取して見解をまとめたものであるが，こうした簡略化の傾向を容認する内容である。それによると，「ルーチンの検査は不必要であり，必ず"必要に応じて"行うべきこと」が提示された。以下，この報告の内容に準拠しながら解説する。

a. ヘマトクリット，ヘモグロビン

患者の病態や手術侵襲度による判断，肝疾患，極端な年齢，貧血の既往，実際の出血，血液疾患では適応があると思われる。

適切なヘモグロビン値については議論が多いところであろう。ASAの調査[6]ではいくつかの報告を検討した結果，ルーチンの血算では2.9-17.6％が異常値であるが，それらの異常値のために管理方法が変更になった例はわずか2.4％にすぎないと報告した。またルーチンではなく血算の適応があると考えて検査した場合には，異常値は6.3-60.8％であるが，そのために管理方法が変更になったのは0.0-14.9％であるという。

理論的にはヘモグロビンのもっとも重要な機能は酸素運搬であり，酸素運搬量は動脈血酸素分圧（と飽和度），担体であるヘモグロビン量，心拍出量で決定される。そもそも酸素運搬量は実際の酸素消費量の4倍程度の余裕があるし，心機能が正常であれば，ヘモグロビンの低下は心拍出量の増大と末梢組織における酸素摂取率の上昇で，組織の酸素消費量を維持できる。計算でも臨床観察でも，ヘモグロビン値は7.0g/dlまでであれば，生体の酸素代謝に障害はでない[7]。しかしこれが3.0g/dl以下になると，酸素摂取率を上げても酸素消費量が低値（＝必要なだけの酸素を利用できない），乳酸値が上昇するなどの非生理的状況が認められ，酸素代謝は急激に悪化しており，治療は必須である。しかし著者の経験では1.2g/dlで生還した子宮筋腫の患者もいるので，ごく短時間であればさらに低値でも耐えることは不可能ではない。

b. 血液生化学

カリウム，ぶどう糖，ナトリウム，肝機能，腎機能が検査項目であるが，こうした

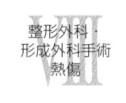

検査を行う対象としては周術期に特殊な治療を行うもの，内分泌疾患，肝腎機能の障害のおそれのあるもの，そうした数値に影響を与えそうな薬品を使用しているもの，あるいは別の治療法を選択する可能性のあるもの。

c. 凝固機能
プロトロンビン時間（INR），部分トロンボプラスチン時間，血小板である。出血傾向のあるもの，肝機能，腎機能に障害のあるもの，および手術侵襲の程度により必要になる。局所麻酔時の凝固検査の意義については，提言できるだけの資料がない。

d. 胸部Ｘ線写真
喫煙，最近の上気道感染，慢性閉塞性肺疾患，心疾患で適応となる。しかしそうした疾患があっても，安定していれば，必ずしも必須とは言い切れない。

e. 心電図
心血管系の疾患，呼吸器系の疾患，手術の侵襲度により適応となる。高齢であることは必ずしも絶対条件ではなく，既知の，あるいは診察中に判明した心疾患のリスク保有者では術前に心電図を実施するのがよい。

f. 心電図以外の心機能評価
心エコー，負荷試験，専門医への相談などである。患者の保有する心疾患リスク因子と，手術侵襲の程度により，経費-利得バランスを配慮して適応とする。

g. 呼吸機能検査
肺（換気）機能検査，血液ガス，パルスオキシメータ，専門医への相談などである。手術侵襲の程度，有症状の喘息，有症状の慢性閉塞性肺疾患，拘束性障害のある側彎症などに対し，経費-利得バランスを配慮して適応とする。

h. 尿検査
特殊な場合以外不要である。

i. 妊娠検査
妊娠可能な女性の場合は，妊娠の有無を確認しておくのがよいと考える。

COLUMN

術中高熱の原因は？

　静注用ダントロレンがまだ市販でなく，院内で製剤していた時代のことである。上腹部の手術患者が，突然の高熱と頻脈を呈した事件があった。すぐ悪性高熱症だと大騒ぎになり，麻酔科スタッフの（ほぼ）全員のカテコラミンが一気に上昇したのだが，冷静な1人が，「甲状腺はどうだ」と問い掛け，執刀していた外科の教授がその場で手を伸ばして触診し，「クリーゼですね」と結論したのである。術後にドレープを取ると，誰がみてもわかるような甲状腺腫大があった。

　要するに外科の主治医（研修医）も回診に行った麻酔科研修医も，首を観察していないのである。呼吸，循環の機能も大切だが，顎関節から口腔，首は麻酔施行上の大問題である「気道」の構成要素なのであるから，気道確保が容易なのか困難なのか，きちんと観察する習慣をつけておかねばならない。今どきの研修医には，このような失態はないものと信じている。

　ついでに言っておくと，副腎由来ではなく傍脊椎交感神経節に発生した褐色細胞腫も，術前に診断されていなければ，術中に麻酔科医を驚かせることになる。

COLUMN

所変われば…

　著者は，ネパールでの口唇裂・口蓋裂の治療プロジェクトに麻酔科医として10年ほど参加しているが，現地でもっとも重要な術前準備は，初診時（初日）から手術当日までの毎日の歯磨きと手術当日の全身シャワーである。

　都会のネパール人はともかく，バスも通らぬような山間部に住んでいる人たちでは，口腔内の衛生保持のために歯磨きはされていない。お茶を飲むとか，木の枝をかじるなどの衛生習慣は一部にはあるようだが，期待できない。口唇，口蓋の手術なので，当然ながら口腔の衛生は感染防止の重要ポイントであるのだが，最初の年はこのあたりのことがよく分かっていなかった。またシャワーは当然，頭髪，皮膚などの衛生のためである。シャワーなしだと，点滴のためにアルコール綿で皮膚をいくらぬぐっても，黒ずんだ汚れがなかなかなくならず，苦労したのである。日本の国なら当然であるはずの衛生習慣が，他の国では必ずしもなされているわけではない。いったん国外に出てしまうと，日本の常識は通用しないのである。

　そういえば，頭髪をポニーテールに整髪してきた2歳くらいの男児がいたが，整髪に用いていたのは（多分ウシの）"ウンコ"である。親の話によると無病息災の御利益があるのだそうだ。念入りに帽子をかぶせて手術を行ったが，「常識」という言葉は，実は限られた知識とわずかの経験に基づいた「偏見」にすぎないのだということがよく分かるであろう。

【文　献】

1) Task Force on Guidelines for Management of the Difficult Airway. Practice Guidelines for Management of the Difficult Airway. A Report by the American Society of Anesthesiologists Task Force on Management of the Difficult Airway. Anesthesiology 1993；78：597-602.
2) 福家伸夫. 気道確保困難, 挿管困難の予想. 稲田英一ほか編. 麻酔科診療プラクティス7　周術期の危機管理. 東京：文光堂；2002. p.114-7.
3) Mangram AJ, Horan TC, Pearson ML, et al. Guideline for Prevention of Surgical Site Infection, 1999. Infect Control Hosp Epidemiol 1999；20：247-78.
（http：//www.cdc.gov/ncidod/dhqp/gl surgicalsite.html）
4) Keglovitz LA, Kraft M. 術前患者の評価. 稲田英一監訳. MGH 麻酔の手引き.（第4版.）東京：メディカル・サイエンス・インターナショナル；2000. p.3-13.
5) Narr BJ, Warner ME, Schroeder DR, et al. Outcomes of Patients with No Laboratory Assessment Before Anesthesia and a Surgical Procedure. Mayo Clin Proc 1997；72：505-9.
6) Task Force on Preanesthesia Evaluation. Practical Advisory for Preanesthesia Evaluation. A Report by the American Society of Anesthesiologists Task Force on Preanesthesia Evaluation. Anesthesiology 2002；96：485-96.
7) 半田　誠. 赤血球輸血を再考する―Hb/Ht はいくらに維持するのがよいか―. 集中治療 2000；12：34-40.

（福家　伸夫）

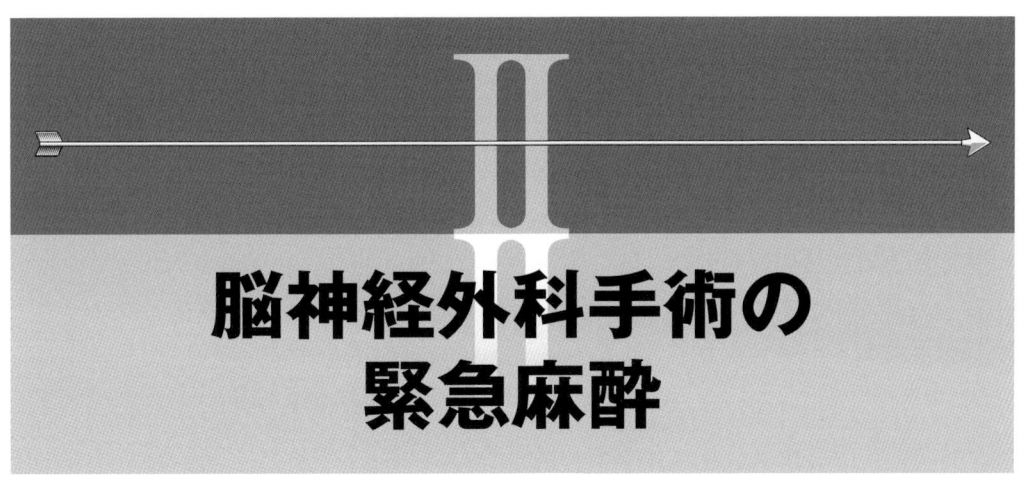

脳神経外科手術の緊急麻酔

―― はじめに ――

　脳神経外科手術における緊急麻酔は予定麻酔に比べて，その特殊性が挙げられる。すなわち，① 病歴など情報収集が十分にできない，② 麻酔科医による診察が十分になされていない，③ 術前検査が十分になされていない，④ インフォームドコンセントが十分になされていない，など患者の情報が十分に得られない場合がしばしばある。さらに，⑤ 患者の意識状態および血行動態が不安定で，重症度が高い，⑥ フルストマックである，⑦ 術前の画像診断で病変の特定が十分にできない，⑧ 時間の制約がある，などの特殊性を有している。本稿では，神経麻酔学に属する脳神経外科手術の緊急麻酔を対象として麻酔管理における要点を概説していく。

1 麻酔科医が臨床の現場で経験する脳虚血の種類とその特徴

　虚血性神経障害は大別すると ① 可逆性虚血性神経障害：一過性の傷害で神経細胞死を伴わない〔きわめて短時間の脳虚血：一過性脳虚血発作（transient lschemic attack：TIA）や心停止〕，② 心停止（麻酔器の故障，薬物の影響，大量出血，患者の全身状態などを含むさまざまな要因によって引き起こされるもので，ある一定の時間以上）などによって起こる全脳虚血（global ischemia），③ 脳梗塞（focal ischemia）（妊婦など血液の凝固能が亢進している患者，脳神経外科手術に伴う一時的な脳動脈の閉塞後），④ 頭部外傷やくも膜下出血による脳損傷，出血，血腫や脳浮腫に伴う脳の圧迫，頭蓋内圧（intracranial pressure：ICP）亢進，脳血管攣縮による二次的な循環障害により脳虚血が考えられる。

2 脳神経外科緊急手術における脳保護治療と実際

脳を虚血という侵襲から保護するためにこれまでさまざまな方策がなされてきた。これらは①非薬物療法と，②薬物療法に2分される。ことに，脳神経外科手術における脳保護は神経変性防御学（脳を保護するための治療法）に包含される8つの項目が鍵となる。すなわち，①手術手技の改善，②血圧および脳圧の制御と脳灌流の維持，③脳保護のための新規薬物の開発，④therapeutic windowを考慮した薬物療法，⑤術中高体温，高血糖の回避，術後低体温療法と再灌流障害の防止，⑥生体にある脳保護機構（虚血耐性現象）の利用，⑦脳指向型集中治療法の応用，⑧将来的には遺伝子治療の導入を組み合わせて，虚血性神経細胞障害の発症を完全にまたは最小限に抑える。万が一，機能障害が残るときは，神経再生学的なアプローチを行い，失われた神経の再生と機能の回復に努めることになると思われる。

3 脳神経外科手術における麻酔管理

1) 患者に関する情報の収集

可能なかぎり患者あるいは家族から病歴の聴取を行う。全身性合併症や既往歴（高血圧，糖尿病，虚血性心疾患，呼吸器疾患の有無，神経系疾患の有無など），服用薬（特に循環系薬物や抗凝固薬の内服の有無など），アレルギーなどを問診する。本人からの聴取が無理な場合は家族や付き添い者から情報を得るようにする。

2) 神経麻酔における術前評価

a. 身体所見の評価

① 呼吸：低酸素症および高二酸化炭素血症を防ぐ。特にくも膜下出血患者では神経原性肺水腫[1]を来していることがあるため，胸部X線写真にて確認することが大切である。また，外傷による気胸の有無も検索しておく。さらに，患者の呼吸状態を注意深く観察し，呼吸数，血液ガス分析を行い，必要に応じて的確な濃度の酸素投与あるいは挿管を考慮する。特に貧血がある場合は，チアノーゼが見落とされやすいので注意する。

② 循環：虚血性心疾患（心筋梗塞，狭心症）や高血圧の既往を確認する。虚血性心疾患の既往のある場合は低血圧麻酔，坐位手術は避ける。また，頸動脈内膜剥離術（carotid endarterectomy：CEA）では，周術期の心筋梗塞が最大の死亡原因

となるため注意する[2]。外傷などによる血管損傷や腹部外傷の存在する場合は隠された出血によるショックになっていないかどうかも検索する。

③ 体液・電解質：マンニトールやグリセオールなどの高浸透圧利尿薬や利尿薬を投与されている場合が多く，循環血液量の減少（hypovolemia）や電解質異常を来しやすいので注意を要する。高カリウム血症や低カリウム血症は不整脈や死亡率を高めるため早期に補正する。

④ 血液所見：利尿薬などの影響により血液が濃縮していることがある。頻脈を呈していないかなどを確認して，必要に応じて輸液を行う。血栓症などに注意する。ヘマトクリットを測定して確認する。

⑤ 心電図（後述）

⑥ 肝機能：肝硬変などに伴う凝固因子低下の有無を確認する。

⑦ 腎機能：腎機能障害のあるときは腎排泄型の利尿薬は減量する。

⑧ 骨折の有無：頭蓋底骨折の有無：髄液鼻漏や耳漏のあるときは経鼻挿管は禁忌。

⑨ 他の臓器損傷の有無：頸椎損傷や他の臓器障害の有無を確認する。

⑩ 最終の食事摂取時間：フルストマックの可能性を検索する。

b. 意識状態の評価（表1-4）

意識状態の評価として有名なグラスゴー昏睡尺度（Glasgow coma scale：GCS）や日本式昏睡尺度（Japan coma scale：JCS）が用いられる。GCSは，開眼，言語活動，運動機能の3点から客観的に評価し，JCSは外部からの刺激に対する反応によって意識を評価する。GCS 9点以下は気管挿管の適応であり，M 4点以下は脳ヘルニアの可能性を示唆する。頭部外傷ではGCSやJCSが用いられることが多い。

また，くも膜下出血の予後の判定にはGCS，Hunt & Kosnik 分類やWFNS（World Federation of Neurological Surgeons）分類が用いられる。

c. 神経学的評価

以下の症状に留意して評価を行う。

① 痙攣発作の有無：痙攣発作は脳酸素消費量を増加させ，低酸素，高二酸化炭素血症，換気障害を招来して脳障害を助長する。

② 病変による脳の圧迫に伴う巣症状

③ 髄膜刺激症状

④ ICP亢進症状（表5）：頭痛，嘔吐，意識障害，動眼神経麻痺，高血圧，呼吸異常などの身体所見のほかに画像で脳の正中構造のシフトを確認する。

ICPの上昇に伴い，心血管系への交感神経系活動亢進を来して著明な血圧上昇をもたらす。この現象をCushing反射という。これにより，神経原性肺水腫を来すこと

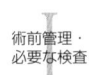

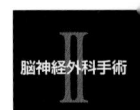

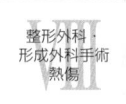

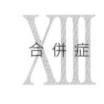

表1　Glasgow coma scale（GCS）

			点数
A. 開眼（E）	自発的に		4
	呼びかけにより		3
	痛み刺激により		2
	開眼しない		1
B. 言葉による応答（V）	見当識あり		5
	錯乱状態		4
	不適当な言葉		3
	理解ができない言葉		2
	発声がない		1
C. 運動による最良の応答（M）	命令に従う		6
	痛み刺激部位に手足を持ってくる		5
	四肢を屈曲する 逃避		4
	異常屈曲		3
	四肢進展		2
	全く動かさない		1

合計3-15で，意識正常は15である．
頭部外傷では8以下を重症，9-12を中等症，13-15を軽度と分類される．

もある．
⑤ 一過性脳虚血発作
⑥ 瞳孔径：瞳孔径と対光反射および四肢麻痺の有無を検索する。

d. 画像による評価

CTやMRIによって病変を把握しておくことは術中の出血の予測を行ううえでも重要である。気脳症の有無を検索。胸部X線写真により肺水腫や誤嚥の有無を確認する。また，頭蓋底骨折や頸椎損傷の有無も確認する。さらに，他の臓器（血管損傷や胸部，腹部臓器損傷）損傷による出血の有無も検索する。特に，循環動態に異常を認める症例では迅速簡易超音波検査（focued asessment with sonography for trauma：FAST）を行う。

e. 血液脳関門（BBB）の評価

脳の毛細血管の内皮細胞は全身の他の毛細血管と異なり，細胞間が密着結合しており分子やイオンの移動を規制している。これを血液脳関門（blood brain barrier：BBB）と呼ぶ。BBBが正常で血清浸透圧と膠質浸透圧が正常に維持されている間は，

表2 Japan Coma Scale（JCS），3-3-9度方式

Ⅰ．刺激をしないでも覚醒している状態（1桁で表現）
　　1．だいたい意識清明だが今ひとつはっきりしない
　　2．見当識障害がある
　　3．自分の名前，生年月日が言えない

Ⅱ．刺激すると覚醒する状態（刺激をやめると眠り込む）（2桁で表現）
　　10．普通の呼びかけで容易に開眼する
　　　　開眼しない場合：合目的な運動（例えば，右手を握れ，離せ）をするし，言葉もでるが間違いが多い
　　20．大きな声または体をゆさぶることにより開眼する
　　　　開眼しない場合：簡単な命令に応ずる．例えば離握手
　　30．痛み刺激を加えつつ呼びかけを繰り返すと，かろうじて開眼する

Ⅲ．刺激をしても覚醒しない（3桁で表現）
　　1．痛み刺激に対し，払いのけるような動作をする
　　2．痛み刺激で少し手足を動かしたり，顔をしかめる
　　3．痛み刺激に反応しない

R：不穏状態，Ⅰ：尿失禁，A：無動性無言，自発性喪失
記載例　100-Ⅰ

表3　Hunt & Kosnik分類[3]

重症度*	基準徴候	死亡率[3]
0	未破裂動脈瘤	
Ⅰ	無症状か，最小限の頭痛および軽度の項部硬直がある	
Ⅰa	急性髄膜刺激症状または脳症状はないが，固定した神経学的失調がある	
Ⅱ	中等度から重篤な頭痛，項部硬直をみるが，脳神経麻痺以外の神経学的失調はない	13**
Ⅲ	傾眠状態，錯乱状態または軽度の巣症状を示す	28
Ⅳ	昏迷状態で，中等度から重篤な片麻痺があり早期除脳硬直および自律神経障害を伴うこともある	44
Ⅴ	昏睡状態で，除脳硬直を示し，瀕死の様相を示す	72

*重篤な全身疾患，例えば高血圧，糖尿病および脳血管写で著明な血管攣縮があれば，重症度をⅠ段階進める．
**Ⅰ，Ⅱを併せた死亡率．
（Hunt WE, Kosnik EJ. Timing and perioperative care in intracranial aneurysm surgery. Clin Neurosurg 1974；21：79-89より改変引用）

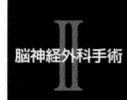

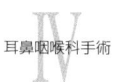

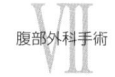
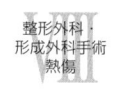

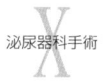

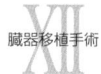

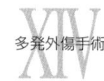

表4　WFNS分類

重症度	GCS	局所脳症状
I	15	－
II	14-13	－
III	14-13	＋
IV	12-7	±
V	6-3	±

表5　ICP亢進症状の概要

臨床症状
　頭痛（早期の）
　嘔吐（悪心を伴わない）
　性格の変化
　意識障害
　動脈神経麻痺（瞳孔散大）
　外転神経麻痺
　高血圧
　除脈・頻脈
　呼吸パターンの異常，呼吸停止
検査所見
　CTまたはMRIで0.5cm以上のmidlineシフト

等張性の晶質液を多少多めに投与したとしても，末梢の浮腫を来すことはあるが脳浮腫を起こすことはないと思われる．しかし，BBBが一部破綻した状態では輸液の影響で脳浮腫が助長されることを考慮する必要がある．

3）臨床における脳保護とは

　現実には，酸素供給を増やして，酸素需要を減らし，酸素利用効率を最大にすることである．CBFを維持して術中，術後の低酸素血症の発生を阻止することが重要である．
　脳保護を必要とする脳神経外科手術時の患者は以下の範疇である．
①脳占拠性病変（脳腫瘍，脳膿瘍，頭部外傷や脳出血に伴う血腫，水頭症および慢性嚢胞性疾患）を有しており，ICPの増加の有無にかかわらず脳神経外科手術が予定されている患者．
②脳動脈瘤のクリッピング，AVM（arteriovenous malformation）や海綿静脈洞の切除などの頭蓋内血管操作と頸動脈内膜剥離および浅側頭動脈-中大脳動脈のバイ

パス術などの頭蓋外血管手術操作において，一過性の血管閉塞と脳梗塞発生の可能性がある患者．

③巨大脳動脈瘤や脳底動脈瘤のクリッピングに対して超低体温下に心停止を誘発して手術を行う必要のある患者[4)5)]．

④脳血管疾患に対する手術による脳虚血，術中血流遮断，脳動脈瘤破裂，脳圧排解除などに伴う再灌流障害（reperfusion injury）から脳を保護する．

特に神経麻酔中に脳虚血状態に陥る可能性の高い患者の神経学的な予後を良好に保つための治療手段を講じることがその意味として該当するものと思われる．その真の目的は，虚血によりもたらされる破滅的な事象の発生を食い止めることである．

4）脳保護を行ううえで必要な脳の生理学

a. 脳酸素代謝率（$CMRO_2$）：正常値3.5ml/100g脳組織（成人）

脳はグルコースの酸化的代謝過程を経て，高エネルギーリン酸塩を生成し[6)]，この塩を貯蔵しないため，脳代謝は結局のところ，血液によって運搬されてくるグルコースおよび酸素に依存している．脳は体重の2％の重量であるが全酸素供給量の20％を消費する．脳酸素代謝率（cerebral metabolic rate of oxygen：$CMRO_2$）は小児では成人に比較して25％高く，老人では10％低い．体温1℃につき7％の$CMRO_2$の低下が認められる．麻酔薬，体温や痙攣発作が$CMRO_2$に影響を及ぼす．

b. 脳血流量（CBF）：正常値50ml/100g/min（図1）[7)]

脳血流量（cerebral blood flow：CBF）は心拍出量の15％の供給を受けている．正常脳におけるCBFと$CMRO_2$の比は，14：18と一定である．この血流-代謝のカップリング現象によって灰白質と白質の脳血流の違いが説明できる．平均動脈圧が50-150mmHgの範囲ではCBFは自動調節能（後述）によって一定のレベルに維持される[8)]．灰白質は神経細胞体からなり神経線維からなる白質に比べ活発な代謝を行っていることに起因すると考えられる．脳代謝と脳血流のカップリングは，大脳皮質の代謝の需要に応じてCBFが増大され，障害を受けた部位や反応性に乏しい部位ではCBFの減少を呈する．

CBFと脳代謝は病的な状態ではカップリングしないものと思われる．このような状況下において，CBFは脳灌流圧（cerebral perfusion pressure：CPP），動脈酸素分圧（Pa_{O_2}），動脈酸素量（Ca_{O_2}），動脈二酸化炭素分圧（Pa_{CO_2}），血液粘稠度などの因子の影響を受ける．神経損傷に際して，CBFと脳血液量（cerebral blood volume：CBV）の減少にICPの極端な上昇を伴った状況下ではこれまで述べた脳代謝と脳血流を維持するメカニズムのすべてが作動しなくなるものと考える．臨床的な

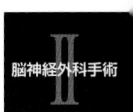

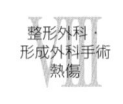

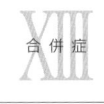

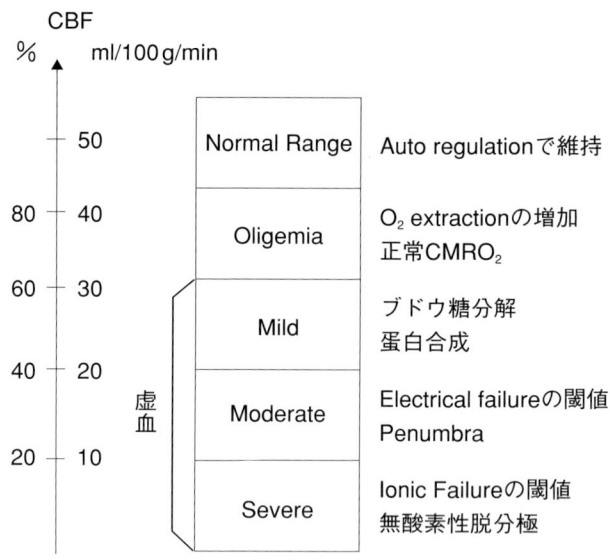

図1 脳血流と生理的変化
(Paschen W, Mies G, Hossmann KA. Threshold relationship between cerebral blood flow, glucose utilization, and energy metabolites during development of stroke in gerbils. Exp Neurol 1992；117：325-33より引用)

脳虚血といわれる状態はCBFが18-20 ml/100 g/min以下となった状態で，CBFが10 ml/100 g/min以下でATP枯渇，細胞の脱分極が起こり，代謝不全となる。この状態が続くと脳の不可逆的な変性が起こる。高血圧患者では自動調節範囲が右方にシフトするので，健常者は正常と考えられている血圧でも脳虚血を起こすことがある[9]。脳血流が完全に遮断されると10秒で意識消失が起こる。

c. 脳灌流圧（CPP）と自動調節能（autoregulation）（図2）

CPPは脳血管を介した圧勾配である。正常値はおおよそ100 mmHg前後である。すなわち，脳へ入る部分での平均血圧と頭蓋から出てくる部位での静脈圧との較差を表している。臨床では脳灌流圧（CPP）＝平均血圧と平均頭蓋内圧の差とする。ICPと静脈圧が低いときは血圧をCPPと考える。脳血流は脳損傷やその他の原因によって脳自動調節能が障害されるような事態がなければ広範囲の部位でCPPを一定に保つことが可能である[10]。自動調節能は，細動脈抵抗の変動を介してなされている。CPPの低下の際には，脳動脈は拡張してCBFを維持してCBVの増加に努める。脳の血管攣縮はCPPの増加に伴い発生する。これにより少ないCBVでCBFを維持するようになる。健常成人の脳の自動調節能の下限は血圧が50 mmHgで上限は150 mmHgである[11]。小児における脳の自動調節能の上限および下限については詳細は不明である。突然の血圧上昇により脳の自動調節能の上限を超えた場合，結果としてCBFの増加

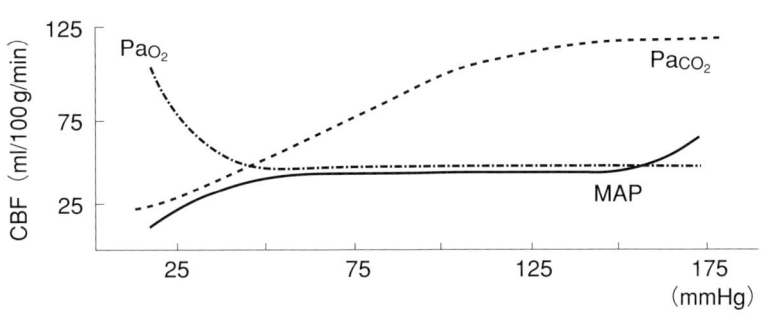

図2 血中酸素，二酸化炭素分圧および平均血圧と脳血流の関係

および極度の脳浮腫，脳出血が引き起こされることがある。脳の自動調節能の上限を超えた血圧においてはCBFはCPPの変動に依存するようになる。その際，CBFとCBVは同様の変動を示す。虚血発作および頭部外傷といった多くの病態の下では，自動調節が損なわれることもあれば，これが消失することもある[12]。CPPが50mmHg以下では酸素供給不足により脳は虚血状態に陥る。ICP亢進が生じ，ICPが平均血圧を上回れば，脳血流が途絶する。このような病態に対して血圧を上げて脳血流を維持しようとする生体反応がCushing現象である。換言すれば，全身の低血圧による低灌流圧は，高ICPによる低CPPよりもリスクが大きい。臨床的にはCPPが50mmHg以下で脳虚血になると考えられている。

d．温 度

脳温を適正に保つことは，脳神経外科手術における脳保護法として重要となる。わずかな脳温の上昇により脳の病的な状態が招来されて，脳血液関門の破綻が起こる。ことに，低体温療法は近年しばしば用いられる温度調節法のひとつである。低体温になるとCBFは1℃につき約6％低下する[13]。CBFの変動は，温度変化に応じた代謝の増減に対する反応である。脳虚血または頭蓋内圧亢進を治療するための低体温法は，過去にも検討されており，最近再び関心が持たれている。

e．血液粘稠度

ヘモグロビン濃度が低下すると，血液粘稠度は低下し，CBFは増大する[14]。すなわち，脳の酸素運搬量に及ぼす影響が，ヘモグロビン濃度低下に伴う動脈血酸素含量の減少によりある程度相殺されるため，酸素運搬量は低下するが，CBFが増大して動脈血酸素含量の低下を埋め合わせるという状況があり，脳への酸素運搬量の正味の変化はない。このほか，ヘモグロビン濃度を低下させることなく血液粘稠度を下げるような方法を用いれば，血流量および酸素運搬量が改善されるが，この方法はまだ確立されていない。各種の病態で血液粘稠度の変化がICPに影響を及ぼす程度について

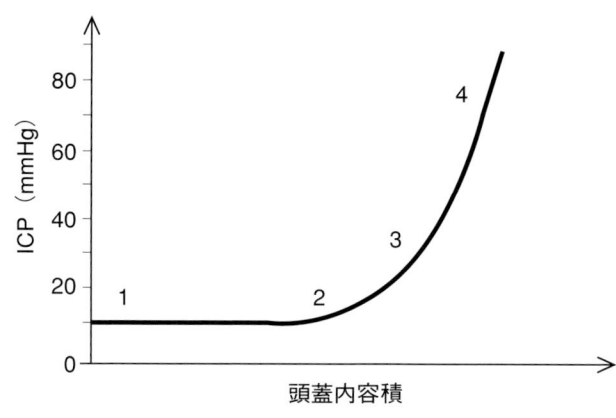

図3 脳圧と頭蓋内容積の関係
頭蓋内圧-容積曲線．点1-4へ進むに従ってコンプライアンスが減少し，容積の増加がより大きな圧の上昇を起こすようになる．ICPがすでに上昇しているとき，頭蓋内容積が少しでも増加すると顕著な頭蓋内圧亢進を引き起こす（点3）．

は，十分に検討されていないのが現状である。

f．頭蓋内圧（ICP）-容積関係（図3）

ICPの正常値は5-15mmHgである。ICPが15mmHg以上を頭蓋内圧亢進という。頭蓋内圧-容積関係は，コンプライアンスの点から理解することができる[15]。頭蓋内容積が比較的小さい場合には，このシステムには圧縮の余地があり，容積の増大にも耐え，圧は上昇しない（図3：点1-2）。総頭蓋内容積が増大すると，コンパートメントの圧縮の余地が少なくなり，麻酔，血圧の変動，二酸化炭素蓄積による脳血管拡張に伴うわずかな容積の増大により頭蓋内圧も急激に上昇する（図3：点3-4）。この機構では，脳脊髄液（cerebrospinal fluid：CSF）および静脈血をそれぞれ，頭蓋内コンパートメントから脊髄くも膜下腔および静脈叢に強制的に排出することによって，頭蓋内容積を低下させている。代償性機構に代わる血液およびCSFの量は限られているため，いずれは使い果たされ，そうなるとこのシステムはもはや容積の増大には応じられなくなる。

5）血管作動薬

① カテコラミン：α作動薬と低用量のβ作動薬はCBFにほとんど影響しない。
② 血管拡張薬：ニトロプルシド，ニトログリセリン，ヒドララジンは脳血管を直接拡張させることでCBFとICPを増加させる。

6）非薬物療法による脳保護

a．脳圧の正常化

①軽度の過換気（Pa_{CO_2} 25-30 mmHg），②バルビツレート，頭部挙上（30°），③脳室ドレナージ，④血清浸透圧を高く維持することによって脳圧を正常化する。これらは従来より行われてきた方法である。低酸素と高二酸化炭素血症は脳血管拡張を来すので避けるようにする。

b．低体温療法[16)～18)]

低体温療法は脳浮腫を軽減させる目的で使われ始めた。低体温は脳代謝と脳の活動性を低下させる。低体温は1℃につき$CMRO_2$を7％低下させる。

脳の高温状態は$CMRO_2$を増加させて脳障害を助長する。低体温療法はインドメタシンなどの薬物によっても誘導可能である。低体温からの急速な復温による脳障害（rewarming injury）に注意が必要となる。

c．超低体温下の心停止

近年，巨大脳動脈瘤および脳底動脈瘤のクリッピングに対して体温を13-21℃に下げて心停止状態にして手術を行う方法が施行されている[5)]。人工心肺を用いて体温低下と心停止を起こし，18-22℃まで体温を下げた状態で人工心肺を停止して循環停止の状態にする。循環停止中にクリッピングを行う。おおよそ1時間くらいまでは循環停止が可能といわれているがその限界点はいまだ決まっていない。合併症として，凝固異常，術後出血，代謝性アシドーシス，高血糖，心機能障害などが挙げられる。

d．人為的低血圧

脳動脈瘤破裂を防止するうえで行われる。くも膜下出血の患者では自動調節能が破綻しており低血圧が脳障害を助長するため注意が必要である。

e．鼻腔冷却による熱放散冷却法

鼻孔バルーンに9-12 l/minの冷却した空気を流して口腔から空気を排出する方法で脳低体温を作成して脳動脈瘤手術に応用している。

f．虚血耐性の応用[19)]

短時間の血流遮断を反復して行うこと（プレコンディショニング）で血流遮断を受けた部位が虚血に対して抵抗性を示すようになる現象を虚血耐性と呼ぶ。この発現機序にはHeat Shock蛋白が関与するといわれている。臨床ではその有効性については

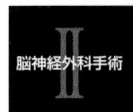

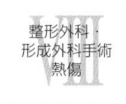

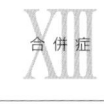

結論が出ていない。

g. 脳血管攣縮の防止

くも膜下出血では発作後数日から2週間に起こる動脈の攣縮で血流不全に陥りやすい。そのため，全身循環改善療法triple-H療法（hypertensive, hypervolemic, hemodilution）に加えて腰椎ドレナージ，脳室ドレナージを行い，ウロキナーゼ投与により血腫の洗い出しを行う。

h. 術前の遺伝子多型診断による患者個人々の脳の脆弱性のスクリーニング（将来的には）

術前に患者個人を遺伝子多型で分類し，易障害性を予測する。

i. 術後の脳機能管理

脳指向型集中治療の施行による脳保護。

7）神経麻酔における脳保護を行ううえでコントロールが重要と思われるパラメータ

a. 血糖値

血糖値を80-120mg/dlの間で調節し，高血糖を避ける。すでに脳虚血が存在する場合には高血糖によって細胞内アシドーシスの増強，細胞死に至る情報伝達系の賦活化が起こり，脳障害がさらに助長される。

b. 血圧のコントロール

高血圧，低血圧，低酸素，低酸素血症および高二酸化炭素血症を避ける。高血圧は脳浮腫を助長するためCa^{2+}拮抗薬，プロスタグランジン製剤，硝酸薬などにより降圧を図る。

c. 体温

高体温は脳障害を助長するため避けるべきである。脳保護を目的とする場合，軽度低体温（34-35℃）を用いる。

d. ヘマトクリット

ヘマトクリットを32-34％に維持して血液の粘稠度を下げてCBFを増加させる。低すぎるヘマトクリットは脳の低酸素状態を招来し，脳障害を誘発する可能性が指摘

されている。貧血のない場合は，ヘマトクリット25％を目安に輸血を考慮する。

e. アシドーシスと電解質（Na$^+$やK$^+$）の補正

マンニトールなどの投与などによりアシドーシスや電解質（Na$^+$とK$^+$）の異常が起こる場合がある。また，神経原性肺水腫などにより呼吸性アシドーシスとなり脳圧上昇につながる。そのため補正を要することがある。

f. 中心静脈圧および尿量

輸液，輸血の指標として参考にする。

g. 脳　圧

脳圧のコントロール
脳圧は20mmHg以下を目標にコントロールを行う。

8）術中，術後の脳保護のためのモニター[20)〜23)]

術中術後のモニターとしては，以下のものが考えられる。

a. 循環モニター

① 心電図：くも膜下出血では，ST低下または上昇，陰性T波，QT延長などの異常を示すことが多く，交感神経過緊張による心筋壁張力の亢進に伴う心内膜下虚血が示唆されている。電解質異常にも注意が必要となる。
② 観血的動脈圧および脳灌流圧（CPP）：血圧上昇による瘤の破裂，血圧低下による脳虚血を防ぐため厳密な血圧コントロールが必要である。自動調節能の範囲の中間である70-90mmHg前後に維持する。CPPは60mmHg以上あれば神経学的予後に影響を及ぼさないとされている。70mmHg以上を目標に管理を行う。
③ 中心静脈圧測定：心疾患を有する患者，大量出血の予測される場合，術前から循環血液量の減少がある場合，ショックの場合などが適応となる。脳神経外科手術では循環血液量の変動が激しいため，中心静脈圧測定が必要である。
④ Swan-Ganzカテーテル：左心系の異常，心筋虚血による心機能異常のある場合や心不全で薬物投与の必要となる場合が適応となる。術後にtriple-H療法を行う場合にも用いる。また，高度の心機能障害を有する患者ではSwan-Ganzカテーテルを用いて心拍出量，肺動脈圧をモニターする。空気塞栓を肺動脈圧の変化から予測するのにも用いられる。
⑤ 経食道心エコー：左心系の機能評価および空気塞栓の早期発見にも有用である。

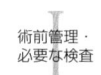

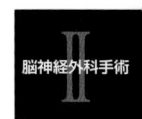

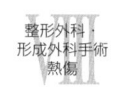

⑥ 尿量：大量の尿が排泄されるときは電解質バランスや循環血液量の低下に注意する。また，尿崩症の発生にも注意を払う。
⑦ 体温：高体温は脳障害を助長するので，37℃以上の体温は避ける。また，術前から低体温療法が適応されている場合には低体温を継続する。

b．呼吸モニター
① パルスオキシメータ：低酸素状態を避けるためには有用である。
② カプノメータ：呼気終末二酸化炭素分圧（P$_{ET}$CO$_2$）を測定し，低換気，体温の変化による影響を評価する。また，P$_{ET}$CO$_2$の低下により空気塞栓症などの早期発見のモニターに用いる。

c．筋弛緩モニター
脳神経外科手術においては挿管操作や手術中のバッキングはICP亢進を助長し，致死的な結果へとつながるため禁忌である。また，術後早期から神経学的検査を要することも多いため筋弛緩薬の投与は筋弛緩モニターを用いて行うことがふさわしい。

d．体温モニター
脳温に比較的近いとされる鼓膜温や食道温を用いる。

e．空気塞栓モニター
坐位による手術で起こりやすい。低酸素血症，低血圧，時には心筋虚血や脳虚血を引き起こす。
① 胸壁ドプラー：水車音
② カプノメータ：急激な低下
③ 経食道心エコー：空気による気泡の捕捉
④ 肺動脈圧：上昇する。

f．検　査
全身状態の悪い患者では①～⑤の項目を適宜（15～60分ごと）測定し，必要に応じて補正を行う。
① 血液ガス
② ヘマトクリット
③ 電解質
④ 血糖
⑤ 血漿浸透圧

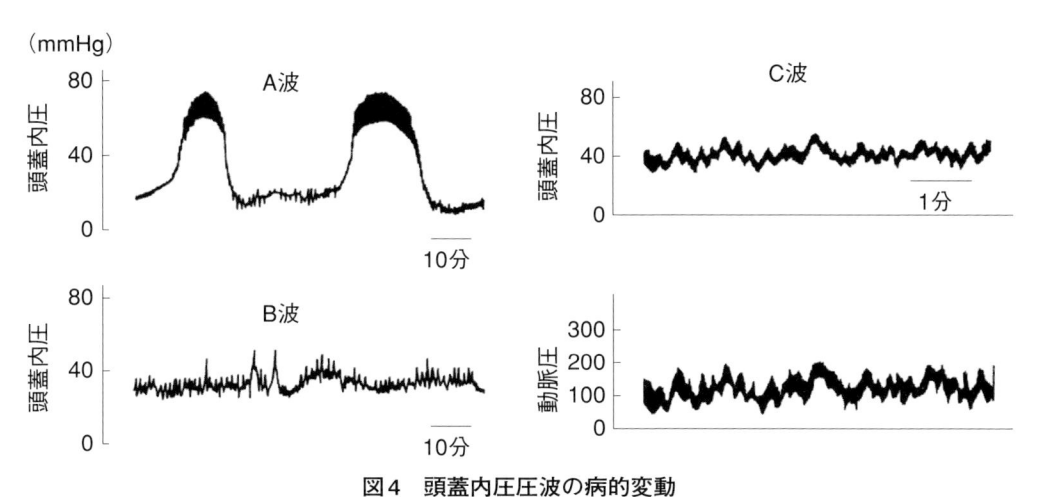

図4 頭蓋内圧圧波の病的変動
A波とB波は動脈圧の変化は伴わない．C波は動脈圧の変動に一致する．

g. 中枢神経モニター

① 脳波：MEP，SEP，AEPなどの生理学的モニターで神経機能をモニターする[24]。

② BIS（bispectral index）モニター：麻酔深度モニターとして有用であるが，手術野に近いと干渉を受け十分なモニターができなくなる。覚醒下脳神経外科手術ではBISやSEPが有用となる。

③ 内頸静脈酸素飽和度（$Sj\bar{v}O_2$）：脳の酸素需給バランスを推し量ることができる[25]。

④ 局所脳酸素飽和度（rSO_2）：大脳皮質の酸素化状態を連続的に測定，評価できる。また，頸動脈手術時の脳保護モニターとしては有用である[26]。
ETCD（経頭蓋ドプラーによる血流速度の測定）：脳血流の直接評価，微小塞栓や空気塞栓の検出ができる[27]。

⑤ CT，SPECT：脳血管攣縮の早期発見。

⑥ 頭蓋内圧モニター（図4）：脳圧センサーを留置してその変化をモニターする[28]。
脳圧波は以下の3型が知られている。
A波：50-100 mmHgの高さの波。持続的プラトー波でCPP低下に伴う脳血管拡張を表す。急性ICP亢進時には見られない。
B波：30-120秒間隔で生じる持続的な短い波（40-60 mmHg）。脳血管容量の減少に起因。急性ICP亢進時に見られる。
C波：動脈圧変化に対応した20 mmHg程度の小さな波。急性ICP亢進時に見られる。

⑦ マイクロダイアリシス：現在術中に脳虚血や脳のなんらかの障害を予測するためのモニターとして注目されているものに *in vivo* mocrodialysisがある[29]。術野のモニタリングしたい部位（一般にはpenumbraが選択されることが多い）にプロー

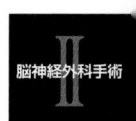

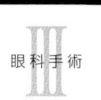

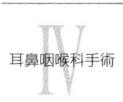

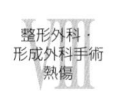

ブを刺入して人工脳脊髄液を灌流してサンプリングし，細胞外の興奮性アミノ酸，乳酸，ピルビン酸，グリセロールなどを測定して脳機能を評価する。
⑧ バイオマーカー：S-100βやNSEなどの脳内から血液に放出されるバイオマーカーも脳障害の評価に有用となる可能性がある[30]。また，フリーラジカルによる酸化修飾の指標としての髄液中または尿中8OHdGも新規のバイオマーカーとして注目されている。現在のところ脳障害を早期に鋭敏に反映できるマーカーは見い出されていない。

9）脳保護のための輸液管理

a．脳を保護するための輸液戦略

これまでの，脳神経外科疾患に対する輸液はICP亢進状態を緩和するために輸液制限を行う管理が重要と思われてきた。脱水によって循環血液量を減らし，血圧を下げて脳灌流圧を低下させ，ICPも低下させることを目指しているが，近年，輸液制限は脳浮腫にほとんど効果がないことが指摘され始めてきている。ICPを低下させるだけでは，ICP亢進状態の患者の予後を改善できないことが判明し，ICPも低下と同時に平均動脈圧からICPを引いた脳灌流圧を高値に維持することが重要と考えられるようになった。そのため，輸液管理としては，ICP亢進状態であっても循環血液量を正常に保ち（normovolemia），同時にICPを低下させることが必要となる。輸液管理に加えて，後頭蓋窩腫瘍では体位によっては空気塞栓を誘発しやすい。さらに，腹臥位では気道内圧上昇によって静脈還流が阻害され低血圧とICPの上昇を呈しやすい。また下垂体腫瘍の手術においても海綿静脈洞からの空気塞栓の発生に注意を要する。

b．輸液剤の選択

脳腫瘍の麻酔管理において，輸液は血漿（血清）浸透圧を低下させにくいものを選択する。少量の投与であるならば，麻酔導入時より酢酸リンゲル液（ヴィーンF®）や乳酸リンゲル液（ラクテック®，ソルラクト®など）などの軽度低張性の輸液を選択しても構わない。輸液は中心静脈圧や尿量を参考に行う。しかし，脳浮腫が著明な場合は軽度低張性の輸液の大量投与は脳浮腫を助長するので高張性食塩液（hypertonic saline：HS）（1.8-7.5％）を用いるが，大量投与による塩基過剰性の代謝性アシドーシスに注意する。ICPが高く制御が難しい場合は，循環血液量を正常に維持（normovolemia）し，等張性（isotonic）かつ等浸透圧性（等膠質性，後出）(isooncotic)な状態を目指す。過量の低張性輸液投与は脳浮腫の原因となるため避ける。また，ブドウ糖を含む輸液は短時間手術では原則として用いない。BBBが正常で血漿浸透圧と膠質浸透圧が正常に維持されている間は，等張性の晶質液を多少多めに投与したとしても，末梢の浮

腫を来すことはあるが脳浮腫を起こすことはないと思われる。また，脳の静水圧が極端に上昇しなければ（過剰な容量負荷や右心負荷など）脳浮腫は起こらない。そのため，中心静脈圧などをモニターしながら血清浸透圧をチェックして過剰輸液にならぬように注意を払う。もし，大量の輸液が必要となった場合，等張性晶質液と膠質液を組み合わせて用いることで血漿浸透圧低下と膠質浸透圧低下を防ぐことができる。通常は，6％ヒドロキシエチルデンプン（HES，ヘスパンダー®）が用いられる。しかし，1,000 ml以上の大量投与では凝固障害を引き起こす可能性があり，その使用は20 ml/kg/day以下が望ましい。BBBが一部破綻している患者でも通常の輸液を行い，血圧を保つことが重要となる。晶質液では自由水の多い低張液を避け，等張液か高張液を用いる。BBB破綻の初期では血管からのアルブミンなどの漏出もないと考えられるので膠質液も用いて構わない。

近年，HSの投与による脳圧のコントロールが試みられている。**表6**[31]〜[40]にHSを用いた臨床研究とその結果についての概略を示した。ほとんどの研究ではおおむね良好な結果が報告されているが，HS投与の有害事象として，急速な電解質の変化に伴う延髄の脱髄，低ナトリウム血症，低カリウム血症および逆説性高カリウム血症，静脈炎，過剰な容量負荷，腎不全，反跳性浮腫，脳ヘルニアの助長などが考えられるためその使用は慎重に行う。

c．術前・術中の出血に対して

収縮期血圧を90 mmHg以上，平均血圧を60-70 mmHg以上に維持し脳低灌流を避け，一定の尿量（0.5-1 ml/kg/hr）を確保できるように輸液・輸血の管理を行う。これまでに脳神経外科手術時の輸血開始の明確なエビデンスはないが，われわれは，術中にHb濃度とHtを測定しておおよそHb 8 g/dl以下，Ht 25％以下のときに輸血を開始している。通常の脳神経外科以外の手術ではHb濃度が7-8 g/dl程度あれば十分な酸素の供給が可能であるが，脳神経外科手術の患者ではHb濃度を10 g/dl以上に維持することが脳保護の観点から推奨される[41]。なお，循環血液量に相当する以上の出血をみた場合には，可能であれば回収式自己血輸血を試みる。また，術前の自己血輸血準備は，手間やコストの問題があるが，術後感染の問題もなく安全に施行できる一法である。さらに，自己血輸血を行うことでMAP血輸血の量を減らすことにつながるという利点もある。

10）頭蓋内圧（ICP）亢進に対する治療[42][43]

術前，術中，術後のICP亢進をできるかぎり治療することは手術を容易にし，合併症を少なくするうえでも重要である。以下にICP亢進に対する対処法を示した。

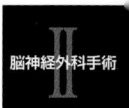

表6 高張食塩液投与における臨床研究の結果

文献	研究の方法	脳障害の種類	症例数	投与濃度	予後の評価
Qureshi et al 1998[31]	Retrospective	Various	27症例	3％NaCl-acetate液持続投与	ICP低下，CTでの脳の偏位の改善
Qureshi et al 1999[32]	Retrospective Randomized	Various	82症例	2-3％ NaCl-acetate液	死亡率の増加，バルビツレート使用時のインシデントの増加
Simma et al 1998[33]	Prospective Randomized	Pediatric TBI	32症例	2％NaCl-acetate液	ICP調節の必要性の低下，死亡率の低下
Vialet et al 2003[34]	Prospective Randomized	TBI	20症例	7.5％NaClbolus投与 vs 20％mannitol bolus	ICP調節の必要性の低下 調節困難なICP症例の低下
Schwarz et al 1998[35]	Prospective	Stroke	9症例	7.5％NaCl/6.5％HES投与 vs 20％mannitol bolus	調節困難なICP症例の低下
Schwarz et al 2002[36]	Prospective	Stroke	9症例	10％NaCl vs 20％mannitol bolus	調節困難なICP症例の低下
Suarez et al 1999[37]	Retrospective	くも膜下出血	9症例	NaCl-acetate液持続投与	CBFへの影響は認められず
Tseng et al 2003[38]	Retrospective	くも膜下出血	17症例	23.4％ NaCl-acetate液	XenonCTでの脳灌流の改善
Murphy et al 2004[39]	Prospective	急性肝不全	30症例	30％NaCl	ICP上昇に伴うインシデントの低下

（Ogden AT, Mayer SA, Connolly ES Jr. Hyperosmolar agents in neurosurgical practice：the evolving role of hypertonic saline. Neurosurgery 2005；57：207-15より改変引用）

① 頭部挙上：15-30°の頭高位（脳灌流圧低下を防ぐため十分に輸液を行う）。

② 浸透圧利尿薬の投与：マンニトール，グリセオールの投与 0.25-1g/kg。急速投与を避ける。リバウンド現象に注意する。血清浸透圧320mOs/l以下で使用。

③ バルビツレート：チオペンタール5mg/kg急速静注，2-5mg/kgで持続投与し，循環抑制，肝腎機能障害に注意する。

④ 過換気：Pa_{CO_2}：30-35mmHgに維持（脳虚血の誘発に注意）する。

⑤ 軽度低体温：深部体温を32-34℃に維持（シバリング，低カリウム血症，血小板減少，免疫能低下）する。

⑥ 外科的手法：内，外減圧脳室ドレナージ（減圧開頭によるリバウンド（脳腫脹）に注意。できるだけ脳圧を下げるようにする。

11）脳保護を目指す麻酔管理の実際／頭部外傷手術（血腫除去）

a．術前評価

① 意識状態：JCS，GCSによって評価を行う。JCS（0-10），GCS（13-15）は軽症で，JCS（30-300），GCS（3-8）では重症となる。

② 重症度の評価：画像（脳腫脹，脳挫傷），ICP亢進症状（頭痛，嘔吐，意識障害，動眼神経麻痺，高血圧，呼吸異常などの身体所見のほかに画像で脳の正中構造のシフト）の有無：軽症では画像所見やICP亢進症状を伴わない（ICP 15mmHg以下）が，重症ではこれらの症状を伴う（ICP 20mmHg以上）。

③ 他の臓器の障害：頭蓋底骨折や頸椎損傷の有無も確認する。さらに，他の臓器（血管損傷や胸部，腹部臓器損傷）損傷による出血の有無も検索する。特に，循環動態に異常を認める症例ではFASTを行う。胸部X線写真による胸部外傷の有無や肺水腫や誤嚥の有無も検索し，必要により血液ガス検査を行う。

④ 貧血・電解質・血糖値の評価：血液検査により出血の有無を検索する。電解質異常や高血糖は脳障害を助長するので測定し，必要に応じて補正ならびにインスリン投与により調節（80-120mg/dl）を行う。血漿浸透圧を測定し，投与する輸液を選択する。

b．麻酔管理（術中・術後）

① 導入：意識レベルの低下が著しい症例では気管挿管が行われている場合が多いが，気管挿管が行われていない場合は意識レベルとバイタルサインを監視しながら酸素投与下に手術室に搬送して（フルストマックであることを心掛ける）輪状軟骨圧迫をしながら迅速導入する。特に頸椎損傷を疑う症例では用手的軸方向安定化（in-line spinal immobilization）による挿管を行う。プロポフォール（1-2mg/kg）またはバルビツレート（2-5mg/kg）による圧挫症候群（crush induction）を用いて導入を行う。

② 麻酔維持：神経学的異常がほとんどなければ低濃度の吸入麻酔薬を使用可，亜酸化窒素はICP上昇作用があり，慎重に使用する。軽症例では，吸入麻酔薬（イソフルラン，セボフルラン）およびフェンタニル，プロポフォール，気脳症では亜酸化窒素使用は禁忌。重症例では，プロポフォールによる全静脈麻酔（total intravenous anesthesia：TIVA）とフェンタニルの併用で行う。

③ 術中モニタリング：モニターとしては，心電図，観血的動脈圧に加え，循環血液量の指標として中心静脈圧測定，必要に応じてSwan-Ganzカテーテルを用いる。また，呼吸モニターとしてカプノメータおよびパルスオキシメータを用いる。術中は，脳波，ICP，近赤外線分光法（near iafrared spectroscopy：NIRS），経頭

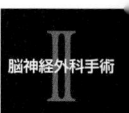

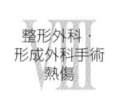

蓋ドプラー，BISならびに脳酸素代謝の指標としてSjO₂をモニターする。
④呼吸管理：軽度過換気（PaCO₂ 30 mmHg前後）を行い，低酸素，高二酸化炭素血症を防ぐ。
⑤循環管理：正常な循環血液量の維持するように輸液管理を行う。
⑥体温管理：軽度低体温療法（32-34℃）の導入による脳保護。

c. 術後管理
呼吸，循環動態が安定していれば抜管し，重症例は挿管のまま帰室，低体温療法を併用する。

12）脳動脈瘤クリッピングの麻酔管理

a. 術前評価
①ICP亢進状態の治療：脳圧亢進状態の有無を検索し，必要に応じて治療を行う。
②呼吸・循環および神経系の評価：重症度（Hunt and Koshik分類および局所神経症状），心電図異常の有無，循環血液量の評価（浸透圧利尿薬による低循環血液量状態，血液濃縮状態であることと利尿に伴う電解質の変動に注意），胸部写真（肺水腫，誤嚥などの有無）を確認する。

b. 麻酔管理（術中・術後）
①脳圧と血圧の管理：術中は硬膜切開前の急激な血圧およびICPの変動を避ける。脳の自動能調節の破綻から，CBFが血圧に依存すると考えられるため，血圧をやや高めに維持して脳を保護する。その基本としては，CBFを維持して脳を弛緩させる麻酔管理が要求される。脳腫脹を抑えるためには腰椎ドレナージまたは脳室ドレナージを施行する。急速なドレナージはICPの急激低下へとつながり再出血の原因となる。
②術中モニター：モニターとしては，心電図，観血的動脈圧に加え，循環血液量の指標として中心静脈圧測定，Swan-Ganzカテーテルを用いる。また，呼吸モニターとしてカプノメータおよびパルスオキシメータを用いる。脳酸素代謝の指標としてSjO₂をモニターする。ICPのモニターとして脳圧センサーを留置する。
③麻酔導入と維持：プロポフォール（1-2 mg/kg）またはバルビツレート（2-5 mg/kg）によるcrush inductionを行い，挿管に伴う血圧の増加を降圧薬でコントロールする。麻酔の維持は吸入麻酔（イソフルラン，セボフルラン）およびフェンタニルまたはプロポフォールによるTIVAとフェンタニルの併用で行う。また，術前の水分制限などによる循環血液量低下に起因する低血圧に注意する。硬

膜切開前に浸透圧利尿薬を投与して脳を弛緩させる。また，体位による全身への影響（空気塞栓や静脈還流阻害）を考慮する。Pa_{CO_2}：30-35mmHgに維持して軽度過換気にする。低血圧麻酔は，ニトログリセリン，ニトロプルシッド，アルプロスタジル（PGE_1）にて行い，動脈瘤周囲の剥離やクリップを掛ける際に用いるが，長時間の低血圧による脳障害に注意する。

④ 呼吸管理：軽度過換気（Pa_{CO_2} 30mmHg前後）を行い，低酸素，高二酸化炭素血症を防ぐ。
⑤ 循環管理：正常な循環血液量の維持するように輸液管理を行う。
⑥ 体温管理：軽度低体温療法（32-34℃）の導入による脳保護

c. 術後管理

Gradeに応じて抜管の是非を考慮する。ICU入室後は，神経集中治療に基づくtriple-H療法や必要に応じて軽度低体温療法を施行する。

13）脳腫瘍の麻酔管理

a. 術前評価

① ICP亢進状態の治療：意識低下，呼吸抑制，覚醒遅延の原因となるので術前の可能なかぎりICPをコントロールする。
② 手術体位：仰臥位，坐位，腹臥位に伴う麻酔管理への影響を考慮する。
③ 脳幹操作時の問題（後頭蓋窩腫瘍）：呼吸障害，循環変動（不整脈，心電図異常）
④ 出血：易出血性腫瘍（髄膜腫，神経膠腫）の有無を確認する。血管が豊富な腫瘍の手術では術前に血管の塞栓を行うことも検討する。
⑤ モニター：脳機能評価，空気塞栓症発生の有無を推測（体位，手術部位）する。
⑥ 利尿薬使用による循環血液量低下，ホルモン異常の補正：血圧低下，電解質の異常末端肥大症の有無（挿管困難）下垂体機能低下（ハイドロコーチゾンの投与），亢進の治療，尿崩症の検索。体温異常の有無を検討する。
⑦ 痙攣発作の制御：痙攣発作は$CMRO_2$，CBFを増加させ，低酸素症，脳浮腫を助長するので術前に十分にコントロールする。

b. 麻酔管理（術中・術後）

① ICP亢進の制御：過換気，高血圧を予防する。頭高位。気道内圧を低下させる。高浸透圧利尿薬（マンニトールおよびグリセオール），ステロイドの使用。CBFを増加させない麻酔薬（バルビツレート2-4mg/kg，プロポフォール1-2mg/kgにて導入）の使用。イソフルラン，セボフルランあるいはプロポフォールによる

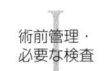

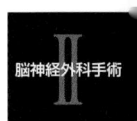

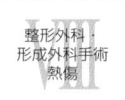

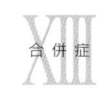

TIVAで麻酔維持を行い，適宜フェンタネストを使用する．亜酸化窒素は気脳症や頭蓋内圧上昇時には使用を控える．

下垂体手術を開頭で行うときは，前頭葉の圧迫を避けるように十分脳を弛緩させる．

② 脳機能保護：各種神経モニター（SEP，VEP，ABR，MEP）の使用，脳灌流圧の維持．

③ 体位：後頭蓋窩腫瘍では坐位手術による空気塞栓に注意する．

④ 呼吸管理：軽度過換気（Pa_{CO_2} 30 mmHg前後）を行い，低酸素，高二酸化炭素血症を防ぐ．

⑤ 循環管理：正常な循環血液量を維持するように輸液管理を行う．

CVPをモニターする．

後頭蓋窩腫瘍手術操作に伴う血圧変動，不整脈に注意する．

⑥ 出血：下垂体腫瘍における経蝶骨洞アプローチにおける海綿静脈洞や頸動脈損傷．また，術後の意識障害や視力障害は後出血の可能性があり，開頭血腫除去も考慮される．髄膜腫や神経膠腫は易出血性であり，神経膠腫では周囲の組織との癒着剥離操作に伴う出血が認められることがある．頻繁にヘマトクリットを測定し，輸血のタイミングを逃さないようにする．

⑦ 尿崩症の有無：尿比重，血清ナトリウムの測定．水性バソプレシンによる治療を検討する．

⑧ 輸液管理：正常な循環血液量の維持，等張性，等膠質性を目指す．

⑨ 術後：呼吸，循環動態が安定していれば抜管し，脳幹部腫瘍などの手術では術後の脳浮腫による呼吸障害が予測される場合は抜管せず集中治療部へ入室し，神経集中治療による管理を行う．

14）術後の電解質異常

① 尿崩症（diabetes insipidus：DI）：尿崩症は下垂体や脳外科疾患の術後に誘発されてくる．抗利尿ホルモン（antidiuretic hormone：ADH）の分泌低下が原因となり腎尿細管での尿濃縮障害を来し，多尿，高ナトリウム血症，尿低比重（1.002＜），脱水を呈する．中心静脈圧や時間尿量を参考に0.45％生理食塩液で補正を行い，バソプレシン5-10単位を筋注する[44]．

② 抗利尿ホルモン不適正分泌症候群（syndrome of inappropriate secretion of antidiuretic hormone：SIADH）：脳神経外科手術後にADHの過剰な分泌が起こり，尿中ナトリウム排泄増加，血清ナトリウム低下，低浸透圧血症となる[45]．基本的には，水分制限を行い，1,000 ml/24 hrで等張液を投与する．血清ナトリウム低下が高度な場合（血清ナトリウム 110-115 mEq/*l*以下）はHS（3-5％）とフロ

セミドを投与する。血清ナトリウムの補正は2mEq/*l*/hr以下で行う。
③ Cerebral salt wasting syndrome（CSWS）：心房性ナトリウム利尿ペプチド（atrial natriuretic peptide：ANP）の関与が重要視されている[46]。尿中ナトリウム排泄増加，血清ナトリウム低下，脱水となる。SIADHとの違いは高度の尿中ナトリウム排泄増加と脱水である。治療は生理食塩液あるいは乳酸リンゲル液を循環血液量の指標を参考にしながら投与する。循環血液量が正常になるように輸液を行う。

15）脳指向型集中治療による管理

脆弱な脳を保護するために障害された脳の病態生理に即した呼吸，循環，代謝の全身管理が必須で，これを脳指向型集中治療（**表7**）という。

脳指向型集中治療は，急性重症脳障害患者でよりよい治療効果を得るために頭高位で迅速な神経学的診断と評価を行いながら早急に呼吸循環管理を行い二次脳障害の伸展を最小限に抑えるためにより緻密な呼吸，循環，代謝管理が必要となる[47〜49]。脳障害を助長しないようにするためには，以下のパラメータのコントロールに留意する。

a. 呼吸管理

至適な換気による十分な酸素化と二酸化炭素排出が重要で，高二酸化炭素血症や低二酸化炭素血症および低酸素血症を避ける。また，脳圧をできるだけ正常範囲に維持することでCPPを保つことが重要である。すでに述べたが，軽度の過換気（Pa_{CO_2} 25-30mmHg），バルビツレート，頭部挙上（30°），脳室ドレナージ，血清浸透圧を高く維持することなどによってICPを正常化する。低酸素と高二酸化炭素血症は脳血管拡張を来しICP亢進を助長するので避けるようにする。

b. 循環管理

脳障害時には脳血管の自動調節能は失われ脳血流はCPPに依存する。血圧低下によってCPPが低下して脳血流低下を来し，脳障害を助長する。逆に血圧上昇はICP亢進，脳浮腫や出血を助長する。そのため血圧を発症前のレベルに維持するように心掛ける。また，脳微小循環管理目的でヘマトクリットを32-34％に維持して血液の粘稠度を下げてCBFを増加させる。低すぎるヘマトクリットは脳の低酸素状態を招来し，脳障害を誘発する可能性が指摘されている。貧血のない場合は，ヘマトクリット25％を目安に輸血を考慮する。

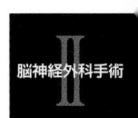

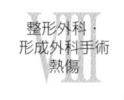

表7　脳指向型集中管理法の実際

A　呼吸管理（気道の確保と人工呼吸）
　Pa_{O_2}＞150 torr，長期では100 torr
　Pa_{CO_2}＝35-40 torr，30-35 torr（小児頭部外傷の急性期）
　　内頸静脈球部血酸素飽和度（Sj_{O_2}），頭蓋内圧により調節
　気管吸引時：リドカインのネブライゼーション，または1-2 mg/kg静注でバッキングによる頭蓋内圧亢進を予防
　神経原性肺水腫：3-5 cmH_2OのPEEPと頭高位
　激しい体動やファイティングの予防：十分な鎮静，鎮痛と急性期の筋弛緩薬の使用

B　循環管理（脳灌流圧の維持）
　脳灌流圧（平均動脈圧−頭蓋内圧）の維持60-100 mmHg：脳血流の自己調節能，高血圧患者に注意
　　初期は頭部外傷でやや低く，心停止でやや高く，くも膜下出血クリッピング後（triple-H）で高く維持
　心室性不整脈：リドカイン1-2 mg/kg，プロプラノロール（1 mg，総量＜10 mg）
　低血圧：輸液（初期の糖含有液は不可），輸血
　　ドブタミン2-15 μg/kg/min，ドパミン2-15 μg/kg/min（長時間の末梢血管収縮は不可）
　高血圧：平常時の患者の血圧が基本
　Ca拮抗薬（頭蓋内圧亢進に注意）
　　ジルチアゼム10 mg/3 min静注後5-15 μg/kg/min
　　ニカルジピン10-20 μg/kg/min静注後10-12 μg/kg/min
　　ヘマトクリット30-35％，ヘモグロビン10-12 g/dl（O_2運搬，NO排除）
　基本体位：頭部を10-30°挙上
　　頭部の過度の回転，屈曲，伸展を避ける．

C　代謝管理（血糖の正常化，平温／軽微，軽度低体温）
　血糖：80-120 mg/dl　pH：7.3-7.5　Na^+：135-140 mEq/l　K^+：3.5-5.0 mEq/l
　Ca^{2+}：1.9-2.5 mEq/l　Mg^{2+}：1.0-1.2 mEq/l　血清浸透圧：280-320 mOs/l
　膠質浸透圧＞15 mmHg（アルブミン＞4 g/dl）
　輸液：初期の糖含有液は不可，電解質液30-50 ml/kg/day（成人），100 ml/kg/day（乳児）
　栄養：漸次高カロリー輸液とし，経腸栄養を早めに開始する30-50 Cal/kg/day
　　高血糖に注意，インスリン使用
　体温：35-37℃，または軽度低体温
　痙攣：ジアゼパム：0.2 mg/kg静注，またはチオペンタール2-5 mg/kg静注（呼吸抑制に注意）

c. 代謝管理

　血糖値の管理は神経集中治療において重要である。急性脳障害時には内因性ストレスホルモンにより高血糖となる。高血糖は嫌気的条件下で乳酸アシドーシスを助長し，二次性脳障害を増悪させるためインスリンによる血糖コントロールが望ましい。血糖値を80-120 mg/dlの間で調節し，高血糖を避ける。脳浮腫を助長しないようにするために等張性電解質輸液を選択し，高血糖を回避するために初期はブドウ糖加輸液製剤は使用しない。早期から経腸栄養を行うと高血糖になりにくい。

体温は上昇する傾向にあり，高体温は神経学的予後を悪化させるので積極的に体温管理を行い軽度低体温（32-34℃）を導入する。また，中心静脈圧および尿量を輸液，輸血の指標として参考にする。

── おわりに ──

脳を守るとは，脳の構造，生理学的特徴を熟知したうえで脳を虚血（低酸素）という危機的状況から保護する麻酔管理を意味するが，脳神経麻酔の扱う疾患は多岐にわたり非常に広範な知識が要求される。脳を保護すべきタイミングを逃さず管理を行っていくことが重要である。

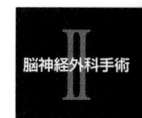

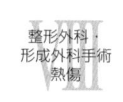

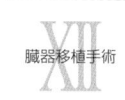

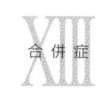

脳神経麻酔におけるエピソード

1. 全身循環改善療法（triple-H療法）

術中，術後のtriple-H療法は，くも膜下出血に対するクリッピング術を施行した際の急性期の脳血管攣縮を予防するうえで有効な治療法として用いられてきた。

攣縮血管の灌流領域における血流改善には，循環血液量増加（hypervolemia）・血液希釈（hemodilution）・人為的高血圧（hypertension）療法（triple-H療法）が有用と報告されている（グレードB）。具体的には，一般に，輸血，アルブミン製剤の補充などによる循環血液量増加を図り，代用血漿剤などにより血液希釈を行い（ヘマトクリット値30-35％を目標），カテコラミン製剤により，人為的高血圧を行う（収縮期血圧140-150mmHg以上を目標）。しかし本法は脳血管攣縮時の脳循環改善には有用であるが，脳血管攣縮自体の予防効果は低いとする報告もある（グレードB）。その他，循環血液量は正常に保ち（normovolemia），心機能を増強させ，それによって十分な脳循環を維持使用とするhyperdynamic療法の試みも報告されている（グレードC）。Triple-H療法の中でもhypothermiaは脳保護法の1法として注目される治療法であるが，術中に急速に体温を下げることは意外と難しく術者が希望した時間内に希望の温度まで体温を下げるのはいつも苦労する。氷を当てたり，室温を下げたりと苦労が耐えない。最近読んだ論文中に紹介されている，金属コイルを静脈内に挿入してコイルの温度をコンピュータ制御で下げる方法は，30分以内に目標の体温を作ることができる。できれば，手術室にもこのデバイスがほしいものである。

2. 神経源性肺水腫とバルビツレート

くも膜下出血に対するクリッピング術中は，脳をできるだけ弛緩した状態にするため軽度過換気と高浸透圧利尿薬を併用したりして脳圧を下げるようにしている。ある時，くも膜下出血に対するクリッピング術が予定され術前の胸部X線写真で軽度の肺水腫を疑う像を認めたが，術者の強い要望もありクリッピング術の麻酔を施行することになった。開頭後に硬膜を切開して顕微鏡が入るころに術者から脳が少し腫れているとの申し出があり，このころからSpO_2も低下してきた。血液ガスを測定すると$PaCO_2$ 48mmHg, Paw：35cmH_2Oであった。挿管チューブをよく見ると透明な液体が多量に行き来している状態であった。肺水腫の悪化に伴う症状であった。すぐに吸引を行い，酸素濃度を100％として呼吸回数を増やして悩みながら呼気終末陽圧（PEEP）を併用しさらにステロイドの投与をしたが，一向に脳は弛緩しなかった。このままでは脳が虚血となってしまう可能性があるため，一か八かでバルビツレート300mgを静注したところ血圧は一過性に80mmHgとなったが，脳が弛緩しクリッピング術をなんとか施行することができた。バルビツレートの脳圧低下作用を体感したときであった。

【文　献】

1) Weir BK. Pulmonary edema following fatal aneurysm rupture. J Neurosurg 1978；49：502-7.
2) Krupski WC. Myocardial revascularization before carotid endarterectomy. J Cardiovasc Surg（Torino）2003；44：371-82.
3) Hunt WE, Kosnik EJ. Timing and perioperative care in intracranial aneurysm surgery. Clin Neurosurg 1974；21：79-89.
4) Spetzler RF, Hadley MN, Rigamonti D, et al. Aneurysms of the basilarartery treated with circulatory arrest, hypothermia, and barbiturate cerebral protection. J Neurosurg 1988；68：868-79.
5) Lawton MT, Spetzler RF. Surgical strategies for giant intracranial aneurysms. Acta Neurochir Suppl（Wien）1999；72：141-56.
6) Siesjö, BK, Siesjö P, Mechanisms of secondary brain injury. European Journal of Anesthesiology 1996；13：247-68.
7) Paschen W, Mies G, Hossmann KA. Threshold relationship between cerebral blood flow, glucose utilization, and energy metabolites during development of stroke in gerbils. Exp Neurol 1992；117：325-33.
8) Lassen NA, Christensen MS. Physiology of cerebral blood flow. Br J Anaesthesiol 1976；48：719-34.
9) Lassen NA, Christensen MS. Upper limits of autoregulation of cerebral blood flow on the pathogenesis of hypertensive encephalopathy. Scand J Clin Lab Invest Suppl 1972；30：113-121.
10) Reed G, Devous M. Cerebral blood flow and autoregulation and hypertension. Am J Med Sci 1985；289：37-44.
11) Paulson OB, Strandgaard S, Edvinsson L. Cerebral autoregulation. Cerebrovasc Brain Metab Rev 1990；2：161-92.
12) Bouma GJ, Muizelaar JP, Bandoh K, et al. Blood pressure and intracranial pressure-volume dynamics in severe head injury：relationship with cerebral blood flow. J Neurosurg. 1992；77：15-9.
13) Carlsson A, Hagerdal M, Siesjö BK. The effect of hyperthermia upon oxygen consumption and prganic phosphates glycolytic metabolites, citric acid cycle intermediates and associated amino acids in rat cerebral cortex. J Neurochem 1976；26：1001-36.
14) Muizelaar JP, Wei EP, Kontos HA, et al. Cerebral blood flow is regulated by changes in blood pressure and in blood viscosity alike. Stroke 1986；17：44-8.
15) Leech P, Miller JD. Intracranial volume--pressure relationships during experimental brain compression in primates. 3. Effect of mannitol and hyperventilation. J Neurol Neurosurg Psychiatry 1974；37：1105-11.
16) 神保洋之, 土肥謙二, 畑山和己. 経鼻的熱放散システムを用いた選択的脳低体温療法による脳動脈瘤手術. The Mt Fuji Workshop on CVD 2002；20：107-10.

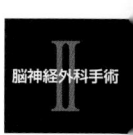

17) Gopalakrishnan S, Kandasamy S, Mayhew J, et al. Contemporary neuroanesthesia : A breif review of cerebral protection. Contemporary Neurosurgery 2004 ; 26 : 1-4.
18) Prusiner S, Wolfson SK Jr. Hypothermic protection against cerebral edema of ischemia. Arch Neurol 1968 ; 19 : 623-7.
19) Kapinya KJ, Lowl D, Futterer C, et al. Tolerance against ischemic neuronal injury can be induced by volatile anesthetics and is inducible NO synthase dependent. Stroke 2002 ; 33 : 1889-98.
20) Soriano SG, McCann ME, Laussen PC. Neuroanesthesia. Innovative techniques and monitoring. Anesthesiol Clin North America 2002 ; 20 : 137-51.
21) Himmelseher S, Pfenninger E, Werner C. Intraoperative monitoring in neuroanesthesia : a national comparison between two surveys in Germany in 1991 and 1997. Scientific Neuroanesthesia Research Group of the German Society of Anesthesia and Intensive Care Medicine. Anesth Analg 2001 ; 92 : 166-71.
22) Procaccio F, Polo A, Lanteri P, et al. Electrophysiologic monitoring in neurointensive care. Curr Opin Crit Care 2001 ; 7 : 74-80.
23) Young GB, Jordan KG, Doig GS. An assessment of nonconvulsive seizures in the intensive care unit using continuous EEG monitoring : an investigation of variables associated with mortality. Neurology 1996 ; 47 : 83-9.
24) Neuloh G, Schramm J. Monitoring of motor evoked potentials compared with somatosensory evoked potentials and microvascular Doppler ultrasonography in cerebral aneurysm surgery. J Neurosurg 2004 ; 100 : 389-99.
25) Wilder-Smith OH, Fransen P, de Tribolet N, et al. Jugular venous bulb oxygen saturation monitoring in arteriovenous malformation surgery. J Neurosurg Anesthesiol 1997 ; 9 : 162-5.
26) Sato K, Shirane R, Kato M, et al. Effect of inhalational anesthesia on cerebral circulation in Moyamoya disease. J Neurosurg Anesthesiol 1999 ; 11 : 25-30.
27) Bunegin L, Gelineau J, Albin MS. Physiologic, histologic, and neurologic responses to simultaneous bilateral cerebral vessel Doppler imaging at high beam intensity. J Neurosurg Anesthesiol 1998 ; 10 : 42-8.
28) LUNDBERG N. Continuous recording and control of ventricular fluid pressure in neurosurgical practice. Acta Psychiatr Scand 1960 ; 36 (Suppl 149) : 1-193.
29) Ungerstedt U, Rostami E. Microdialysis in neurointensive care. Curr Pharm Des 2004 ; 10 : 2145-52.
30) Pleines UE, Morganti-Kossmann MC, Rancan M, et al. S-100 beta reflects the extent of injury and outcome, whereas neuronal specific enolase is a better indicator of neuroinflammation in patients with severe traumatic brain injury. J Neurotrauma 2001 ; 18 : 491-8.
31) Qureshi AI, Suarez JI, Bhardwaj A, et al. Use of hypertonic (3%) saline/acetate infusion in the treatment of cerebral edema : Effect on intracranial pressure and lateral displacement of the brain. Crit Care Med 1998 ; 26 : 440-6.

32) Qureshi AI, Suarez JI, Castro A, et al. Use of hypertonic saline/acetate infusion in treatment of cerebral edema in patients with head trauma : experience at a single center. J Trauma 1999 ; 47 : 659-65.

33) Simma B, Burger R, Falk M, et al. A prospective, randomized, and controlled study of fluid management in children with severe head injury : lactated Ringer's solution versus hypertonic saline. Crit Care Med 1998 ; 26 : 1265-70.

34) Vialet R, Albanèse J, Thomachot L, et al. Isovolume hypertonic solutes (sodium chloride or mannitol) in the treatment of refractory posttraumatic intracranial hypertension : 2 ml/kg 7.5％ saline is more effective than 2 ml/kg 20％ mannitol. Crit Care Med 2003 ; 31 : 1683-7.

35) Schwarz S, Georgiadis D, Aschoff A, et al. Effect of hypertonic (10％) saline in patients with raised intracranial pressure after stroke. Stroke 2002 ; 33 : 136-40.

36) Schwarz S, Schwab S, Bertram M, et al. Effects of hypertonic saline hydroxyethyl starch solution and mannitol in patients with increased intracranial pressure after stroke. Stroke 1998 ; 29 : 1550-5.

37) Suarez JI, Qureshi AI, Parekh PD, et al. Administration of hypertonic (3％) sodium chloride/acetate in hyponatremic patients with symptomatic vasospasm following subarachnoid hemorrhage. J Neurosurg Anesthesiol 1999 : 11 : 178-84.

38) Tseng MY, AI-Rawi PG, Pickard JD, et al. Effect of hypertonic saline on cerebral blood flow in poor-grade patients with subarachnoid hemorrhage. Stroke 2003 ; 34 : 1389-96.

39) Murphy N, Auzinger G, Bernel W, et al. The effect of hypertonic sodium chloride on intracranial pressure in patients with acute liver failure. Hepatology 2004 ; 39 : 299-301.

40) Ogden AT, Mayer SA, Connolly ES Jr. Hyperosmolar agents in neurosurgical practice : the evolving role of hypertonic saline. Neurosurgery 2005 ; 57 : 207-15.

41) Ely EW, Bernard GR. Transfusions in critically ill patients. N Engl J Med 1999 ; 340 : 467-8.

42) Martin NA, Patwardhan RV, Alexander MJ, et al. Characterization of cerebral hemodynamic phases following severe head trauma : hypoperfusion, hyperemia, and vasospasm. J Neurosurg 1997 ; 87 : 9-19.

43) Juul N, Morris GF, Marshall SB, et al. Intracranial hypertension and cerebral perfusion pressure : influence on neurological deterioration and outcome in severe head injury. The Executive Committee of the International Selfotel Trial. J Neurosurg 2000 ; 92 : 1-6.

44) Lee WP, Lippe BM, La Franchi SH, et al. Vasopressin analog DDAVP in the treatment of diabetes insipidus. Am J Dis Child 1976 ; 130 : 166-9.

45) Kurokawa Y, Uede T, Honda O, et al. Pathogenesis of hyponatremia observed in the treatment of acute subarachnoid hemorrhage. No To Shinkei 1992 ; 44 : 905-11.

46) Harrigan MR. Cerebral salt wasting syndrome : a review. Neurosurgery 1996 ; 38 : 152-60.

47) Mirski MA, Chang CWJ, Cowan R. Impact of Neuroscience intensive care unit on

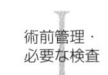

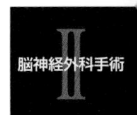

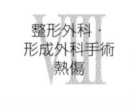

neurosurgical patient outcomes and cost of care. Evidenced-based support for an intensive-directed specially ICU model of care. J Neurosurg Anesthesiol 2001 ; 13 : 83-92.

48) Diringer MN, Edwards DF. Admission to a neurologic/neurosurgical intensive care unit is associated with reduced mortality rate after intracerebral hemorrhage. Crit Care Med 2001 ; 29 : 635-40.

49) Suarez JI, Zaidat OO, Suri MF, et al. Length of stay and mortality in neurocritically ill patients : impact of a specialized neurocritical care team. Crit Care Med 2004 ; 32 : 2311-7.

〈内野　博之〉

眼科手術の緊急麻酔

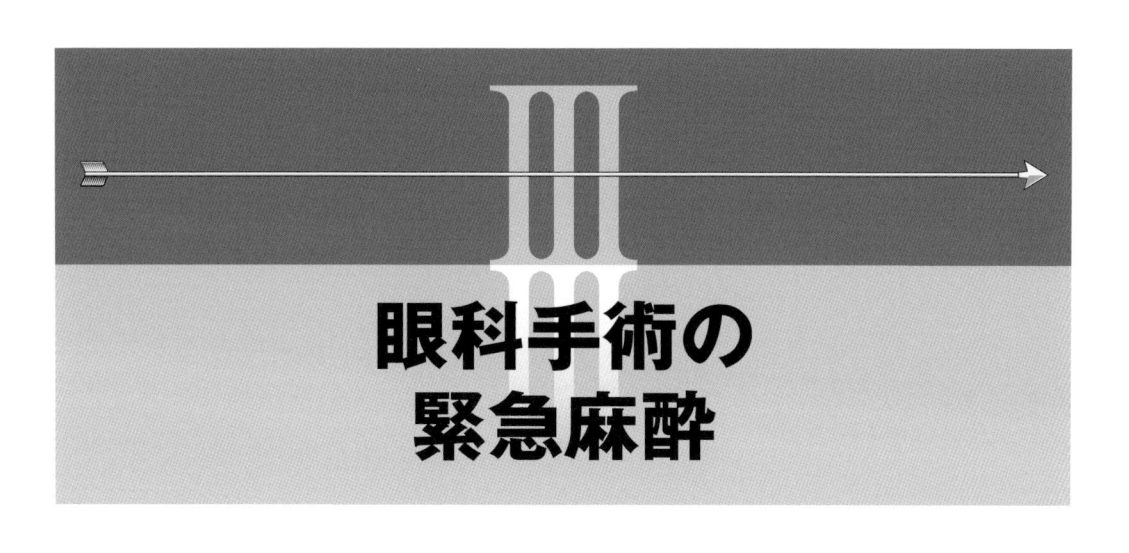

1 術前評価と術前準備

　眼科手術を受ける患者の術前評価は，まず年齢，合併症と，普段服用している薬物の確認が重要である。一般に眼科の手術を受ける患者は高齢者と小児が多く，高齢者では，糖尿病，高血圧，慢性肺疾患の合併，小児では先天性疾患を有している場合も多く，注意が必要である。

　眼科で使用する薬物の身体的影響を知ることは麻酔科医にとって重要である。点眼薬が主であるが，ほとんどの点眼薬は濃度が高く，局所より吸収されて全身に作用する。以下に眼科的使用薬物について述べる[1]。

1）散瞳薬

a．交感神経刺激薬

　フェニレフリン，エピネフリンは高血圧，頻脈を起こすことがある。意識のある患者では，不安，不穏状態，動悸を来すこともある。

b．副交感神経遮断薬

　アトロピンが散瞳用に用いられるが，閉塞隅角緑内障では禁忌であり，点眼により頻脈を起こす場合もある。

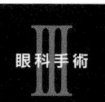

2）縮瞳薬（主として緑内障の治療に用いる）

a．副交感神経作動薬
ピロカルピン，アセチルコリンは徐脈や唾液分泌亢進，うっ血性心不全，気管支痙攣を起こすことがある．

b．抗コリンエステラーゼ薬
ネオスチグミンは強力で作用時間が長く眼圧が上がることがある．また，脱分極性筋弛緩薬の作用を増強させることがあり注意が必要である．

c．交感神経遮断薬
マレイン酸チモロール（チモプトール®），β遮断薬などがあり，心臓疾患や気管支喘息，重篤な慢性閉塞性肺疾患，コントロール不十分な心不全，洞性徐脈，房室ブロックなどを増悪させることがある．

3）眼圧降下薬

緑内障の発作時の治療には点眼薬のほかに眼圧降下薬を投与する．

a．炭酸脱水素酵素阻害薬
アセタゾラマイド（ダイアモックス®）は，毛様体における房水産生を抑制することにより眼圧を下げる．ナトリウム排泄を増加させるので，低カリウムによるアシドーシスを起こすことがある．

b．高浸透圧利尿薬
浸透圧利尿薬であるマニトールやグリセオールは，電解質異常（高ナトリウム血症，低カリウム血症），頭痛，悪心，めまいを起こすことがある．

術前準備としては，局所麻酔か全身麻酔かによって麻酔の準備は異なるが，胸部X線，心電図のチェック，服用薬物，食事摂取の有無の確認は必須であり，術前回診によって患者の不安を取り除くことも重要である．

2 前投薬は？

従来，緑内障患者では副交感神経遮断薬〔アトロピン，スコポラミン（ハイスコ®），グリコピロレート〕は眼圧を上げるために禁忌とされてきたが，最近では隅角の完全

閉塞や虹彩の形態異常がなければ，前投薬としての筋注では眼圧には影響しないことが分かってきた。しかし，点眼薬でアトロピンが入っていた場合には，やはり投与量は考慮すべきであると思われる[1]。

血圧の上昇や，嘔気，嘔吐により眼圧が上がる場合があり，その際には鎮静，鎮痛が必要となる。麻薬は催吐作用があるので望ましくないが，投与する場合には制吐剤〔ドロペリドール（ドロレプタン®），メトクロプラミド（プリンペラン®），オンダンセトロン（ゾフラン®）〕を併用する。

緊急手術時にしばしばみられる患者が食事をしていた場合には，麻酔の開始時間の検討とともにヒスタミン H_2 受容体遮断薬〔シメチジン（タガメット®），ラニチジン（ザンタック®），ファモチジン（ガスター®）〕の投与を考慮する。

3 眼圧に影響を及ぼす薬物は？

眼球がその形状を保っているのは，強膜，角膜，硝子体の組織に加えて，内圧が働いているからであり，この圧が眼圧（眼内圧：intraocular pressure）である（正常値は 15-21 mmHg）。眼圧は前房での房水産生量，流出量のバランスによって維持されており，房水は毛様体で産生され，フォンタナ柱帯を通りシュレム管に入り再吸収される[2]。正常眼圧は正常屈折の維持に必要であり，眼圧の上昇は眼内血流や角膜の代謝を妨げ，眼圧の低下は網膜剝離を引き起こす可能性がある。眼圧上昇は房水流出障害によるものが大部分であり，この原因としては開放隅角と閉塞隅角があり，おのおの原発性と続発性に分類される。隅角とは角膜後面と虹彩根部が接する三角形の部分であり，ここを通過して房水が流出する（図1）[3]。

前投薬が眼圧に与える影響については前項で述べたので割愛する。

トリクロホスナトリウム（トリクロール®），ケタミン（ケタラール®）を除く大部分の静脈麻酔薬や吸入麻酔薬は，外眼筋の緊張を低下させることにより眼圧を下げるとされており，一般的には眼内圧は麻酔深度が深くなるに従って低下する。ケタミンには眼振，眼瞼痙攣などの副作用もあり，投与は望ましくない。

非脱分極性筋弛緩薬は眼圧を変化させないか，やや下げるといわれている。脱分極性筋弛緩薬であるスキサメトニウム（サクシン®）は一過性の眼圧上昇を起こすため，注意が必要である[4]。

緑内障は眼圧が異常に上昇した状態で，これを放置すると視神経への血流が障害され視力が急激に低下する。解剖学的には慢性閉塞性隅角緑内障と急性閉鎖性隅角緑内障とに分けられる。閉塞隅角緑内障の誘因となりうる薬物については表1に示した[3]。

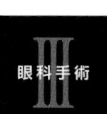

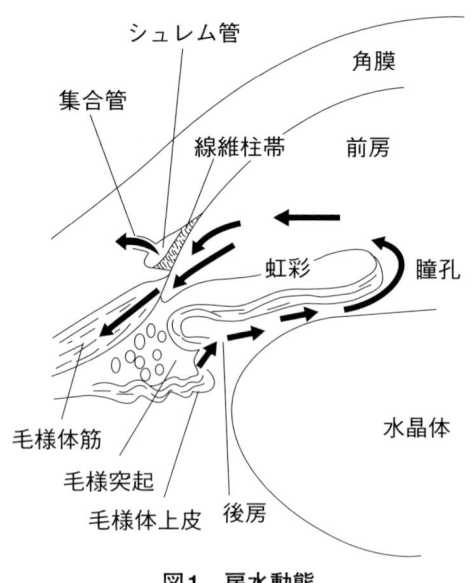

図1 房水動態
房水は毛様突起にある毛様上皮で産生され，90％はシュレム管を通り，10％はブドウ膜流出路を通って強膜内静脈叢へ流出する．
（田上 惠．眼科手術の麻酔．花岡一雄編．全書学臨床麻酔．（下巻．）東京：真興交易医書出版部；2002. p.12-22より引用）

4 麻酔法は？

　大部分の眼科手術は局所麻酔で行えるが，投与されている薬物や眼球心臓反射（oculocardiac reflex）より，高血圧，頻脈，不整脈が起きることもあるので，心電図，血圧のモニターは必須である。麻酔科医は患者の状態を把握して，急変時には対応できるようにしておかなければならない。眼科の局所麻酔法には，点眼麻酔，球後麻酔，瞬目麻酔，テノン（Tenon）嚢麻酔などがあり，現在は球後麻酔が減り，点眼麻酔，テノン嚢麻酔が増加している[4〜6]。

1）点眼麻酔

　4％リドカインを点眼する麻酔法で，白内障手術に用いられる。眼球運動，痛覚の抑制が弱いという欠点があり，この場合はテノン嚢麻酔の追加を考慮する。

表1　閉塞隅角緑内障の誘因となりうる薬物

- ●散瞳作用

交感神経作用（刺激）薬	副交感神経遮断薬
コカイン	シクロペントレート
アドレナリン	トロピカマイド
ジピベフリン	アトロピン
ノルアドレナリン	ホマトロピン
エフェドリン	スコポラミン
ドパミン	抗パーキンソン薬
ナファゾリン	フェノチアジン（向精神薬）
クロニジン	抗うつ薬
メトキサミン	H_1遮断薬
アンフェタミン	抗ヒスタミン薬
カフェイン	消化器系鎮痙薬
	血管拡張薬
	ニトロ薬
	プリスコリン

- ●水晶体前進作用
  強力副交感神経作用薬
  　コリンエステラーゼ阻害薬
  　3％以上のピロカルピン

- ●水晶体膨化作用
  テトラサイクリン
  アスピリン
  ダイアモックス
  キニン
  サルファ薬

（田上　惠．眼科手術の麻酔．花岡一雄編．全書学臨床麻酔．（下巻．）東京：真興交易医書出版部；2002．p.12-22より引用）

2) 球後麻酔

球後に2％リドカイン，または0.5％ブピバカイン1.5-3.0 mlを投与する麻酔であり，眼窩内すべての神経をブロックする。一般的な合併症は球後出血である。

3) テノン嚢麻酔

これは，テノン嚢内，またはテノン嚢下に麻酔薬を注入する麻酔法であり，点眼麻酔に比べて麻酔持続時間が長く，球後麻酔に比べて合併症や患者の苦痛が少ない（図2）。

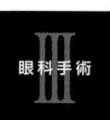

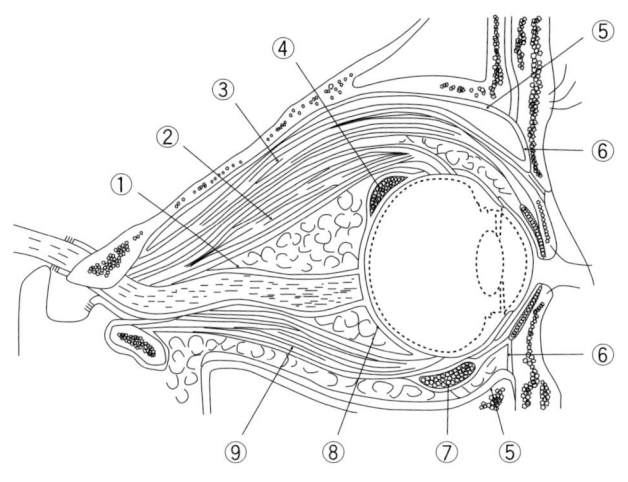

図2　Tenon嚢と外眼筋
1：視神経鞘　2：上直筋　3：上眼瞼挙筋　4：上斜筋
5：眼窩骨膜　6：眼窩隔膜　7：下斜筋　8：Tenon嚢
9：下直筋
（田上　恵．眼科手術の麻酔．花岡一雄編．全書学臨床麻酔．
（下巻．）東京：真興交易医書出版部；2002. p.12-22より引用）

4）瞬目麻酔

　眼輪筋の運動麻痺と眼瞼の知覚麻痺を目的として，眼瞼周囲の顔面神経をブロックする麻酔法である．

　短時間の手術でも，眼科手術は患者の協力と眼球の不動が要求される．したがって，医師とコンタクトがとれない，あるいは不動が保てない要因がある場合は全身麻酔が望ましい．要因としては，年齢（小児や高齢者），身体的要因（難聴，振戦など），精神的要因（精神遅延，不穏状態）がある．また，長時間の手術や出血傾向のある場合（網膜剥離や開放性眼損傷）では，全身麻酔が望ましい．

5 麻酔導入時のコツ

　麻酔導入時には眼圧を上げないことが重要である．眼圧を上昇させる因子としては，高血圧，高二酸化炭素血症，嘔吐，バッキング，いきみ，筋緊張亢進などがある．特に，いきみ，咳，しゃっくり，バッキングに伴う眼圧の上昇は40-50mmHgにもなることがあり，麻酔導入時にはこれらを避けなければならない．前述したように，ケタミン，スキサメトニウムの投与は，眼圧を上げる可能性もあり望ましくない[1,3,4]．
　原則的には迅速導入を行い，十分な麻酔深度と筋弛緩（筋弛緩モニター）を確認してから，喉頭展開，気管挿管を行うことが重要である．

プロポフォール（ディプリバン®）とベクロニウム（マスキュラックス®）で導入することが，現在では一般的である。

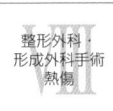

6 術中管理

1）術中管理

眼科手術は繊細な手技が必要であり，不適切な麻酔深度による患者の体動，眼球の動きは望ましくない。いきみ，咳，バッキングは眼圧を上げるので，麻酔維持中も望ましくない。麻酔深度が浅くなった場合には麻酔深度を深くするべきであるし，眼圧が上昇してきたら手術操作を中止して眼圧を下げる処置をしなければならない。眼圧を低下させる因子としては，低二酸化炭素血症，低体温，中枢神経抑制薬，大部分の麻酔薬，非脱分極性筋弛緩薬，マンニトール，アセタゾラミドなどがある。

手術操作で眼球心臓反射が起きることもあり，この場合もただちに手術操作を中止して麻酔深度を深くする。この反射は小児や若年者に多く，麻酔深度が深ければ発症しにくい。場合によってはアトロピンの静注，外眼筋付近への浸潤麻酔が必要になる。

硝子体手術や網膜剥離の手術では，治療のために高分子，低拡散性の不活性ガス（SF_6，C_3F_6）を眼球内に注入する。亜酸化窒素は硝子体内の気体に急速に溶解してその体積を膨張させ，眼圧を上げてしまうので，ガス注入の15-20分前には亜酸化窒素の吸入を中止しなければならない[1)3)4)]。

2）術中管理の工夫

麻酔深度や筋弛緩の状態をきちんと把握してモニターすることである。硝子体手術などでは患者を不自然な体位に置く場合もあり，その場合には気管チューブの屈曲や閉塞に注意しなければならない。また，眼科手術は暗い部屋で行うことも多く，見やすい適切なモニター，警報アラームを設置する。

眼科手術は手術操作と関連して合併症が起きる場合が多く（眼球心臓反射，不活性ガスの眼球内注入など），術者との密接なコミュニケーションが重要となる。

緊急手術では，フルストマックで麻酔をかける場合もあり，覚醒時や術後の嘔吐の予防のために，術中からの制吐薬の投与も考慮すべきである。全身麻酔による眼科手術後には，局所麻酔に比べ嘔吐する頻度が高いとの報告もあり，注意が必要である。また，覚醒時のバッキングを予防するために，気管チューブを抜く少し前にリドカイン（0.5-1.0 mg/kg）を静注する場合もある。

7 輸液管理

　眼科の手術は生体に過大な侵襲を与える手術ではなく，術野からの水分の喪失は少ないと思われる。また，中心静脈圧が上昇すれば眼内圧も上昇するので，過剰な輸液は避けるべきである。

　眼科手術では高齢者で糖尿病を合併している症例も多く，緊急手術では術前に十分コントロールされていない場合も多い。外傷，感染，ステロイドの投与，術前からの糖質輸液は高血糖を起こしやすいので注意が必要である。血糖値の上昇は，術中脳虚血発作を起こしたり，術後の感染症も多くなる可能性があり，術中の血糖値は200mg/dl以下，できれば150mg/dl以下にコントロールすることが望ましい。

8 眼科手術中の注意点

　<u>眼科手術を安全に管理するためには，年齢，合併症，心臓反射，眼科的治療薬の全身的影響について把握し，薬物や麻酔の眼圧に対する影響についても十分認識しなければならない</u>。また，眼科手術では局所麻酔や日帰り手術が多い点も考慮しなければならない。

　眼科の一般的な手術についての注意点について以下に述べる。

1) 眼外手術

　小児の斜視が代表的な眼外手術であり，患者が小児のために全身麻酔で行われることが多い。眼球心臓反射が起きやすいので注意が必要である。

　次に多い眼外手術には眼瞼手術があるが，特に麻酔上の大きな問題はない。

　涙嚢鼻吻合術は血管が多い部分での手術であり出血量が多くなりやすいので，一般的には低血圧麻酔の適応と考えられている。いずれにしても急激な出血量の増加には注意すべきである。

2) 眼内手術

　もっとも一般的な眼内手術は白内障手術と緑内障手術であるが，高齢な患者が多く合併症についての注意が必要である。

　眼内手術では眼内圧を上げないように麻酔を深くし，眼球をやさしく扱わなければならない。成人では，局所麻酔，全身麻酔どちらでも可能である。全身麻酔であれば，

速やかな麻酔導入とともに，麻酔中のバッキングを防ぐ，動脈血二酸化炭素分圧（Pa_{CO_2}）を上げないなどの管理も必要である。

眼球心臓反射が起こることもあるので，注意深いモニタリングは必要である。

3) 開放性眼球外傷

開放性眼球外傷は緊急手術で，全身麻酔が必要な場合が多い。眼球は眼圧を維持しているカプセルであり，眼球損傷時には大気圧となり，創の程度により眼球内組織の脱出が生じる。眼瞼，瞬目運動，嘔吐，咳，いきみなどにより，眼球内容が失われる可能性がある[7)〜9)]。局所麻酔，全身麻酔，どちらにしても絶対に眼圧を上げないことが重要である。また，事故や暴力による突発的な外傷が多く，患者の全身状態の把握とともに，不安を抱えた精神状態も考慮すべきである。飲食した時間の確認を必ず行い，胃内容物の嘔吐による誤飲についての注意も必要である。

また，① 損傷が眼球だけなのか？② 周囲の眼付属物にも及んでいるのか？③ どういった手術が必要か？については眼科医とも十分確認し合わなければならない。他の臓器の損傷を合併している場合もあり，全身状態の把握と全身麻酔を行ううえでのリスクの検討は重要である。

短時間で行える手術でも患者の協力と眼球の不動化は必要であり，患者の協力が得にくい場合には全身麻酔のほうが望ましい。麻酔導入，維持，覚醒時の注意点は，とにかく眼圧を上げずに管理することである。

4) 硝子体手術

硝子体手術は長時間手術であり，術中眼科医が硝子体の一部を摘出すると同時に，生理食塩液，または気体を硝子体に注入する。眼内に気体を注入すると眼内圧の上昇を起こすことがあり，亜酸化窒素は十分注意して使用すべきである[7)]。また，患者を不自然な体位に置くこともあり，暗い部屋で手術を行うので，適切なモニターとアラーム設定が重要である。この手術でも眼球心臓反射は起こりうるので，注意が必要である。

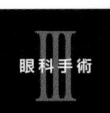

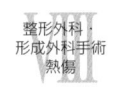

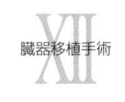

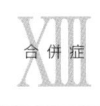

私の経験

症例

患者は35歳，男性，体重65kg。

乗用車を運転中トラックと衝突して受傷し，救急車にて搬送された。意識レベルの低下（JCS：I-2）があり，外傷性くも膜下出血と（フロントガラスによる）開放性眼損傷が認められた。頭部外傷に対しては手術の適応はなく保存的治療としたが，眼球破裂が疑われたため全身麻酔下に緊急手術が準備された。既往歴は特になく，食事は手術開始の3時間前に摂取していた。

患者はかなりの疼痛を訴え，不安も強かったため，全身麻酔を選択した。救急外来ですでに鎮静薬，鎮痛薬を投与されており，前投薬は投与しなかった。

麻酔導入はプロポフォール3mg/kgとベクロニウムブロマイド10mgを静脈内投与して，自発呼吸の消失を確認して純酸素にてマスク換気を行い，十分な麻酔深度が得られたのち気管挿管を行った。

麻酔維持はバイタルサインをみながら，プロポフォール2-3mg/kg/hrとベクロニウムブロマイド2mg/hrとフェンタネスト0.5-1.0mgを適時投与して行った。亜酸化窒素は使用せずに50％酸素投与を行い，Pa_{O_2}＞100mmHg　Pa_{CO_2}：35-40mmHgを保つように調節呼吸を行った。眼球損傷の修復は無理との眼科医の判断で眼球摘出となったが，摘出，圧迫止血の際にも眼球心臓反射は起こらず，無事に手術は終了した。手術終了後，筋弛緩薬に対する拮抗薬としてアトロピン1.0mg，ワゴスチグミン2.0mgを静脈内投与し，自発呼吸が十分あることを確認したのち，半覚醒の状態で気管チューブを抜管した。術中より，術後の嘔吐防止のためにH_2受容体遮断薬の投与も行った。完全覚醒したのち，意識レベルは術前と変化はなかったが，頭部CTで外傷性くも膜下出血の増大がないことを確認してからICU入室となった。

解説

眼球，眼窩の損傷は，眼球への直接外力により眼球破裂を起こし交差性眼炎などの合併症を起こすことがあるので，眼球摘出の緊急手術が必要である。今回の症例では外傷性くも膜下出血を合併していたため，脳圧も上げないようにしなければならず，プロポフォールを中心とした完全静脈麻酔（total intravenous anesthesia：TIVA）で行った。

プロポフォールは脳代謝抑制作用，脳圧低下作用，抗痙攣作用があり，今回のように頭部外傷を合併した患者では望ましい麻酔薬と思われる。しかし一方では，血圧低下，呼吸抑制作用も強く，注意が必要である[10]。抗不安作用，健忘作用があり，今回のように患者がショックを受け不安が強い場合にも，望ましい麻酔薬であると思われた。また，制吐作用があり，緊急手術で術前に禁食ができない場合にも適切であると思われる。今回は術前に食事もしていたため，術中からH_2受容体遮断薬の投与も行った。麻酔中は十分な麻酔深度を保ち，Pa_{CO_2}：35-40mmHgにして，脳圧，眼圧と

もに上昇しないように管理した。

　覚醒時のバッキングで脳圧が上がったり嘔吐することもあり，半覚醒状態で気管チューブは抜管した。

☛ 注意点

　今回は外傷性くも膜下出血を伴った多発外傷であり，頭部外傷についても注意を払う必要があった。患者は若く，既往歴もなかったが，術前に食事をしていた点，疼痛，不安を強く訴えていたという問題点もあった。また，術前に手術様式が決定していなかったため，眼圧を上げないような麻酔管理を必要とした。眼球に気体を注入する場合もあると考え，亜酸化窒素の投与は行わなかった。

　最初から眼球摘出術を行うと決まっていれば眼圧の上昇にそれほど注意する必要はないが，今回は眼球の修復をまず試みたために，その間は眼圧の上昇がないようにした。麻酔中はPa_{CO_2}を35-40mmHgに保ち，脳圧，眼圧ともに上昇しないように管理した。また，手術操作で眼球心臓反射が起こることがあり，十分なモニターは必要である。

　導入，覚醒時の嘔吐は眼圧を上げ誤嚥性肺炎を起こす可能性もあり，避けなければならない。今回は術前に食事をしていたため，術中からH_2受容体遮断薬の投与も行った。

　外傷性くも膜下出血が眼科の手術中に増悪している可能性もあり，術後に頭部CTで確認してからICU入室とした。

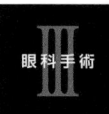

C・O・L・U・M・N

眼球心臓反射（oculocardiac reflex）について

　眼球心臓反射は，眼球圧迫や外眼筋への牽引によって徐脈や不整脈などの心臓反射が起こることであり，その反射経路については図に示した。

　眼科手術中の眼球心臓反射の原因としては外眼筋の牽引が圧倒的に多い。斜視の手術では60％以上に起こるといわれており，注意が必要である。また，眼球への圧迫でも起こり，この場合は負荷重量が大きいほど起こりやすい。その他，急性緑内障発症時や眼球内注射，眼窩内血種，網膜剥離手術，重篤な眼外傷でも起こる[4)7)]。

　この反射は，局所麻酔，全身麻酔ともに起こりうるが，小児や若年者に多く，低換気，高二酸化炭素血症，低酸素血症，アシドーシス，浅い麻酔で起こりやすい。

　予防としては外眼筋の急激な牽引を避けることであり，発症した場合は手術操作を中断し麻酔を深くすることで戻ることが多い。しかし，成人で心拍数が50 bpm以下になった場合には，アトロピン5-25μg/kgを静注する。場合によっては外眼筋付近への浸潤麻酔が必要になる。いずれにしても心電図モニターによる注意深い観察が重要である。

```
求心路　短毛様神経
　　　　長毛様神経  →毛様神経節 ── 眼神経（三叉神経第一枝）

　　　　　　── 半月神経節 ── 三叉神経主知覚核

遠心路　迷走神経心臓抑制枝 ← 迷走神経核
```

図　眼球心臓反射経路

（田上　惠．眼科手術の麻酔．花岡一雄編．全書学臨床麻酔．（下巻．）東京：真興交易医書出版部；2002. p.12-22より引用）

【文　献】

1) 伊藤祐輔, 増田　明. 眼科手術の麻酔. 稲田　豊編. 最新麻酔科学. (下巻. 第2版.) 東京：克誠堂出版；1995. p.1254-63.
2) 坂井健雄. 視角器と眼窩. 坂井健雄. 人体解剖カラーアトラス2. 東京：メデカル・サイエンス・インターナショナル；2005. p.364-86.
3) 田上　恵. 眼科手術の麻酔. 花岡一雄編. 全書学臨床麻酔. (下巻.) 東京：真興交易医書出版部；2002. p.12-22.
4) 吉矢生人. 眼科および耳鼻咽喉科の麻酔. Rogers MC編. 東京：真興交易医書出版部；1992. p.95-9.
5) Allen ED Elkington AR. Local Anesthesia and Eye. Br J Anesth 1980；52：689-94.
6) Hollway KB. Control of the eye during general anesthesia for intraocular surgery. Br J Anesth 1980；52：671-9.
7) 野田久代. 開放制眼損傷の麻酔. 稲田英一編. 麻酔科診療プラクテス3　緊急手術の麻酔. 東京：文光堂；2001. p.240-3.
8) 臼井正彦, 山田　真. 穿孔性眼外傷. 眼科 1987；29：1121-31.
9) 三村　治, 下典　仁. 穿孔性眼外傷麻酔剤としてのペンタゾシン静注の効果. 眼科臨床医報 1968；2：42-4.
10) 稲田英一, 中木敏夫. プロポフォール. LiSA 1994；11：2-23.

（池田　一美，池田　寿昭）

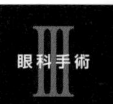

IV 耳鼻咽喉科手術の緊急麻酔

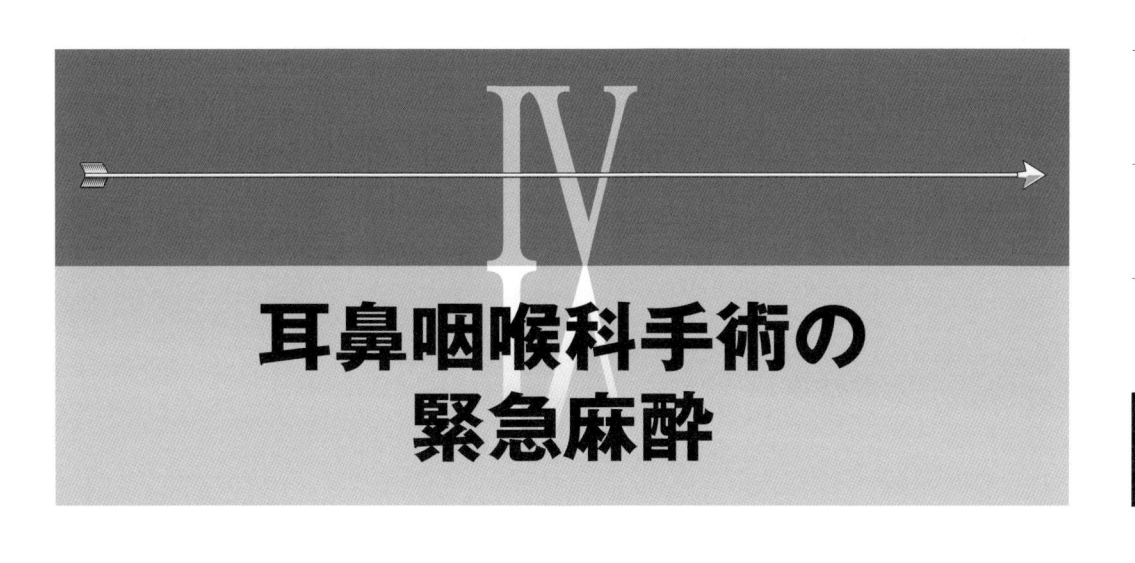

―― はじめに ――

　耳鼻咽喉科手術は，術者と麻酔科医が気道を共有することが特徴であり，両者が緊密なコミュニケーションをとることが必要となる。手術の緊急度は，気道閉塞の切迫度に一致するといっても過言ではない。そして，気道閉塞が切迫したものであればあるほど，気道確保は困難となる。したがって，耳鼻咽喉科手術の緊急麻酔は困難気道（difficult airway）への対処が求められる。麻酔科医にとっては技量を試される機会のひとつとなる。

1 術前評価と術前準備

　"AMPLE"に従い，迅速な情報収集を行う。AMPLEとは以下の頭文字である。
　Allergy：アレルギー疾患（特に気管支喘息），薬物アレルギー，食物アレルギーの有無
　Medication：常用薬の有無（特に抗血小板薬，抗凝固薬）
　Past history & Pregnancy：既往歴，妊娠の有無
　Last meal：最終食事摂取時刻
　Event：手術までの現病歴

　咽頭癌，喉頭癌などの腫瘍性病変がある患者では，飲酒・喫煙歴に注意し，虚血性心疾患，慢性閉塞性肺疾患，高血圧などの合併がないかどうかを聴取しておく。
　緊急扁桃切除術の場合，睡眠時無呼吸症候群（sleep apnea syndrome：SAS）の存在が術後呼吸器合併症の危険因子となる[1]ことも記憶しておくべきである。
　術前診察では，気道閉塞のサインがないかどうかが重要である。すなわち，嗄声，

表1 困難気道に備え準備すべき物品

困難気道に備え準備すべき物品
ファイバースコープ
ラリンジアルマスク
14G静脈留置針
ジェット換気装置
経皮的輪状甲状膜穿刺キット（ミニトラック®など）
輪状甲状膜切開キット（Melker緊急輪状甲状膜切開セット®など）
気管切開セット
気管切開チューブ

喘鳴，補助呼吸筋を使った呼吸運動，奇異性呼吸，呼気延長などがないかどうかに注意する。胸部聴診では気道狭窄音，呼吸音左右差の有無に注意する。胸部だけでなく，頸部の聴診も忘れないようにする。口腔内の腫瘍や感染による経口摂取不足により，脱水を伴っていることも少なくないため，血圧や心拍数といった循環の評価も重要である。

緊急時にできる最低限の検査として，血液検査，胸部X線，心電図のチェックを行っておく。

患者およびその家族へのインフォームドコンセントでは，一般的な麻酔の説明に加え，麻酔導入時・手術中に気道閉塞の危険性があり，低酸素状態に陥り脳機能障害や心停止などの危険な状態になる可能性があることを説明する。また，気道出血・浮腫・炎症などにより，術後人工呼吸管理となる可能性についても説明する。

緊急性が低い場合は，麻酔導入時の誤嚥予防のための禁飲食時間を設けるほうが安全であるが，気道閉塞の徴候がわずかでも存在すれば，禁飲食時間よりも処置を優先する。

準備物品としては，心電図，自動血圧計，パルスオキシメータ，カプノメータ，麻酔器といった全身麻酔の準備のほかに，困難気道に対する準備が必要であり，準備すべき物品を**表1**に示した。さらに，扁桃摘出術，ラリンゴマイクロサージャリー，レーザー手術ではそれぞれ特殊な気管チューブを準備しておく必要がある（後述）。気管異物・腫瘍では，気道が完全閉塞に陥る可能性もあるため，高頻度ジェット換気法（high-frequency jet ventilation：HFJV）や経皮的心肺補助装置（percutaneus cardiopulmonary support system：PCPS）のスタンバイが必要となることもある。

2 前投薬は？

基本的に前投薬は行わない。不安が強い場合は，ヒドロキシジンやミダゾラムを前投与してもよいが，耳鼻咽喉科緊急手術患者では鎮静薬の投与により容易に気道閉塞

を来しうるので，できるだけ避けたほうがよいと思われる．唾液分泌抑制，迷走神経反射の抑制などの目的で，アトロピン0.01mg/kgを麻酔導入時に静注することもある．

3 麻酔法は？

気道内異物除去術やラリンゴマイクロサージャリーでは，手術操作により換気条件が一定に保てず，吸入麻酔では麻酔深度が不安定になることがある．そのような場合には，換気条件に影響されない静脈麻酔を選択する[2]．また，気道異物で片肺が過膨張を来している場合には亜酸化窒素を使用しないようにする．適切な麻酔法の例として，空気＋酸素＋プロポフォール＋フェンタニル（air + oxygen + propofol + fentanyl：AOPF）が挙げられる．

4 麻酔導入時のコツ

アメリカ麻酔科学会（American Society of Anesthesiologists：ASA）による困難気道に対するアルゴリズム[3]によれば，①意識下に挿管を行うべきかどうか？ ②侵襲的な気道確保を行うべきかどうか？ ③自発呼吸を残すべきかどうか？ を麻酔導入前に考慮するとある．術前に得られた喉頭ファイバー所見などをもとに，気道確保の困難度を評価し，適切な麻酔導入法を選択するようにする．

1）意識下挿管の場合の麻酔導入

意識下挿管は挿管困難が予測され，フルストマックによる誤嚥の可能性がある場合にまず試みる方法である．

意識下挿管を行う際の条件として，患者の協力が得られることが必須である．分かりやすい説明を心がけるようにする．

局所麻酔により，挿管に伴う苦痛をやわらげることも意識下挿管成功のコツである．局所麻酔の方法としては，リドカインスプレーによる咽頭・喉頭への表面麻酔のほかに，局所麻酔薬の経気管気管内注入や上喉頭神経ブロック（図1）が挙げられる．ただし，頸部に腫瘍が存在する場合や，抗凝固薬内服中の場合はその適応には慎重になるべきである．また，局所麻酔アレルギーがある場合は禁忌となるので注意を要する．

鎮静薬の投与はできるだけ行わないようにするのが原則であるが，鎮静以外のあらゆる手を尽くしても患者の苦痛が強く，意識下挿管を施行し得ない場合もありうる．そのような場合は，舌根沈下や呼吸抑制を来さない程度に，鎮静薬を少量ずつ漸増投

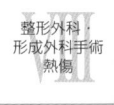

甲状軟骨
輪状軟骨

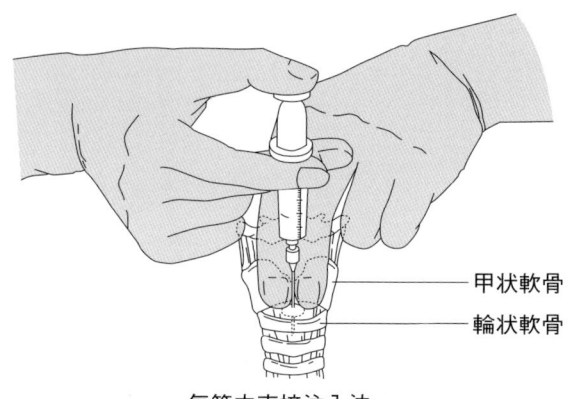

気管内直接注入法

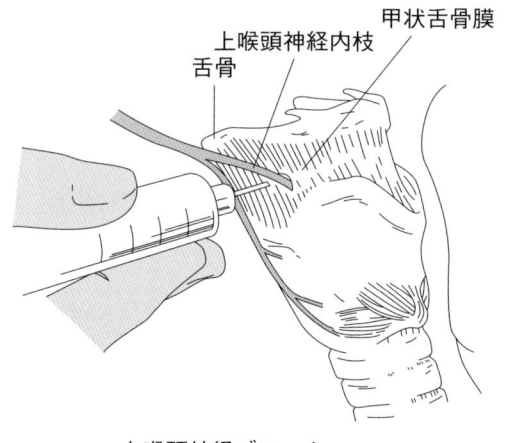

甲状舌骨膜
上喉頭神経内枝
舌骨

上喉頭神経ブロック

図1　局所麻酔薬の経気管気管内注入と上喉頭神経ブロック
（釘宮豊城, 宮崎東洋編著. 図解 局所麻酔ハンドブック. 東京：中外医学社；1996. p.102.より引用）

与する。薬物としては，ベンゾジアゼピン系（ミダゾラム，フルニトラゼパム）やオピオイド（フェンタニル，モルヒネ）を使用すべきである。前者はフルマゼニル，後者はナロキソンという拮抗薬が存在し，いざというときの対処が可能であるからである。

2) 侵襲的気道確保の際の麻酔導入

咽頭腫瘍や喉頭腫瘍の緊急手術の際には，腫瘍摘出を行う前に，気管切開による気道確保を行うことが多い。通常は鎮静せず局所麻酔のみで行われるが，患者の苦痛が強く手技の妨げとなる場合には前述のような鎮静薬の使用を考慮する。

3）筋弛緩薬の使用について

　気道閉塞がある場合，筋弛緩薬は使用せず，自発呼吸を残すようにするのが原則である。マスク換気ができることが確認できれば投与してもよいという記述を目にするが，筋弛緩薬の投与によりそれまでできていたマスク換気が不能になることがある。ただし，気道内異物除去術の際は，筋弛緩薬なしで硬性気管支鏡を挿入・操作する際，体動やバッキングを引き起こし，気道損傷や喉頭痙攣の可能性があるため，筋弛緩薬を使用した急速導入を行うという意見もある[4]。ただし，このように筋弛緩薬を使用する場合においても，作用時間が短いスキサメトニウムを使用するなどの配慮が必要である。

5 気道確保について

1）気道確保について

　気道確保の際にまず考慮すべきなのは，気管挿管を行うべきか否かということである。気管挿管はもっとも確実な気道確保の手段であることはいうまでもないが，耳鼻咽喉科手術の場合，気管挿管をすることで手術の大きな妨げになることもある。例えば，声門下にある気管腫瘍に対する緊急手術が行われる場合，気管チューブを挿入することにより，腫瘍塊を擦過することで思わぬ大出血をまねき，手術の施行が困難になるばかりか，気道閉塞がさらに悪化する可能性もある。
　また，気管挿管をするにしても，術式によって気管チューブの種類にさまざまなバリエーションがある。
　気道確保の手段については，術前に術者と十分な検討を行っておくことが必須である。

a. 耳鼻咽喉科手術で用いられる気管チューブ

　耳鼻咽喉科手術では，術野の確保のためにチューブを彎曲させて固定し，麻酔器は患者の足側に設置されることが多い。スパイラルチューブはチューブの中に鋼線がらせん状に入っており，ねじれや彎曲による閉塞を来しにくくなっている。また，あらかじめ彎曲を施した気管チューブ（図2-5）も存在する。いずれも，扁桃切除術の際によく用いられるチューブである。
　喉頭のラリンゴマイクロサージャリーの際は，術野を確保するために通常のチューブよりも径を細くしている（図6，7）。
　CO_2またはKTPレーザーを使用した喉頭部手術にはレーザー対応の気管チューブが用いられる。レーザートラッキ（図8）はチューブ本体がレーザー光に強い赤色ゴ

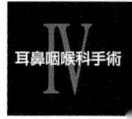

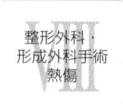

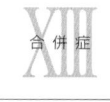

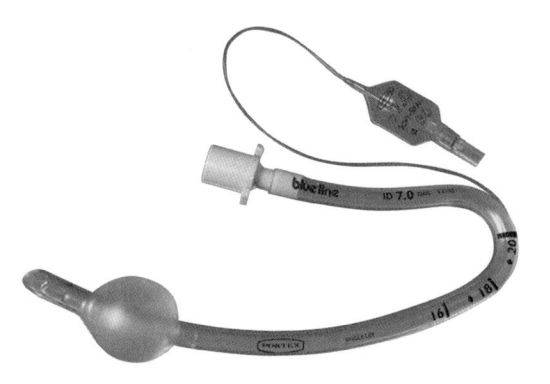

図2　Portex社製サウスポーラー気管内チューブ
（ソフトシールカフ）
スミスメディカル・ジャパン㈱写真提供

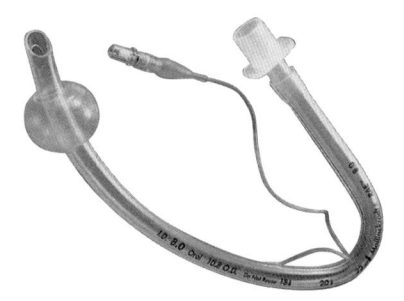

図3　Mallinckrodt社製レイ・カフ付気管内チューブ（経口用）
タイコヘルスケアジャパン㈱写真提供

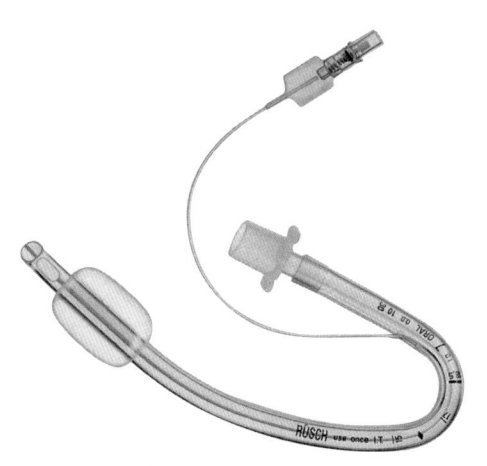

図4　Rusch社製AGT経口用気管チューブ
東レ・メディカル㈱写真提供

カフなし　経鼻用

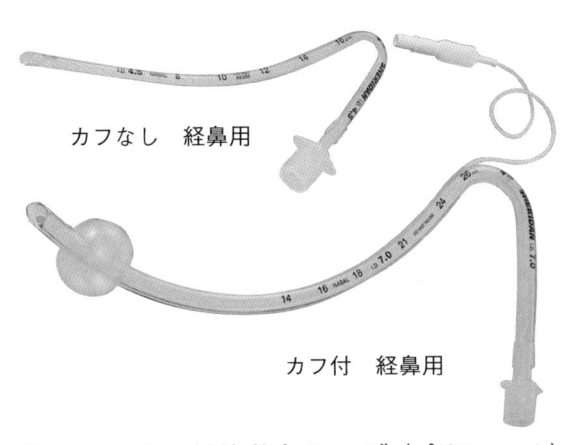

カフ付　経鼻用

図5　Sheridan社製気管内チューブ（プリフォーム）
㈱インターメドジャパン写真提供

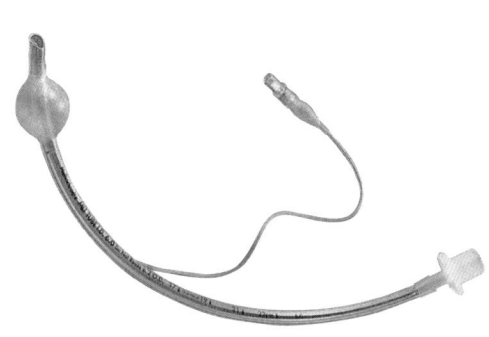

図6　Mallinckrodt社製MLT気管内チューブ
タイコヘルスケアジャパン㈱写真提供

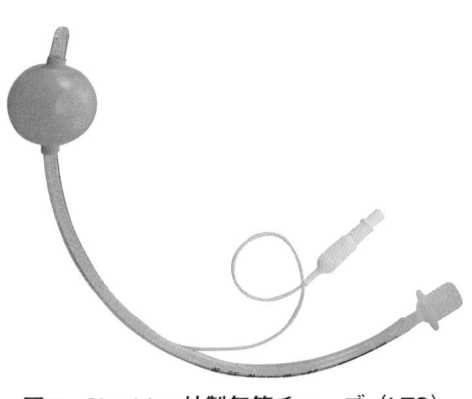

図7　Sheridan社製気管チューブ（LTS）
㈱インターメドジャパン写真提供

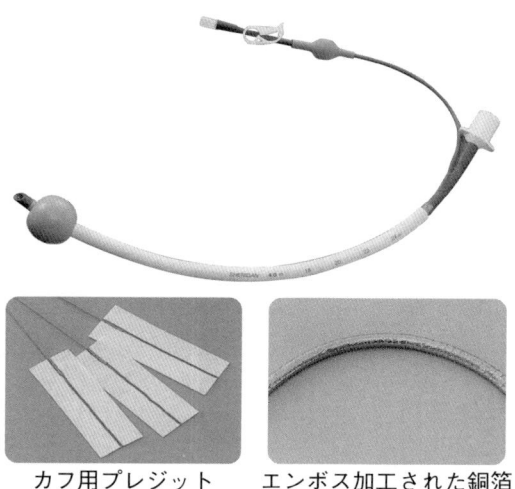

カフ用プレジット　　エンボス加工された銅箔
図8　Sheridan社製レーザートラッキ
㈱インターメドジャパン写真提供

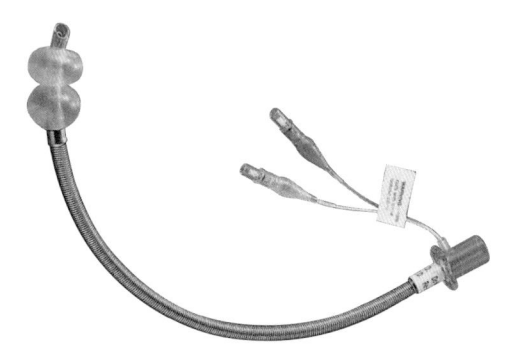

図9　Mallinckrodt社製レーザー・フレックス気管内チューブ
タイコヘルスケアジャパン㈱写真提供

ムでできている。レーザー・フレックス気管チューブ（**図9**）は，チューブ本体が不燃性のステンレスでできており，生理食塩液でシールするダブルカフによりレーザーによるカフの損傷を防ぐとともに，片方のカフが損傷されてももう片方のカフが保たれるため，より安全な気道確保ができるようになっている。

b．ラリンジアルマスクエアウェイ

　ラリンジアルマスク（laryngeal mask airway：LMA）は気管内にチューブを留置しないにもかかわらず，人工呼吸が可能な気道確保法である。気管挿管と比較して気道確保の確実度は劣るため，気管挿管が困難あるいは不適当と考えられる症例に使用する。

　適応例としては，気管腫瘍切除術[5]や一部の扁桃切除術（後述）がある。

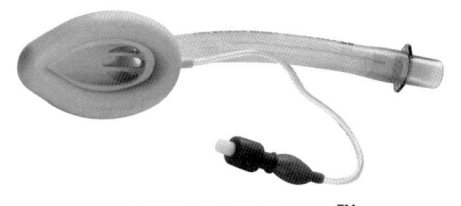

図10　LMA Classic™
㈱インターメドジャパン写真提供

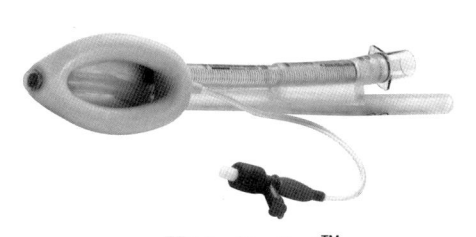

図11　ProSeal™
㈱インターメドジャパン写真提供

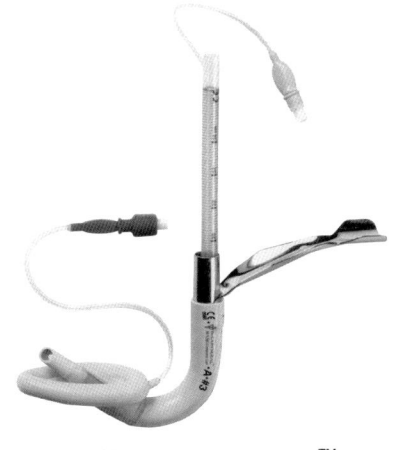

図12　LMA Fastrach™
㈱インターメドジャパン写真提供

　標準型（**図10**）に加え，各種用途に応じたLMAが開発されており，チューブ屈曲による閉塞を来しにくいスパイラルタイプや胃管挿入が可能なLMA（プロシール™）（**図11**）のほか，挿管困難症に対する挿管用LMA（ファストラック™）がある（**図12**）。

2）扁桃切除，咽頭扁桃切除の際の気道確保

　扁桃切除術の際の気道確保において，従来の気管挿管よりもLMAのほうが有利であることを主張する論文がある[6)7)]。確かに，気管挿管と比較してLMAのほうが筋弛緩薬を使用せず自発呼吸を温存させた管理を行いやすいし，声帯損傷の心配がない。しかし，LMAには誤嚥のリスクがあり，手術操作により少し位置がずれるだけでも容易に換気不能に陥ってしまうことを恐れ，筆者は扁桃切除術にLMAを用いていない。実際，LMA発祥の地であるイギリスにおいても，扁桃切除術に対してLMAを用いる麻酔科医は5人に1人しかいなかったという報告がある[8)]。

6　モニタリング

　通常の全身麻酔管理で用いるモニタリング（心電図，非観血的血圧計，パルスオキシメータ，呼気二酸化炭素モニター）のほかに，麻酔深度モニター（BISモニター）の装着が望ましい。自発呼吸を温存させた麻酔管理を行うことが多いため，麻酔深度

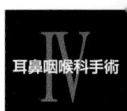

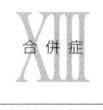

の調節には通常よりも注意を払う必要があるからである。また，血液ガスを頻繁にモニタリングする必要性から，動脈ラインの確保は行っておいたほうがよい。気道異物除去術などの際は，胸壁に聴診器を貼っておき，術中に呼吸音を確認することも重要なモニタリングである。

7 術中管理

1）術中管理

　術中管理の要点は，自発呼吸を温存すること，また，酸素飽和度が確保されていればある程度の高炭酸ガス血症は許容すること（permissive hypercapnia）である。

　自発呼吸を温存するときに注意すべきことは，麻酔深度の調節である。麻酔が深すぎれば自発呼吸が消失し換気困難となる可能性がある反面，浅すぎれば患者の苦痛が増し体動やバッキングにより手術の妨げとなる。

　気道閉塞を伴った患者の場合，正常な換気量を維持しようとすることにより気道内圧が上昇し，気胸や急性肺障害などの合併症をまねきかねない。このような合併症を防ぐ意味でpermissive hypercapniaという概念がある。動脈血pHが7.25以上であれば，高二酸化炭素血症は許容してもよいと考えられる。ただし，頭蓋内圧亢進例ではこの概念は適用できない。

2）術中のアドレナリンの使用について

　咽頭部を中心とした領域は易出血性であるため，扁桃切除術などに先立って出血量軽減を目的にアドレナリンの局注が行われることが多い。しかし，血管叢が発達した部位への局注だけに血中に移行しやすく，アドレナリンによる著明な高血圧，不整脈，肺水腫，さらにはカテコラミン心筋症を呈した症例などの報告がある[9)～11)]。特に，高血圧，心筋梗塞や不整脈の既往のある患者では注意を要する。術者がアドレナリン局注を行うと伝えてきたときは，あらゆる循環作動薬をすぐ使えるように準備しておくことが必要である。

3）ラリンゴマイクロサージャリー時の注意点

　ラリンゴマイクロサージャリー時は術野の確保のため，通常より細い専用チューブを使用する（前述）。

4）レーザーを用いたマイクロサージャリー時の注意点

レーザー手術では発火防止のため高濃度酸素を避ける必要がある。吸入気酸素濃度0.6では気道発火の報告[12]もあり，一般に0.5以下[13]，できれば0.35以下での管理が推奨されている[14]。また，レーザー手術専用の気管チューブが必要となることは前述したとおりである。

5）術中管理の工夫

1）で述べたとおり，自発呼吸を温存でき，かつ患者にとって苦痛の少ない管理がベストである。したがって，微妙な麻酔深度の調節が必要となる。そのため，BISモニター装着下に管理することが望ましい。辻らは気管腫瘍に対するレーザー焼灼・ステント挿入術の際，フェンタニルとドロペリドールによるニューロレプト麻酔（neuroleptic anesthesia：NLA）にプロポフォールを併用した麻酔を行い，BIS値は69-82とやや高めであったものの，自発呼吸は温存され，患者は術中記憶がなかったことを報告している[15]。

また，permissive hypercapniaの際は，呼吸中枢に対するドライブがかかるため，通常より多い鎮静薬を必要としたという報告がある[16]ことにも留意する。

8 輸液管理

手術操作などにより気道浮腫を来しやすいこと，また，気道閉塞や術中アドレナリンの使用などは肺水腫の危険因子となる。したがって，dry sideに輸液管理を行うようにする。反面，経口摂取不良による脱水や術中出血により循環血液量減少性ショック（hypovolemic shock）に陥ることもあり，注意を要する。

9 術後ICU入室の注意点

術後に気道浮腫を来す可能性があるため，抜管せずにICUへ入室したほうがよい。一般に，気道浮腫が消退するまでには48-72時間を要するため，術後も鎮静を続ける必要がある。抜管に際しては，再挿管が困難となる可能性も考え，チューブエクスチェンジャーを気管内に留置したのちに抜管するなどの工夫も必要である。

術後24時間以内に覚醒させてもよい場合は，デクスメデトミジンを使用することにより術後不穏が抑制できる。

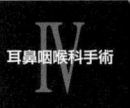

私の経験

　私が救命救急センターで当直していた際に来院した症例を提示する。声門下喉頭炎によりCVCI（cannot ventilate, cannot intubate）に陥った症例である。

▶症例

　30歳代女性，出産予定日を1週間後に控えた10カ月妊婦である。既往歴に特記すべきことなく，妊娠経過に問題ない。意識がなくなったと夫より救急要請があった。来院時，意識レベルE1V1M1〔グラスゴー昏睡尺度（Glasgow coma scale：GCS）〕，血圧220/110 mmHg，心拍数120 bpmであった。呼吸は下顎呼吸であったが，SpO_2は100％であった。くも膜下出血などの頭蓋内出血の可能性を考え，ジルチアゼムによる緊急降圧を行ったのち，プロポフォールとベクロニウムによる急速導入後に気管挿管を試みた。喉頭展開により，声門は容易に直視でき，ID 7.5 mmの気管チューブの挿入を試みたが，声門下にチューブが進まない。6 mmの細いチューブに替えても挿管できなかった。挿管操作を一度中断し，マスク換気を試みたが全く換気できない。SpO_2は急速に低下した。ただちに輪状甲状膜切開を決断したが，皮下脂肪が厚いこともあり，輪状甲状膜の同定は困難であった。そうしている間に心停止に陥ってしまった。心マッサージ，エピネフリン投与が行われる中，私は通常の横切開ではなく，縦に約3 cmの皮膚切開を行った。そして，皮下を触診し，輪状甲状膜と思われる部分を切開した。6 mmのチューブを挿入し，換気が可能となり，心拍再開が得られた。心停止時間は約1分間あった。耳鼻咽喉科医による喉頭ファイバー観察では，声門下に炎症性狭窄があり，4 mmファイバーも通過不能であった。また，産科医による胎児エコーでは，胎児心拍は停止していた。気管切開を行ったのち，全身麻酔下に帝王切開による死胎児摘出術が行われた。術後は肺水腫のため人工呼吸管理を必要としたが，母体の意識は回復し，神経学的後遺症は残らなかった。しかし，胎児を救命しえなかったことを母親に告知することはたいへんつらい経験となった。

▶解説

　意識障害を主訴に救急搬送された症例である。血圧上昇もあったことから，頭蓋内出血による意識障害を疑ったが，実際は声門下喉頭炎による気道閉塞が意識障害の原因であった。SpO_2は100％あったものの，血液ガス所見は著明な呼吸性アシドーシスを呈していたため，CO_2ナルコーシスに陥っていたものと思われる。後になって夫に病歴を聴取したところ，患者は3日ほど前から風邪症状と咽頭痛があり，意識消失前に呼吸苦を訴えていたとのことであった。自発呼吸によりかろうじて酸素飽和度が保たれていたが，急速導入により換気不能となってしまった。このような症例はめったに経験することはないと思われるが，今振り返っても身の毛がよだつ経験である。

▶注意点

　救急室で気管挿管を行う場合は，できるかぎり鎮静薬や筋弛緩薬を用いないようにし，自発呼吸を残すようにしたほうがよい。また，特に女性の輪状甲状膜切開を行う

際，輪状甲状膜の同定が困難であることがある。そのような場合は通常の横切開ではなく，縦切開を行い皮下を触診したほうが輪状甲状膜を早く同定できる。

C・O・L・U・M・N

緊急頸部腫瘍根治術の麻酔管理について

　甲状腺癌など急速に頸部腫瘍の増大を来す疾患の場合，気道閉塞を回避するために緊急頸部腫瘍根治術を行うことがある。この場合，腫瘍が気管前面を覆いつくしてしまうこともあり，気管切開も困難であることがある。したがって，気管挿管による気道確保を行うことになる。しかし，気管狭窄により細いチューブしか挿入できず，陽圧換気ができないことも十分想定される。

　気管内径が5mm以上あれば通常の陽圧換気が可能であるが，それ以下ではHFJVやPCPSが必要となるとの報告がある[17]。したがって，術前のCT所見などにより気管内径が5mm以下であると考えられる場合は，術前にHFJVやPCPSのスタンバイが必要となることを記憶しておくべきである。

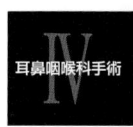

【文　献】

1) Karen AB, Isabelle M, Chantal H, et al. Urgent adenotonsillectomy an analysis of risk factors associated with postoperative respiratory morbidity. Anesthesiology 2003；99：586-95.
2) Verghese ST, Hannallah RS. Pediatric orolaryngologic emergencies. Anesthesiol Clin North America 2001；19：237-56.
3) The American Society of Anesthesiologists Task Force on Difficult Airway Management：Practice Guidelines for Management of the Difficult Airway, approved by house of delegates on October 21, 1992 and amended October 16, 2002.
4) 水野好子, 広木公一. 気道内異物除去術の麻酔. 臨床麻酔2006；30：1418-24.
5) 高良麻紀子, 新井民江, 伊藤伸大ほか. 高度気道閉塞を来した気管腫瘍に対しラリンジアルマスク使用下にCO_2レーザー切除術を施行した心疾患合併患者の麻酔経験. 麻酔2006；55：441-4.
6) Webster AC, Morley-Forster PK, Dain S, et al. Anesthesia for adenotonsillectomy：a comparison between tracheal intubation and the armoured laryngeal mask airway. Can J Anaesth 1993；40：1171-7.
7) Williams PJ, Bailey PM. Comparison of the reinforced laryngeal mask airway and tracheal intubation for adenotonsillectomy. Brit J Anesth 1993；70：30-3.
8) Hatcher IS, Stack CG. Postal survey of the anaesthetic techniques used for paediatric tonsillectomy surgery. Paediatric Anesthesia 1999；9：311-5.
9) 村川徳昭, 洪　浩彰, 坪　敏仁ほか. 扁桃腺摘出術において止血用エピネフリン局注により循環不全を来した2症例. 麻酔1998；47：955.
10) 松前孝幸. 局麻薬添加エピネフリンによる循環系過剰反応の1症例. 麻酔1999；48：1020-3.
11) 佐藤美浩, 田中　誠, 西川俊昭. エピネフリン添加生理食塩水により術中カテコラミン心筋症を発症した症例. J Anesth Suppl 1998；12：487.
12) 石原弘規, 高平陽子. 内視鏡レーザー照射時の高吸入酸素濃度は気道内発火の主たる原因となるか？麻酔2002；51：1359-62.
13) Rampil IJ. Anesthetic consideration for laser surgery. Anesth Analg 1992；74：424-35.
14) 渡辺省五, 一色　淳. 気道レーザー手術の麻酔管理. 臨床麻酔1999；23：1307-12.
15) 辻　美香, 濱田　宏, 河本昌志ほか. レーザー焼灼・ステント挿入術を行った気管腫瘍の麻酔経験. 麻酔2006；55：103-5.
16) Ajeet GV, Brian G, Anne SP, et al. The relationship between sedative infusion requirements and permissive hypercapnia in critically ill, mechanically ventilated patients. Crit Care Med 2006；34：1668-73.
17) 北村俊治, 土居久栄, 沼田克雄. 体外循環使用による気管狭窄症の麻酔. 麻酔1988；37：81-5.

（黒木　雄一, 池田　寿昭）

V 心・大血管手術の緊急麻酔

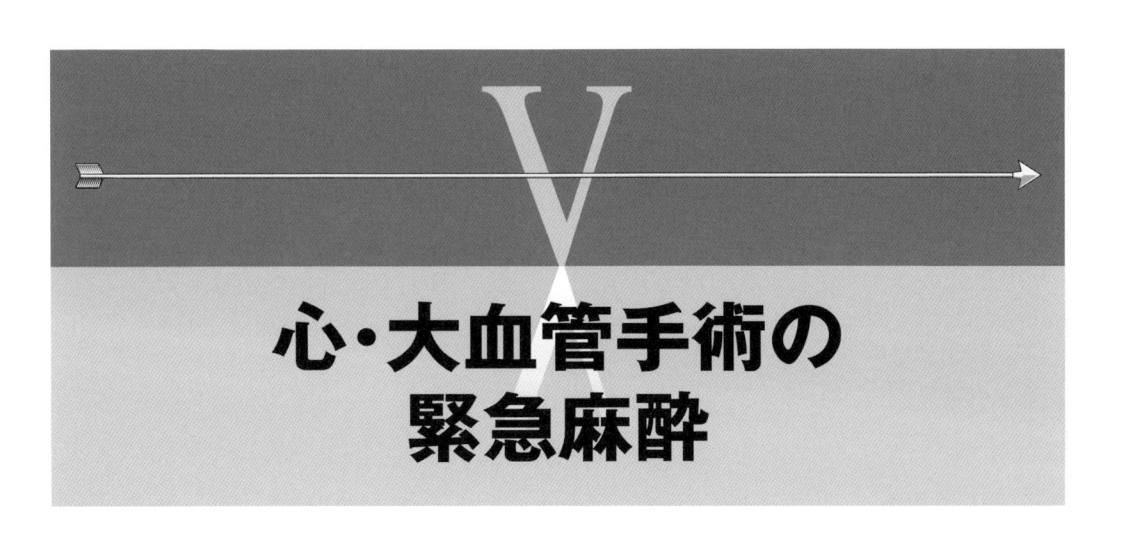

── はじめに ──

緊急麻酔を要する心・大血管疾患を表1に示す[1,2]。施行できる施設は限定されるが，心臓移植もそのひとつである。

1 術前評価と術前準備

1）術前評価

緊急手術に至る病態ならびに過程は多種多彩であるが，術前に行っておかなければならない必須の検査を表2に示す。血液型検査，抗体スクリーニング検査，一般血液検査，電解質・生化学的検査，凝固・線溶系検査，血液ガスである。血液型，不規則抗体を確認して必要と想定される輸血〔マンニトール-アデニン-リン酸（mannitol-

表1 緊急麻酔を要する心・大血管疾患

急性冠症候群
急性心筋梗塞後の心室中隔穿孔・乳頭筋断裂・自由壁破裂
腱断裂に伴う急性僧帽弁逆流症
高度心不全に対する補助人工心臓装着
心タンポナーデ
Stanford A型急性胸部大動脈解離
胸部・腹部大動脈瘤切迫破裂
腹部大動脈破裂
細菌性心内膜炎
急性肺血栓症

表2 心臓血管外科緊急手術に必須の術前検査

1. 血液型,不規則抗体
2. 一般血液検査:白血球数,赤血球数,ヘモグロビン,ヘマトクリット,血小板数
3. 電解質・生化学検査:電解質濃度,血糖値,BUN,クレアチニン,逸脱酵素(AST, AlT, CPK, LDH など)
4. 凝固・線溶系検査:プロトロンビン時間(PT),部分トロンボプラスチン時間(APTT),活性凝固時間(ACT),フィブリノーゲン,フィブリン分解産物(FDP)or D-ダイマー
5. 血液ガス:Pa_{O_2}, Pa_{CO_2}, Sa_{O_2}, Ca_{O_2}, HCO_3^-, BE
6. 胸部X線写真
7. 12誘導心電図

adenine-phosphate:MAP),新鮮凍結血漿(fresh frozen plasma:FFP),血小板など〕を準備しなければならない。血液ガスの状態によってはただちに呼吸管理を行わなければならない場合もあり,緊急手術を要する病態では,術前に気道確保し人工呼吸管理が開始されている場合もある。また,ただちに人工呼吸管理に至らなくても,心機能の低下などに伴う組織への酸素供給不足を補うという観点から,あらかじめ酸素療法は原則として行う。周術期の酸素療法は手術部位感染防止のうえでも推奨されている[3]。

一般血液検査では,貧血の有無,白血球数,血小板数などを評価しておく。電解質・生化学検査では電解質異常,特にカリウム値には留意しておく必要があり,C反応性蛋白(CRP)値で炎症反応,血清クレアチニン値(Scr)や血中尿素窒素(BUN)などによる腎機能評価,逸脱酵素による肝機能・膵機能の評価も重要である。

術前に種々の薬物を服用している場合も多く,特に血液凝固阻止薬,抗血小板薬の服薬状況について把握しておかなければならない。緊急手術に至る状況ではこれらの薬物の服薬は中止されてない場合が大半であり,術中・術後に出血傾向が生じる危険性は高い。

緊急手術を要する病態では,すでに強心薬,冠血管拡張薬,抗不整脈薬,血管拡張薬などが投与されている場合も多く,その種類,投与量,投与ルートを把握しておく。さらに,大動脈内バルーンパンピング(intraaortic balloon pumping:IABP)や経皮的心肺補助(percutaneous cardiopulmonary support:PCPS)など補助循環下にある場合もあり,駆動状況も確認しておく必要がある。

緊急手術の標的となる心臓大血管病変に関しては,心臓血管外科あるいは循環器科などで評価されているはずである。担当医から,病変,心機能・血行動態,不整脈,各種検査結果,術前薬物の使用状況,合併症の有無などの情報を収集する。検査が不十分な場合には必要な検査を緊急でオーダーする。麻酔に関するインフォームドコンセントをとり,時間的猶予があれば,患者本人あるいは家族から併発症や服用薬の情

表3　留意すべき術前服用薬

1. 抗凝固薬・抗血小板薬
   ワルファリン：プロトロンビン時間で評価（新鮮凍結血漿，ビタミンK）
   アスピリン：拮抗不可，出血への影響は少ない
   チクロジピン：拮抗不可
2. 抗不整脈薬
   ジギタリス製剤：中毒，低カリウム血症に留意（アレビアチン）
   クラスI〔キニジン，ジソピラミド，プロカインアミドなど〕：伝導抑制
   アミオダロン：房室伝導障害，アトロピン抵抗性徐脈，心筋抑制など，拮抗不可

（　）内は拮抗法

報を得る（**表3**）。

2）術前準備

マンパワーの確保と術前評価と同時進行で準備を進める。血液型が判明したら，手術に必要と思われる輸血用血液（赤血球濃厚液，新鮮凍結血漿，血小板）をただちに手配する。緊急時に対応できる輸血供給体制を整えておくことも重要である。

心臓血管外科緊急手術に準備すべき麻酔関連薬を**表4**に示す。術中血行動態の管理などに必要な薬品を**表5**に示す。

準備すべき機器物品は，麻酔器，挿管器具，吸引，末梢および中心静脈確保（トリプルルーメンカテーテル）用物品，肺動脈カテーテル〔シース付き混合静脈血酸素飽和度（$S\bar{v}O_2$）モニター機能付きオキシメトリックスカテーテル〕，カテーテル挿入時の無菌バリア（ガウン・マスク・清潔手袋・滅菌シーツなど），動脈カニュレーション物品，輸液ポンプ，シリンジポンプ，各種圧トランデューサ，血液加温器，体外式ペースメーカ，除細動器，各種モニタリングに必要な機器などである。多量出血に備えて急速輸血装置や回収式自己血輸血装置を準備し，ただちに使用できるようにセットする。

表6にはASA/SCAガイドライン[4]による術中経食道心エコー法（transesophageal echocardiography：TEE）が有用とされる適応を抜粋して示すが，大半の心臓血管の緊急手術ではTEEはカテゴリーIの適応で有用であるので準備する。

導入・執刀・人工心肺体外循環（cardiopulmonary bypass：CPB）開始のタイミングや手順について，術者，人工心肺を担当する臨床工学士，看護師と十分な打ち合わせと確認をしておくことは特に重要である。

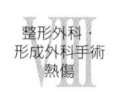

表4　麻酔に必要な薬品

1. 麻酔導入・維持
    フェンタニル（フェンタネスト：0.1 mg/2 ml/A，0.25 mg/5 ml/A）or
    レミフェンタニル（アルチバ：2・5 mg/V）
    ミダゾラム（ドルミカム：10 mg/2 ml/A）
    プロポフォール（ディプリバン1％：注：0.2 g/20 ml/A，0.5 g/50 ml/V，
    　　　　　　　　　　　　　　　キット：0.2 g/20 ml/A，0.5 g/50 ml/V）
    ケタミン（ケタラール：200 mg/20 ml/V，500 mg/10 ml/V）
    セボフルラン（セボフルレン：原液0.5-5.0％）
    リドカイン（キシロカイン静注用2％：100 mg/5 ml/A）
2. 筋弛緩薬
    ベクロニウム（マスキュラックス静注用：4 mg/A，10 mg/V）
    スキサメトニウム（サクシン：20・40・100 mg/1・2・5 ml/A）

（　）内は商品名

表5　術中管理に必要な薬品

1. 心血管作動薬
    昇圧薬：ボーラス投与＝フェニレフリン（ネオシネジン：1 mg/1 ml/A，5 mg/1 ml/A）
    　　　　　　　　　　　メトキサミン（メキサン：10 mg/1 ml/A）
    　　　　　　　　　　　エフェドリン（エフェドリン：40 mg/1 ml/A）
    　　　　持続投与＝ノルアドレナリン（1 mg/1 ml/A）
    　　　　　　　　　ドパミン（イノバンシリンジ：50・150・300 mg/50 ml/筒）
    強心薬：ドパミン（イノバンシリンジ：50・150・300 mg/50 ml/筒）
    　　　　ドブタミン（ドブトレックス：100 mg/5 ml/A）
    　　　　ミルリノン（ミルリーラ：10 mg/10 ml/A）
    　　　　オルプリノン（コアテック：5 mg/5 ml/A）
    血管拡張薬：カルペリチド（ハンプ：100 μg/V）
    　　　　　　ニトログリセリン（ミリスロール：25・50 mg/50・100 ml/V）
    　　　　　　ニカルジピン（ペルジピン2・10・25 mg/2・10・25 ml/A）
    　　　　　　プロスタグランジンE_1（プロスタンディン500 μg/V）
    　　　　　　ニトロプルシッド
    β遮断薬：プロプラノール（インデラル：2 mg/2 ml/A）
    　　　　　ランジオロール（オノアクト：50 mg/V）
    　　　　　エスモロール（プレビブロック：100 mg/10 ml/V）
    抗不整脈薬：リドカイン，マグネシウム，アトロピン
2. 凝固系薬
    ヘパリン
    アンチトロンビンIII（アンスロビンP，ノイアート：500単位/V，500・1,500単位/V）
    プロタミン
3. 利尿薬
    フロセミド（ラシックス：20・100 mg/2・10 ml/A）
    マンニトール（20％ 200・500 ml）
    アミノフィリン（ネオフィリン：250 ml/10 ml/A）
4. その他
    炭酸水素ナトリウム（メイロン7％：20・250 ml）
    電解質補正液（カリウム，カルシウム，マグネシウム）

（　）内は商品名

表6　ASA/SCAガイドライン[4]によるTEEが有用な適応（緊急手術抜粋）

カテゴリーⅠの適応：もっとも強いエビデンスもしくは専門家の意見で支持され，臨床的予後の改善に有用である
　　　　　　　　　生命を脅かす血行動態の悪化
　　　　　　　　　感染性心内膜炎，大動脈弁に病変が波及している解離性大動脈瘤
カテゴリーⅡの適応：弱いエビデンスもしくは専門家の共通の了解により支持され，臨床的予後の改善に有用である可能性がある

2 前投薬は？

　前投薬投与に伴う血圧低下は，緊急手術が必要な病態では危険であり前投薬投与は原則として行わない。痛みが強い場合や循環系に余裕がある場合には，麻酔科医の管理下でモルヒネ5-10mgを筋注する。ただし，抗凝固療法中の患者では筋肉注射は行わない。
　手術部感染の予防として，静脈路確保後ただちに，予防的抗菌薬として皮膚の常在菌に十分な抗菌力のあるセファゾリンあるいはアンピシリンナトリウム・スルバクタムナトリウムなどを投与し，皮膚切開時に抗菌薬の十分な血中濃度が得られるようにしておくことが手術部位感染防止のうえで重要である[5]。

3 麻酔法は？

　フェンタニルを主体に，ミダゾラム，揮発性麻酔薬（セボフルラン）もしくはプロポフォールの併用で維持する。フェンタニルは少量（10-15μg/kg）ないし中等量（20-30μg/kg）で維持する。亜酸化窒素は使用しない。
　短時間作用性で調節性の良いレミフェンタニルを使用することが可能となり使用が広がりつつあるが，心臓血管緊急手術の麻酔においても有用であろう。挿管を急ぐ場合には，0.5-1.0μg/kgを30-60秒かけて静脈投与し，0.25μg/kg/min前後で維持する。レミフェンタニルは血液中ならびに組織内に存在する非特異的エステラーゼにより速やかに分解され，投与中止すれば作用は5-10分で消失する。
　予定による比較的安定した心臓血管手術では，術後早期に抜管するfast track管理が盛んに行われており早期覚醒を目指した麻酔法がとられているが，緊急手術を要するような症例では，心機能低下が術後も継続する場合や周術期の種々の合併症や主要臓器機能障害を惹起する危険性は高く慎重に術後管理を行うべきで，fast track管理にこだわる必要はない。

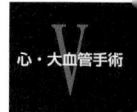

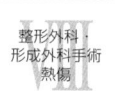

4 麻酔導入時のコツ

1) 導入方法

　導入は血行動態への影響を最小限に抑える。導入薬は，少量のフェンタニル，ミダゾラム，リドカイン，ベクロニウムなどを用いる。血圧の低い場合には，ケタミンを併用する。手術器具ならびに人工心肺の準備下で，手洗いを終了しガウンを着用した心臓外科医立ち会いのもとで導入する。

2) 導入時の疾患別留意事項

① 虚血性心疾患：緊急手術を要する虚血性心疾患では，低血圧，冠灌流圧の低下は厳重に回避する。心筋血流の途絶から心停止に至る危険性は高い。また，うっ血性心不全から肺水腫を来している例もあり，低酸素血症に陥らないように留意する。心筋梗塞後の心室中隔穿孔例や乳頭断裂例では導入に伴い極度の低血圧を来すため，ただちにCPBを開始できる体制で臨むか，局所麻酔で大腿動静脈を用いてCPBを確立したのちに導入することも考慮する。

② 細菌性心内膜炎：細菌性心内膜炎では，導入に伴う交感神経刺激による心拍出量の増加は疣贅をとばす危険性もあり，血行動態がゆるせば十分な麻酔深度で挿管する[6]。

③ 大動脈瘤：解離性大動脈瘤・胸部腹部大動脈瘤の緊急手術導入時の高血圧は大動脈破裂の原因となり，厳重に回避する[1,7]。導入時にニカルジピンやプロスタグランジンE_1を用いて高血圧をコントロールすることも重要である。破裂した際に迅速に対応するために，輸血の準備，大量輸血のための静脈路の確保，回収式自己血輸血の準備は必須である。一方，これらの症例においては虚血性心疾患や脳血管疾患を有する場合が多く，過度の血圧低下はこれらの病態を増悪し重篤な合併症を引き起こすため回避しなければならない。

④ 心タンポナーデ：心タンポナーデ例では，導入時に循環虚脱を来しやすく，あらかじめ強心薬や血管収縮薬を開始して導入すれば血行動態を安定しやすい[1]。しかし，心タンポナーデが解除されると動脈圧が急激に上昇し，大動脈疾患を有する例では破裂の危険性を招くため，かかる疾患では過度の血圧上昇を回避しながらタンポナーデは緩徐に解除する。

3）導入後の自己血採取

導入後，時間的余裕ならびに血行動態が許容すれば，人工心肺体外循環後に容量負荷と止血能を高めるのに利用するため新鮮自己血を400-800 ml採取する。

5 モニタリング

パルスオキシメータ，心電モニター（II誘導，V_5誘導），尿量，深部体温・末梢体温，呼気終末二酸化炭素分圧，中心静脈圧，観血的動脈圧，ファイバーオプチック肺動脈カテールによる肺動脈圧・心拍出量・$S\bar{v}O_2$，TEE，脊髄誘発電位，近赤外線スペクトロスコピーなどを症例に応じてモニタリングする。可能なかぎり非侵襲的なモニタリングが望ましいが，緊急手術を要するような重篤な心・大血管手術においては，肺動脈カテーテルを用いての血行動態ならびに$S\bar{v}O_2$による酸素需要供給バランスの連続モニタリングはきわめて有用である。導入直後に時間的ゆとりのない場合にはCPB開始後に挿入する。

動脈圧やパルスオキシメータを用いての動脈血酸素飽和度（SpO_2）をモニタリングすべき部位は，疾患，手術方法，補助循環方法などで異なり，必要に応じてモニタリング部位を選択する。

6 術中管理

1）術中管理

心・大血管の緊急手術の術中管理は血行動態と出血との戦いである。また，中枢神経，肺，肝，腎，消化管などの臓器機能の温存に留意した管理が要求される。

a．血圧低下時の対応

昇圧には**表5**に示す交感神経系α_1受容体作動薬のフェニレフリン（0.05-0.2 mg）あるいはメトキサミン（3-10 mg）の静注や，α_1およびβ_2受容体刺激作用を持つエフェドリン（4-8 mg）を静注する。持続的に昇圧が必要な場合はノルアドレナリンの持続投与，ドパミンの持続投与を行う。心拍数など血行動態を考慮して昇圧薬を選択する。頻脈傾向である場合はフェニレフリンあるいはメトキサミン，ノルアドレナリン，徐脈傾向であればエフェドリン，ドパミンを選択する。

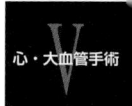

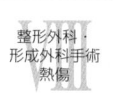

b. 循環血液量の補正

人工心肺体外循環までの循環血液量の補正は，大量出血が起こっていない場合は細胞外液補充液を用いて急速輸液を行う．体外循環後は，蛋白製剤などの膠質液，新鮮凍結血漿，濃厚赤血球などを用いる．

c. 不整脈への対応[1)8)]

術中管理に有用な不整脈治療薬を**表7**に示す．

① 洞性頻脈：術中の生理的反応によるもので，麻酔深度が浅い可能性がある．低血圧でなければ麻酔深度を上げる対応をとる．過度の頻脈にはジルチアゼム，β遮断薬，ベラパミルなどを試みる．

② 心房粗細動：心拍数のコントロールにはβ遮断薬あるいはカルシウム拮抗薬を使用する．洞調率への回復を図るには，表に挙げるIa群の抗不整脈薬やIb群のアプリンジン，Ic群のピルジカイニドを静注する．また，頻脈で血行動態が悪化している場合は，Ia群を静注後100-200Jで同期的電気的除細動を行う．また，すでに心房電極が装着されている場合は，心房レートを上回る回数での高頻度心房ペーシング（overdrive suppression）が有効な場合もある．

③ 発作性上室性頻拍：ベラパミル5mgを緩徐に静注する．適応外であるがアデノシン三リン酸二ナトリウム（adenosine triphosphate disodium：ATP）10-20mgの急速静注は，即効性に優れているが作用時間は短い．

④ 心室性期外収縮：単発性のものは治療を必要としないが，頻発する場合には対応を要する．電解質異常や肺動脈カテーテルを留置している場合には，カテーテルの刺激によって生じている場合もある．電解質のチェックおよび補正や肺動脈カテーテルの位置移動によって解消する場合もある．連発（short run）やR on Tあるいは多源性の場合は，リドカインあるいはメキシチールの投与を行う．

⑤ 心室頻拍（ventricular tachycardia：VT）：血行動態の保たれているVTでは，まず薬物療法を行う．血行動態の悪化が認められる早い頻拍や多形性のVTおよび薬物投与によっても停止しない場合は，直流通電による除細動を直視下で行う．持続性単形性VTで心室電極が取り付けられている場合には高頻度心室ペーシングが奏効する場合がある．

薬物治療としてわが国で開発されたニフェカラントはきわめて有効である．また，マグネシウム静注が有効である場合もあり，表に示す補正用マグネシウム10-20mlを静注する．成書に記載されている場合もあり，マグネゾール®がよく使われ有効であるが，保険診療上の適応は子癇（妊娠高血圧症候群）のみで不整脈治療での使用は適応外である．

多形性VTの原因には急性の病態変化が関与している場合が多く，虚血や心不全が

表7 不整脈治療に用いる薬品

1. 上室性頻脈
    Ca拮抗薬（第Ⅳ群）
        ジルチアゼム（ヘルベッサー：10・50mg/A：1回10mgを緩徐に静注）
        ベラパミル（ワソラン：5mg/2ml/A：5mg：ブドウ糖液希釈5分以上かけて静注）
    β遮断薬（第Ⅱ群）
        ランジオロール（オノアクト：50mg/V）
        エスモロール（プレビブロック：100mg/10ml/V）
    その他
        アデノシン三リン酸二ナトリウム（アデホス：10・20・40mg/2ml/A：10-20mg急速静注）
2. 心房細動・粗動
    Naチャネル抑制（Ⅰ群）
        Ⅰa群
            ジソピラミド（リスモダンP：50mg/5ml/A：1-2mg/kg緩徐に静注）
            シベゾリン（シベノール：70mg/5ml/A：1.4mg/kg 2-5分かけて静注）
            プロカインアミド（アミサリン：100・200mg/1・2ml/A：200-1,000mg、50-100mg/min）
        Ⅰb群
            アプリンジン（アスペノン：100mg/10ml/A：1.5-2mg/kgを1分で静注）
        Ⅰc群
            ピルジカニド（サンリズム：50mg/5ml/A：1.0mg/kg 10分間で静注）
3. 心室性期外収縮
    Ⅰb群
        リドカイン（キシロカイン静注用2％：100mg/5ml/A：50-100mg静注）
        メキシレチン（メキシチール：125mg/5ml/A：1回125mg 5分かけて静注）
    Ⅰc群
        フレカイニド（タンボコール：50mg/5ml/A：1.0-2.0mg 10分かけて静注）
4. 心室頻拍
    Ca拮抗薬（第Ⅳ群）
        ベラパミル（ワソラン：5mg/2ml/A：5mg：ブドウ糖液希釈5分以上かけて静注）
    再分極遅延薬（Ⅲ群）
        ニフェカラント（シンビット：50mg/V：1回0.3mg/kgを5分かけて静注）
    その他
        マグネシウム（コンクライトMg・補正用硫酸マグネシウム液・硫酸マグネシウム液注：20mEq：0.5mol、12.3％、2.47g/20ml/A・シリンジ：10-20ml静注）

（　）内は商品名

原因の場合にはIABPなどの補助循環が必要である。
⑥ 心室細動（ventricular fibrillation：VF）：VFには直接心臓マッサージによる循環維持を行いながらただちに直流除細動を行う。
⑦ 徐脈性不整脈：心臓血管手術においては，徐脈性不整脈に対しては基本的には心外膜ペーシングで対応する。

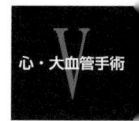

d. 予防的抗菌薬投与

前述の麻酔導入前の予防的抗菌薬投与はエビデンスの高い有効性が認められている[3]が，手術中に有効血中濃度を維持するために抗菌薬の追加投与を行う。

2) 体外循環までの管理

緊急手術を要する心・大血管症例では手術修復なくして血行動態の安定化が図れない場合も多々あり，可及的早期の体外循環の確立がきわめて重要である。体外循環まで大きな侵襲が加わるのは，胸骨切開時，開胸器を用いての胸骨展開時，心膜切開時，送血管挿入のための大動脈切開およびカニュレーション時である[1]。手術操作を見極めながら，麻酔深度を調節することが重要である。胸骨切開時には一時換気を中断し肺を虚脱する。出血が多い場合には回収式自己血輸血を開始する。ヘパリン300 IU/kgでヘパリン化〔活性凝固時間（activated coagulation time：ACT）400-600秒〕を行う。ACTが400秒以上にならない場合には200-300 IU/kg追加する。ヘパリン投与によってもACTの延長が得られない場合にはアンチトロンビンIII（ATIII）欠乏を疑いATIII製剤を500-1,000単位を投与する[1]。

3) 体外循環中の管理[1)9)]

a. 開始～心停止

大動脈に送血管がカニュレーションされ脱血管が右房に挿入される。上行大動脈の中枢側に順行性心筋保護液の注入カテーテルと，冠静脈洞に逆行性心筋保護液の注入カテーテルが挿入される。選択的脳分離循環法がとられる場合には，鎖骨下動脈や腋窩動脈あるいは弓部分枝にカニュレーションされる。

TEEにてアテローム性大動脈硬化症が認められる場合には，大動脈壁エコー検査にて挿入部位が決定されることが望ましい。大動脈カニュレーション中は収縮期圧を100 mmHg前後に維持する。

体外循環は脱血が確認できたら送血が開始され部分体外循環が始まる。開始時には鮮血が送血されていることを確認するとともに初期血圧降下（initial drop）に留意する。灌流指数（perfusion index：PI）2.4 $l/min/m^2$ の所定流量に達するまで流量が上げられるが，部分体外循環中は人工呼吸を継続する。人工心肺開始直後から体温30-32℃を目標として中心冷却（core cooling）が行われるが，その間のシバリングを防止する目的で筋弛緩薬を投与する。

体外循環中に肺動脈カテーテルが楔入しないように数cm引き抜いておく。

b. 心停止

脱血が良好で所定流量に達したら，大動脈が遮断されて心筋保護液の注入が行われ心停止となり心内操作が行われる。大動脈遮断直前に脱送血ならびに酸素化に問題ないことを確認し，術者との確認を経て，人工呼吸，輸液，吸入麻酔薬投与を中止する。麻酔器からは酸素を200 ml/min流しておく。心停止中は灌流圧60 mmHg以上，尿量1 ml/kg/hr以上，目標体温で$S\bar{v}_{O_2}$80％以上を維持する。ACTは1時間ごとに測定し，ACTを400-600秒に維持するよう必要に応じてヘパリンを追加する。凝固系のcontact activationを抑制するためにアプロチニンを投与する場合には，最初に回路内に50万単位を投与し，1時間ごとに50万単位を投与する。総投与量は100万単位以内とする。

溶血を防止するためにポロクサマー188（エキソコルポール®：2 g/20 ml/A）を，循環血液量に体外循環充填量を加えた総量100 mlあたり1 mlの割合で添加する。体外循環時間が1時間を超える場合は適宜追加する。ヘモグロビン尿がみられたら，人ハプトグロビン（ハプトグロビン®：2,000単位/V）を4,000単位灌流液中に投与する。

c. 人工心肺体外循環からの離脱

送血血液の温度を上げて37℃まで深部体温を復温し，人工心肺体外循環から離脱する。復温開始とともに離脱の準備を開始する。

麻酔管理として，復温中には十分な筋弛緩，鎮痛および健忘を得るために筋弛緩薬，麻酔薬，ベンゾジアゼピン系鎮静薬を追加投与する。

脱気：手術修復が終了すれば空気塞栓を回避するために脱気操作が必要である。TEEガイド下で，より確実な脱気操作が可能である。術者と共同して脱気操作を行う。脱血ラインをクランプしてバッグにて肺膨張（inflation）すると，肺静脈からの気泡を押し出すことができる。同時に肺の十分な拡張を直接確認する。心室内の残留気泡は手術台を左右に回転したり心尖部を挙上したりして脱気する。

大動脈の遮断が解除されれば冠血流の再開・自己拍動の再開が最優先の目標となる。そのためには50 mmHg以上の冠灌流圧が必要で，遮断解除時までに影響を及ぼす血管拡張薬投与を避けることが望ましい。心室細動は自然に消失する場合もあるが，通常は心室壁に直接パドルを当て10-30 J（二相波では7-10 J）で除細動する。復温が不十分な状態では除細動が困難な場合があり，除細動が行われるまでに34℃以上にするとともにカリウム補正を行っておく。除細動で自己拍動が得られない場合にはリドカインを投与し再度除細動を行う。除細動が困難な場合にはさらにニフェカラントやマグネシウム投与などを行う。

自己心拍動が再開し左室から血液が駆出されるようになれば部分体外循環であり，人工心肺中であっても用手換気を開始する。

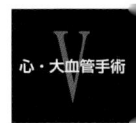

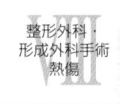

離脱過程において人工心肺に組み込まれた限外濾過器を用いて，余剰水分やブラジキニンなどの血圧低下因子の除去および高カリウム血症を是正する。

　離脱過程においてリズムの調節はきわめて重要である。徐脈である場合は心外膜から心房ペーシングを行い，完全房室ブロックなどで心房ペーシングにのらない場合には心室ペーシングを行う。心房性頻拍は浅麻酔の可能性が高く麻酔薬を追加する。その他の不整脈に対しては前述の治療手段を駆使する。

　離脱は，脱血ラインを徐々にクランプして静脈リザーバーに貯留している血液を患者側にシフトさせ心室を充満し，心拍動ごとに血液が駆出されるようにする（部分体外循環）。この時点で人工心肺側の送血量も徐々に減少させる。送血量が減じられ，収縮期圧60-80mmHg以上，CVP 6-8mmHg，左房圧15mmHg以下などを指標に体外循環から離脱する。

　離脱過程から血行動態を見極め，必要に応じて陽性変力作用を有する薬物や末梢血管拡張薬などを投与する。不十分な場合にはIABPを行う。これらの効果が不十分な場合は一時的に体外循環を再開する場合もある。上記の種々の手段を講じても十分な血行動態が得られない場合には，PCPSや場合によっては左心補助心臓（left ventricular assist system：LVAS）の適用となる。

4） 体外循環後の管理[1)10)]

　当然のことであるが，血行動態の安定化が第一の目標である。特に緊急手術に至る症例は術前からの心機能低下に加え，さらに人工心肺中の心筋保護の問題も加わり，高度の心機能低下に陥っている場合もまれではない。<u>循環管理は，心拍出量を規定する4つの因子，心拍数・前負荷・後負荷・心筋収縮力を調節することによって行う基本は変わらない</u>。適正な前負荷（循環血液量），灌流圧および心拍数と調律を維持することが重要である。末梢温の上昇，血液希釈からの脱却を図るための利尿・除水および出血によって，循環血液量不足の状態で容量負荷を行わなければならないことが多いが，逆に心機能の低下した状態では容易に容量過負荷となりやすく，心筋過伸展による不可逆的な心筋障害を来すことは厳重に回避しなければならない。

　血行動態の安定が得られたら止血・胸骨閉鎖操作が行われる。術者が再体外循環の必要性がなく出血のコントロールが可能と判断した時点で，容量が十分であることを確認してプロタミンを投与する。プロタミン投与時に留意すべき点は，① 末梢血管拡張による血圧低下，② アナフィラキシーまたはアナフィラキシー様反応，③ 肺血管攣縮である[1)11)]。肺動脈圧をモニターしながら投与量〔投与されたヘパリン1mg（100IU）あたりプロタミン1mg〕を10分ほどかけてゆっくり投与する。軽度〜中等度の血圧低下にはフェニレフリンなどの昇圧薬投与で対応する。肺血管攣縮など重篤

な反応が生じた場合には,ただちにプロタミン投与を中止しヘパリンを追加投与する。所定量全量を再投与してヘパリン化を図り,人工心肺を再開しなければならない場合もある。プロタミン投与前にトラネキサム酸（トランサミン®：5%/5ml/A, 10%/2.5・10ml/A）500-1,000mgを投与すると血圧低下の予防に効果的だという考えもある[11]。

人工心肺使用によって血小板の数と機能が低下するとともに,凝固障害,線溶系の亢進が介在し出血傾向にある。止血時において前述の人工心肺前に貯血した自己血があれば自己血輸血を開始するとともに,必要に応じてFFPや濃縮血小板（手術時40単位まで）輸血を行う。アプロチニン液（トラジロール®：5,000単位/5ml/A, 1日量100万単位まで）やトランサミン（1日量2,500mgまで）なども投与する。凝固能を高めるためには血液濃縮がきわめて効果的であり,人工心肺離脱までは血液濃縮器を用いて可能なかぎり血液希釈を軽減しておくことも重要である。

止血が終了すれば胸骨閉鎖が行われるが,胸骨閉鎖に伴い心臓や大動脈が圧迫され急激な血行動態の悪化することがある。その症状を把握するためには,胸骨閉鎖間近においては,血行動態の悪化を来す可能性のある陰性変力作用薬の投与や,吸入麻酔薬の吸入濃度上昇などは行わない[1]。胸骨閉鎖後,縦隔や胸腔ドレーンからの出血が多い（300l/30min以上）場合や血行動態が不安定なときには再開胸する。

5) 術中管理の工夫

a. カルペリチド（ハンプ®）の少量持続投与

著者が経験したわが国での初期11例の心臓移植患者でも全例で使用したが,カルペリチド（ハンプ®）の術中からの少量持続投与（0.01-0.02μg/kg/min）は,間質液の血管内シフト作用,利尿,末梢血管および冠血管拡張作用,レニン-アンギオテンシン-アルドステロン系抑制作用などによって心筋保護,心筋リモデリング抑制効果,腎保護効果,不整脈抑制効果,術中・術後出血軽減効果などがあり[12][13],緊急手術症例においても予後改善効果があると考えられる。

b. 右手指先でのパルスオキシメータモニタリング

部分体外循環中やPCPS中において自己心からの血液駆出がある場合,自己肺での血液酸素化が十分でないと,送血管の方向や送血流量によっては腕頭動脈への血液が低酸素血で灌流され,不可逆的な脳障害を来す危険性がある。右手のSpO_2をモニターしていると,かかる状態を早期に発見できその危険性を回避できる。

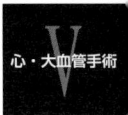

表8　輸液管理に用いる薬品

1．晶質液輸液
　　細胞外液補充液
　　　　重炭酸リンゲル液
　　　　　（ビカーボン：500 ml）
　　　　乳酸リンゲル液
　　　　　（ラクテック/ソリタ/ハルトマン：500 ml, 1,000 ml）
　　　　酢酸リンゲル液
　　　　　（ヴィーンF：500-1,000 ml）
2．膠質液輸液
　　血漿代用剤
　　　　ヒドロキシエチルデンプン類
　　　　　（サリンヘス：6％500 ml/V）
　　　　　（ヘスパンダー：300・500 ml/袋）
　　アルブミン製剤
　　　　人血清アルブミン
　　　　　（赤十字アルブミン：20％：20・50 ml, 25％：50 ml）
　　　　　（献血アルブミン：5％：100・250 ml, 20・50 ml, 25％：50 ml）
　　　　加熱人血漿蛋白
　　　　　組成1 ml中アルブミン44 mg
　　　　　（献血アルブミネート：100 ml・250 ml）
　　　　　（プラズマネート・カッター：250 ml）
　　　　　（プラズマプロテクションフラクション：250 ml）

（　）内は商品名

7　輸液管理

　心臓血管外科緊急手術に頻用される輸液類を表8に示す。人工心肺体外循環までの輸液は基本的に重炭酸リンゲル液や乳酸リンゲル液あるいは酢酸リンゲル液などの細胞外液補充液を用いるが，マグネシウムを含有しているものが不整脈の原因となる低マグネシウム血症を回避する点で望ましい。循環血液量を維持するという観点から輸液量は調整される。また，術中自己血を採取する場合には等量の細胞外液補充液を輸液する。

　人工心肺体外循環では多量の細胞外液補充液が用いられ血液が希釈された状態であり，さらに心筋保護液として高用量のカリウムやマグネシウムなどが用いられるため，体液・電解質バランスが大きく変化している。さらに術前からの心不全の影響や手術侵襲・人工心肺体外循環による全身性炎症性反応（systemic inflammatory response syndrome：SIRS）によって，毛細血管の透過性が亢進し，間質へ体液が移動し，間質液が貯留した状態にある[14]。

　したがって，人工心肺体外循環後は除水することがきわめて重要であり，晶質液輸

液は行わず膠質液輸液で対応する。電解質は頻繁にチェックし必要に応じて是正する。この除水においては前述のハンプ®や限外濾過法が有用である。

8 術後ICU入室の注意点

　手術が終了し血行動態が安定していたら手術室内で胸部X線写真を撮影し，各種体内留置物の位置確認，異常遺残物の有無，肺野の状態などを確認する。ICU移送前の手術場での胸部X線写真によって確認し，異常があれば手術室内で調整することによって種々のリスクを回避できる。

　ICUへの移送は直接ICU収容できるようICUベッドを用いる。ICUベッドには用手加圧バッグ（J-RバッグもしくはAmbuバッグ）が接続され充填された酸素ボンベ1本および予備酸素ボンベ1本，マスク，必要なモニター機器を装備し蘇生薬を携行する。ICUへの移送距離が長い場合には，気管挿管器具，除細動器なども装備しておく。使用する機器は待機場所においても充電しておき，また使用時にバッテリーの状況を確認しておくことが肝要である。IABPやPCPSなどの補助循環を装着したまま移送する場合には駆動機器の充電状態も確認しておく。

　手術台からICUベッドに移したら，血行動態，SpO_2などのバイタルサインを確認するとともにシリンジポンプなどからの薬物投与が確実に行われているか確認する。補助循環使用時にはその駆動状態も確認する。

　純酸素を用いて用手加圧換気を行いながら搬送し，搬送中はSpO_2，心電図，動脈圧を監視する。搬送中は，各種接続カテーテル，チューブなどが外れないように細心の注意をはらう。

　ICU入室時の手順および役割分担をあらかじめ決めておく。ICUに入室したら，手順にそって，慌てず騒がず各種必要治療機器，モニター機器を同時進行的に装着する。縦隔・胸腔ドレナージを装着するとともに出血量のモニタリングを開始する。各種モニターをICUの機器に切り替える。尿量をチェックし時間尿量の測定を開始する。シリンジポンプ，輸液ポンプ，補助循環駆動装置などをバッテリー駆動から電源駆動に切り替える。補助循環を行っている場合は補助循環の駆動情況を確認する。気管内分泌物が貯留していれば気管内吸引を行い，人工呼吸器を装着する。胸部X線写真，12誘導心電図により異常の有無を確認する。動脈血を採取し，血液ガス，電解質，血糖，赤血球数，ヘモグロビン，ヘマトクリット，血小板数などをチェックする。

　輸送による体液のシフトなどが関連して，ICU到着時に血行動態が急に悪化する場合もまれでない。そのような悪化に迅速に対応できる体制を整えておくことも重要である。

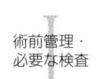

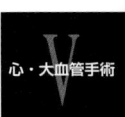

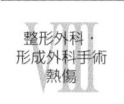

COLUMN

術前より重篤なショックで搬送された患者の緊急麻酔の要点と留意事項

　麻酔依頼から手術準備を整えるまで時間は限られているが，要点をついた患者情報収集（心・大血管病変，血行動態ならびに心・血管作動薬や補助循環の使用状況，併発症，血液型などに関する情報）とインフォームドコンセントの取得はきわめて重要である。同時に輸血血液の手配をする。社団法人日本麻酔科学会および有限中間責任法人日本輸血・細胞学会から示された危機的出血のガイドラインに準じた赤血球製剤や新鮮凍結血漿の選択もやむをえない。その間，臨床工学士は人工心肺や経皮的心肺補助（PCPS）の準備，看護師は機械出しなどの準備を整えておく。すべての患者を感染症患者とみなし標準的感染予防策（standard precaution）を徹底する。外科医，臨床工学士，看護師と手順を確認し，可及的早期に人工心肺体外循環を確立することを最優先する。静脈・中心静脈・動脈ラインの確保を行い，同時進行で局所麻酔下にPCPSを確立する。さらに，手術部位の消毒と，術者は手洗いをすませ清潔ガウンを着用し，術野には清潔シーツをかけ，いつでも清潔に心肺蘇生あるいは緊急執刀ができる状態にしておくことも重要である。超重症例はcompromised hostで易感染性の状態にある。術後感染症を回避するために，いかに重篤で緊急であっても清潔操作には徹底し感染予防に努める。静脈ライン確保と同時に広域スペクトルの抗生物質を投与する。PCPSが確立されていれば導入は通常方法でよいが，そうでなければカテコラミン（ドパミンやノルアドレナリン）投与下に少量のミダゾラム（2-5mg），フェンタニル（5-10ml）およびベクロニウムを用いて血行動態の変化に細心の注意を払い導入する。心・大血管の急性疾患では，術前の状態がきわめて悪くても適正な麻酔管理や心筋保護の下で手術修復が完全であれば，早期に良好な機能回復が得られ元気に社会復帰される場合も多く，一連の医療行為の社会生産性は高い。

【文 献】

1) Strckenbach SC, Willsey DB. 心臓手術の麻酔. Hurford WE編. 稲田英一監訳. MGH麻酔の手引（第5版）. 東京：メディカル・サイエンス・インターナショナル；2004. p.401-35.
2) Kingsley CP, Berg CJ. 心臓と胸腔疾患の救急. Adams AP, et al編. 丸川征四郎監訳. 緊急患者の麻酔. 東京：秀潤社；2004. p.263-74.
3) Auerbach AD. 手術部位感染症の防止. 長谷川敏彦監訳. より安全な医療を求めて―医療安全に関するエビデンス・レポート. 東京：メヂカルフレンド；2003. p.55-60.
4) Practice guidelines for perioperative transesophageal echocardiography. A report by American Society of Anesthesiologists and the Society of Cardiovascular Anesthesiologists Task Force on Transesophageal Echocardiography. Anesthesiology 1996；84：986-1006.
5) 光武耕太郎. 感染対策. 国立循環器病センター心臓血管部門編. 新心臓血管外科管理ハンドブック. 東京：南江堂；2005. p.103-12.
6) 大西佳彦. 細菌性心内膜炎に対する弁置換術の麻酔管理. 稲田英一ほか編. 麻酔科診療プラクティス3 緊急手術の麻酔. 東京：文光堂；2001. p.72-5.
7) 片山勝之. 下行・胸腹部大動脈瘤手術の麻酔. 稲田英一ほか編. 麻酔科診療プラクティス3 緊急手術の麻酔. 東京：文光堂；2001. p.93-7.
8) 栗田隆志. 不整脈. 国立循環器病センター心臓血管部門編. 新心臓血管外科管理ハンドブック. 東京：南江堂；2005. p.58-61.
9) 稲盛修二. 人工心肺. 国立循環器病センター心臓血管部門編. 新心臓血管外科管理ハンドブック. 東京：南江堂；2005. p.15-20.
10) 公文啓二. 循環管理. 国立循環器病センター心臓血管部門編. 新心臓血管外科管理ハンドブック. 東京：南江堂；2005. p.41-6.
11) 川村隆枝. プロタミン投与時の低血圧の処置. 稲田英一ほか編. 麻酔科診療プラクティス3 緊急手術の麻酔. 東京：文光堂；2001. p.60-1.
12) Sezai A, Hata M, Wakui S, et al. Efficacy of low-dose continuous infusion of alfa-human atrial natriuretic peptide（hANP）during cardiac surgery：possibility of postoperative left ventricular remodeling effect. Circ J 2006；70：1426-31.
13) Sezai A, Shiono M, Hata M, et al. Efficacy of continuous low-dose human atrial natriuretic peptide given from the beginning of cardiopulmonary bypass for thoracic aortic surgery. Surg Today 2006；36：508-14.
14) 高内祐司. 水, 電解質, 栄養管理. 国立循環器病センター心臓血管部門編. 新心臓血管外科管理ハンドブック. 東京：南江堂；2005. p.91-8.

（公文　啓二）

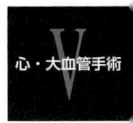

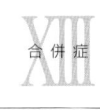

Ⅵ 肺手術の緊急麻酔

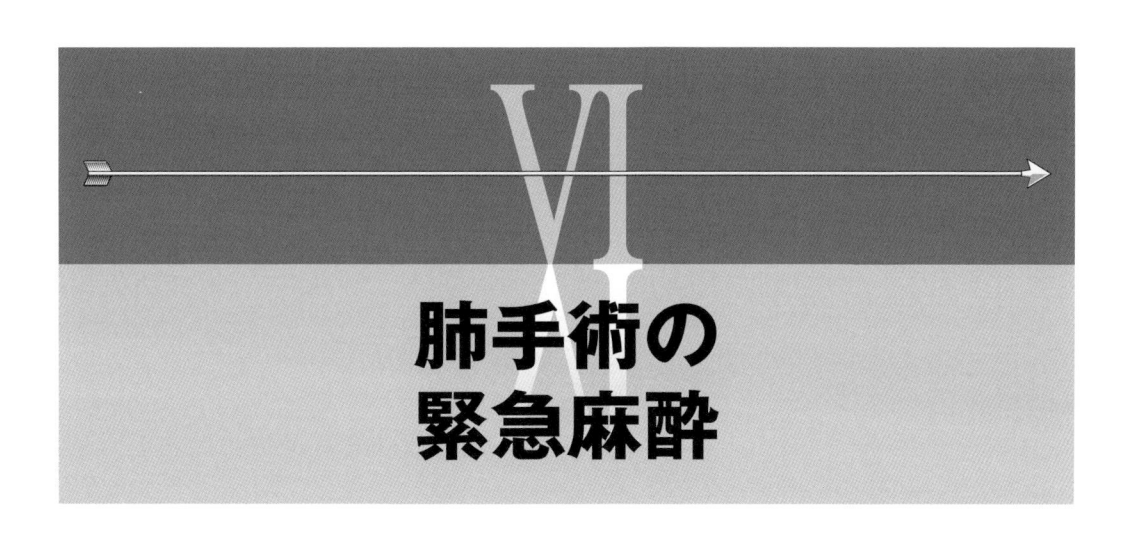

1 術前評価と術前準備

　肺手術の緊急麻酔は，手術対象となる原因をよく把握することが必要である。

　肺自身に問題がある場合として，肺腫瘍などからの出血，肺腫瘍が主気管支を圧迫して換気不全になる場合がある。出血は程度と場所を確認する。同様に気管支が圧迫されている場合もその場所を正確に把握しなければならない。これにより人工呼吸時の対応が変わってくる。外傷が原因で緊急手術を必要とする場合は全胸部外傷の15％ほどであり，ほとんどは保存的治療やドレナージでの治療が原則である。しかし逆にいえば緊急手術の対象となる症例はより重症であるということである。大量または持続性の出血やエアリーク，気管支損傷，横隔膜損傷が適応となる。出血やエアリークの程度を把握するのはもちろんであるが，肺実質だけでなく，気管支損傷や周辺臓器である心・大血管の損傷が存在するかどうかをできるかぎり正確に把握する。肺損傷による低酸素血症に加え，出血や低血圧が生じて循環不全が合併すると管理はとても複雑になる。術前に気胸，血胸を認めるときは，胸腔ドレナージを行うべきである。また胸部外傷が単独で存在することは少ないので，他の臓器や骨折なども評価する必要がある。

　術前準備としては，まず心構えである（**表1**）。急速な低酸素血症が常に起こりえるということを，念頭に置いておくべきである。気管チューブとしてダブルルーメンチューブ，気管支鏡の準備はもちろん必須である。挿管にとまどったりして低酸素血症が進行するようであれば，通常のシングルルーメンチューブにより一度換気を行い，酸素化を改善させることも求められるので，シングルルーメンチューブもいつでも使用できるようしておくべきである。重症の場合は体外循環〔経皮的心肺補助（porcutaneous cardiopulmonary support：PCPS）など〕の使用も頭の片隅に置い

表1 術前準備

心構え（急速な低酸素血症が常に起こりえる）
麻酔器（高性能）
ダブルルーメンチューブ，気管支ブロッカー
シングルルーメンチューブ
ラリンジアルマスク
気管支鏡
ジェット換気
体外循環（PCPSなど）
18Gより太い静脈カテーテル2本以上
急速輸液・輸血加温装置
昇圧薬（エフェドリンとネオシネジン）
ウォーマーブランケット
超音波エコー

ておかねばならない。また，ありとあらゆる方法で換気を行えるようラリンジアルマスク，ジェット換気もいつでも使えるように準備しておく。

薬物に関しては昇圧薬として少なくともエフェドリンとネオシネジンは注射器に吸っておく。また，18Gより太い静脈カテーテルを2本以上とり，いつでも大量の輸液および輸血ができるようにもすべきである。外傷や出血による大量輸液・輸血がすでに行われているときは，低体温になっていることが多い。低体温は凝固機能を低下させたり，シバリングは酸素消費量を増加させるのでウォーマーブランケットと輸液加温装置を準備する。

2 前投薬は？

緊急麻酔の場合，基本的には前投薬は必要ないと思われる。アトロピンが分泌物を減らし，気道管理に有効であると思われるが，必ずしも使う必要はない。しいて挙げるならばフルストマックの可能性があるのでH_2遮断薬の使用は考慮すべきであろう。

3 麻酔法は？

あたりまえであるが，絶対に気管挿管による全身麻酔である。開胸されれば，自発呼吸で換気を行うことはできなくなる。そして可能であれば硬膜外カテーテルの挿入を行う。肺手術の術後疼痛管理は術後合併症の発生に大きく関与しており，硬膜外カテーテルによる鎮痛は非常に有効であり，できるだけ使用すべきである[1]。しかし，肺手術の緊急麻酔では，患者の状態から考えると術前に硬膜外カテーテルの挿入を行

うことは，非常に難しいと思われる。また，緊急麻酔時は循環動態が不安定であることが多く，硬膜外麻酔の併用はさらなる血圧低下を引き起こす可能性があるので，術中は用いないほうがよい。手術終了後，状態がある程度安定していれば，その時点でカテーテルの挿入を行えばよい。

　片肺換気時つまり肺胞が低酸素に曝されると，換気されない低酸素状態の肺胞では低酸素性肺血管収縮（hypoxic pulmonary vasoconstriction：HPV）という生理学的反応が生じる[2]。HPVは非換気肺（低酸素肺）の血管を収縮させることにより，血流を換気されている肺胞へとシフトさせ，シャント血流を減らす。酸素化能を維持するために欠かせない反応である。HPVを維持するために，さまざまな要因が関与している[3)4)]。吸入麻酔薬はHPVを抑制することが知られている[3]。特にハロタンは抑制作用が強いので，その使用は控えるべきである。最近用いられるイソフルランなどは抑制作用が弱いので，片肺換気にも十分使用可能である。一方で静脈麻酔薬のHPV抑制作用は弱いといわれている。特にプロポフォールはイソフルラン，セボフルランと比べHPVを抑制する作用は非常に弱い[5]。そのため完全静脈麻酔が選択されることがあるが，実際の臨床では吸入麻酔を用いても問題にならない。ただし酸素化能を維持するための工夫は必要となることがある（コラム参照）。また硬膜外麻酔はHPVを抑制することはないので[6]，酸素化能維持の面からは使用することは可能である。

4 麻酔導入時のコツ

　主気管支に気道閉塞がある場合は，麻酔導入により全くマスク換気ができなくなることがあるので十分注意する。よって導入前には純酸素で十分な酸素化を行う。通常の太さの気管チューブが挿入できないことが多いので，6mm程度の気管チューブをすぐに出せるよう用意しておく。

　胸腔ドレーンが挿入されている場合はウォーターシールにしておく。けしてクランプしてはならない。

　導入時に急激な血圧低下が生じたときは，大量出血，健側肺の空気塞栓，ドレーンが挿入されていない肺の緊張性気胸を疑う。純酸素での換気，昇圧薬の使用，輸液を行うことは当然である。低血圧，頻脈は心タンポナーデと緊張性気胸を疑う。超音波エコーで診断できる。否定できれば出血が原因と考え，輸液と輸血をただちに開始する。特に緊張性気胸は換気するたびに症状が悪化するので，頻脈から徐脈へと進行するようであれば躊躇せず14G程度のカテーテルにて脱気するべきである。状態が改善し確定診断がついたら通常の胸腔ドレーンを挿入する。出血や空気塞栓に対しては外科医に，できるだけ速やかに原因血管を処理してもらう。空気塞栓は気管支と肺静脈に損傷があるときに起こる。気管支と肺静脈に交通が生じ，気管支内圧が肺静脈圧よ

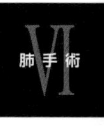

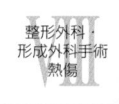

り高くなると空気が肺静脈へ入る。冠動脈塞栓による心筋梗塞，脳塞栓など全身の臓器が障害を受ける可能性がある。

　気管損傷がある場合は陽圧換気は損傷を拡大させるため，可能なかぎり自発呼吸を残して気管挿管を行う。しかし完全に意識下で挿管を行うことは，過剰な咳嗽を引き起こしかえって損傷がひどくなる。麻薬を使用し気道の反射をできるだけ抑えて挿管するか，導入前に十分な酸素化を行い，マスクによる陽圧換気は一切行わずに気管挿管を行う。挿管後はただちに気管支鏡にて気管損傷部位を確認する。主気管支に損傷がある場合は，損傷部位より先にチューブのカフを進める。気管支に損傷がある場合は速やかに片肺換気とし患側肺の換気を行わないようにする。また，シングルルーメンチューブを健側肺にわざと挿入し片肺換気を行うこともある。

　緊急麻酔時は常にフルストマックである可能性を念頭に置かねばならない。また，外傷が原因のときは頸髄損傷の有無を必ず確認する。

　麻酔導入薬として，ケタミンは交感神経系刺激作用があるので血圧低下を起こしにくく，緊急時の導入に推奨されることがあるが，導入時の麻酔薬は出血しているときは何を使っても血圧は低下する。もっとも自分が使い慣れているものを使用すればよい。通常より少なめの量で導入し筋弛緩薬を併用し気管挿管する。血圧低下に対しては昇圧薬と輸液・輸血により対応すべきである。

5 モニタリング

　心電図，Sp_{O_2}，ET_{CO_2}，観血的動脈圧，中心静脈圧は必須である。
　一般的に片肺換気開始後，45分間は動脈血酸素分圧が低下するといわれているのでSp_{O_2}のモニタリングは必ず行わなければならない。片肺換気が行われてHPVによる血流のシフトが換気肺側に生じれば，換気肺のET_{CO_2}は少しずつ増加してくる。

　血圧低下などの循環不全や肺高血圧症があるような場合は肺動脈カテーテルの使用も考慮すべきである。しかし，肺動脈カテーテルが必要となるのは左心不全の評価，肺高血圧の評価をするためである。一般的には肺動脈カテーテルの使用は必要とされないことが多い。また術後に呼吸不全に進行することがあるが，急性肺傷害（acute lung injury：ALI），急性呼吸促迫症候群（acute respiratory distress syndrome：ARDS）においても肺動脈カテーテルの使用は推奨されていない。肺動脈カテーテルを用いた治療は生存率を改善させず，中心静脈カテーテルを使用した治療に比べ，より多くの合併症をもたらすと報告されている[7]。

6 術中管理

1）術中管理

　酸素化が保てないときには，肺全摘出が予定されていれば術者に患側肺の肺動静脈の結紮処理を最優先に行ってもらう。これにより患側肺への血流はなくなり，健側肺で呼気終末陽圧（positive end-expiratory pressure：PEEP）を負荷したり，さまざまな治療が可能となる。

　主気管や気管分岐部での手術操作が必要となる場合は，術野からスパイラルチューブを健側肺に挿入し換気を行うこともある。

　片肺換気を行うため，酸素化能を維持することが必要になる。吸入麻酔薬はHPVを抑制する。そのため吸入麻酔薬は静脈麻酔薬に比べ酸素化維持に不利である。しかし実際の臨床ではあまり問題にならない（コラム参照）。ただし，亜酸化窒素は皮下気腫や手術反対側に気胸があった場合に，問題となるので使用しない。

2）分離肺換気の適応

　緊急麻酔時はほとんどの場合，分離肺換気の適応となる。多くは肺からの出血，大量の分泌物が存在するので，健側肺へのたれ込みを防ぐ必要がある。ただし主気管支が狭窄しているような場合はダブルルーメンチューブのように太い気管チューブは通過しない可能性があるので，このようなときはまず通常の気管チューブを挿入すべきである。外傷の場合も術野の確保とともに，患側肺からの出血やエアリークによる換気不全，健側肺へのたれ込みを防ぐという役割がある。ほとんどの場合が分離肺換気の適応となるが，上記したように出血やエアリークが多い場合は絶対適応となる。

　分離肺換気はダブルルーメンチューブまたはユニベントチューブを用い行う。気をつけなければいけない点は，ダブルルーメンチューブは太いため気管損傷を起こしやすいので，主気管支などチューブの通り道に隠された損傷がある場合は，それが拡大することがあるので，細心の注意を持って挿入し，バルーンの過膨張も避けるべきである。

3）分離肺換気の方法

　分離肺換気を行うための気管チューブはダブルルーメンチューブまたはユニベントチューブが用いられる。どちらにも利点と欠点があるので状況に応じて使い分けるべきである（表2）。ダブルルーメンチューブは左用（右肺手術のため左主気管支に気

表2 分離肺換気に用いる気管チューブの利点と欠点

	ダブルルーメンチューブ	ユニベントチューブ
固定	◎	○
患側肺からの吸引	◎	△
患側肺へのPEEP付加およびジェット換気	◎	△
気管・気管支の損傷	△	○
換気肺の気管支閉塞	○	◎
術後人工呼吸管理のためのチューブ交換	×	◎

管支チューブを挿入）と右用（左肺手術のため右主気管支に気管支チューブを挿入）がある（図1，2）。どちらも欠点として換気側の気管支を閉塞する可能性があるが，右用を用いたときに圧倒的に気管支閉塞の可能性が高いので，特別な症例を除き常に左用のダブルルーメンチューブを使用することが推奨されている。挿入は気管支チューブ開口部が正中を向くようにして声帯を通過させ，チューブを左に90°回転させ，さらに挿入する。このとき，気管支カフも気管カフも歯に接触することにより容易に損傷するので，注意して挿入する。またカフを完全に虚脱させておくことも挿入時の損傷を防ぐのに重要である。挿入後は気管カフを膨らませ両肺が換気でき，左右差がないことを確認する。気管支カフを膨らませる（2ml）。次にチューブの気管側をクランプする。左用を使った場合は左側肺（チューブ気管支側）の胸郭の動きおよび聴診にて換気が確認できる。また右肺の胸郭の動きがなく，換気音が聴取できない。続けて今度はチューブの気管支側をクランプする。気管側をクランプしたときと同様のことを反対側の肺で確認する。そして気管支ファイバーを気管チューブから挿入し，気管分岐部と気管分岐部直下に左気管支チューブカフ（青色）が同時に見えることを確認する。また気管支チューブからも気管支ファイバーにて左上葉と下葉の分岐を確認する。

ユニベントチューブはチューブ前面に直径2mmのチューブが付いており，その中に気管支ブロックに用いるバルーン付きの気管支ブロッカーがある（図3，4）。挿入は通常の気管挿管と同じに行う。虚脱させたい肺側に気管チューブを回転させ，気管支ファイバーで確認しながらバルーン付き気管支ブロッカーを気管内に挿入し，バルーンを膨らませる（6-7ml）。

気管チューブ挿入後，またブロッカー挿入後は気管支ファイバーにて位置を確認する。また体位変換を行ったのちも必ず確認する。特にダブルルーメンチューブは側臥

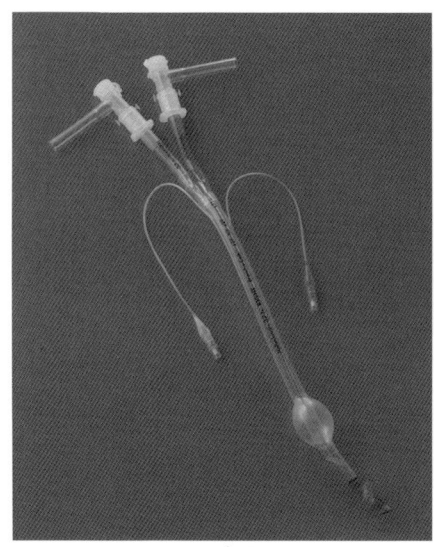

a. 右用　　　　　　　　　　　　　　b. 左用

図1　ダブルルーメンチューブ

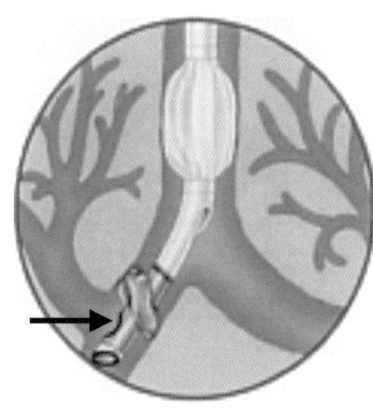

a. 右気管支用（右気管支に挿入）
→の箇所に，右上葉を塞がないように側腔がある

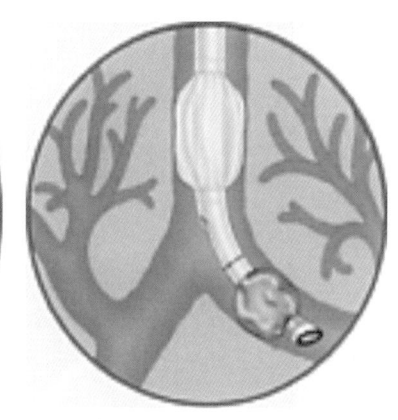

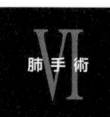

b. 左気管支用（左気管支に挿入）

図2　ダブルルーメンチューブの固定位置

位になったのちに，少し浅くなる傾向があるので注意すること。

4）術中管理の工夫

換気肺は100％酸素を用いる。通常は150-210 mmHgの動脈血酸素分圧が得られ，酸素濃度を下げることも可能であるが，緊急麻酔時には期待しないほうがよい。安全の面からも片肺換気中は100％酸素を使用すべきである。低酸素血症対策としては，

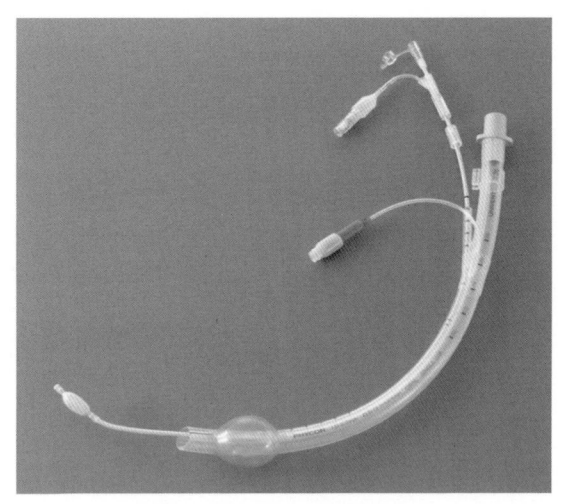

図3 ユニベントチューブ

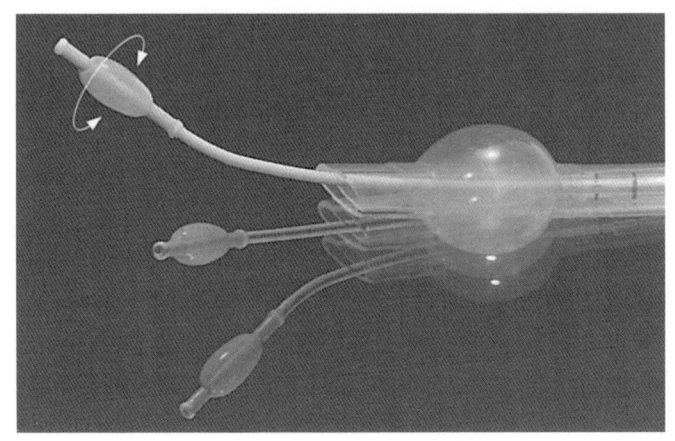

図4 ユニベントチューブのブロッカーカフ

　まず最初に試みるのは虚脱肺を換気することである。これによりほとんどの場合は改善され，再び片肺換気を行ったときにHPVが増強され酸素化の維持に有利となる（コラム参照）。

　また麻酔中は麻酔薬だけでなく，その他にも多くの薬物が使用される。ニトログリセリン，カルシウム拮抗薬，ドブタミンなどの血管拡張作用を有する薬物は，HPVによる血管収縮を抑制しシャント血流を増やし低酸素血症を招くことがある[8]。またドパミン，エピネフリン，フェニレフリンのような血管収縮薬は，換気肺胞の血管収縮を引き起こし低酸素肺への血流を増加させることで低酸素血症を招くことがある[9]。

　1回換気量は約10ml/kgが推奨されていることが多いが，片肺換気の換気量が多いと術後呼吸器合併症を引き起こしやすくなることが報告されている[10]。この報告では片肺全摘出術において術後呼吸器合併症を起こした症例は，合併症の起きなかった症例に比べ，術中の1回換気量が多かったと報告している（合併症あり：8.3ml/kg vs

合併症なし：6.7 ml/kg predicted body weight，P＜0.001）。術後合併症は18％の患者に起こった。内訳はALIが半数を占め，その他としては心原性肺水腫，肺炎，気管支瘻があり，合併症が生じた症例は有意に死亡率が高かったと報告されている。よって，片肺換気中は酸素化能が保たれるように工夫し1回換気量を8 ml/kg以下で換気するようにすべきであると思われる。また動脈血二酸化炭素分圧は正常域に保たれるように換気回数を設定するが，換気回数が増えることにより，気道内圧が上昇する場合（30 cmH$_2$O以上）はそれ以上換気回数を上げないほうがよい。動脈血二酸化炭素分圧が正常域の45 mmHgを超えても60 mmHgくらいまでは実際の臨床では気にしなくてもよい。

　また，VATでは通常の開胸と比べ肺胞虚脱に時間がかかるので，早めに片肺換気を開始する。

7 輸液管理

　術中輸液量が多くなると術後合併症の発生も増えるようである[10]。過剰な輸液は肺水腫を引き起こす。また手術操作による過大な侵襲を受けることにより，肺胞へと水分の漏出が起こりやすくなる。循環動態が保てるように輸液を行い，過剰輸液にならないようにする。安定している状態ならば4-5 ml/kg/hr程度の輸液量でよいであろう。

　また，術後呼吸不全を合併した場合は基本的には循環動態が許せば水分バランスはマイナスとし，できるだけ肺から過剰な水分を除去するように管理が行われるべきである。術後呼吸器合併症はALI/ARDSの病態を呈することが多く，その治療方法はALI/ARDSの治療に準ずる。輸液に関する報告は2006年のARDSネットワークから報告された大規模RCT（ALI/ARDS患者1,000人のデータを解析）がALI/ARDSにおける輸液管理の重要性を述べている[11]。これは血圧，中心静脈圧，肺動脈楔入圧，尿量，心拍出量，カテコラミン使用，利尿薬使用などから非常に厳密に輸液量に関するプロトコールが作られた研究である。患者はconservative strategy（輸液を制限される群）とliberal strategy（輸液を多く行う群）とに分けられた。7日後の水分バランスはconservative strategyで－136±491 ml，liberal strategyで＋6,992±502 ml（P＜0.001）であった。結果はprimary end pointである60日死亡率は両治療方法で有意差はなかった（conservative strategy 25.5％，liberal strategy 28.4％，P＝0.30）。しかしSecondary end pointではconservative strategyがliberal strategyと比べoxygen index，lung injury scoreをより有意に改善させた。また28日間でのventilator-free days（14.6±0.5 vs 12.1±0.5，P＜0.001）とICUを必要としなかった日数（13.4±0.4 vs 11.2±0.4，P＜0.001）もconservative strategyが優れていた。輸液制限を行ったconservative strategyは60日死亡は減少させなかったものの，他の

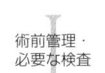

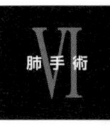

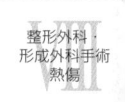

臓器不全を増やすことなく肺機能の改善，人工呼吸期間の短縮をもたらすので，推奨される輸液管理であると思われると報告されている．また低タンパク血症を合併するALI/ARDSに対し，フロセミド単独投与群とフロセミド＋アルブミン投与群とのRCTがある[12]．フロセミド＋アルブミン投与群がより水分バランスをマイナスに管理されたことにより，酸素化能と血行動態に良い影響をもたらしたと報告されている．肺癌などで術前に化学療法，放射線療法を受けている患者は特に術後低タンパク血症を起こしやすい．低タンパク血症を合併しているALI/ARDSは，アルブミンを補充しながら水分バランスをマイナスに管理することは，ALI/ARDS患者にとって肺と循環に対し良い影響を与えるようである．

8 術後ICU入室の注意点

　一般的な肺手術後と変わりはない．まず出血とエアリークを確認する．どちらも大量に生じている場合は再手術の適応となる．そして急性右心不全の徴候を見逃さないことである．

　低酸素血症で人工呼吸から離脱できないことは，まず当然と考えるべきである．特に手術側の残存肺はかなり障害を受けていると思われる．また非手術側肺も緊急時は障害を受けていると考えるべきであり，術後は適切な人工呼吸管理が必要となる．

　外傷による緊急手術を行った場合は術直後の抜管は特に注意すべきである．胸郭動揺（flail chest）は受傷直後は見逃されていることがある．手術が終了し安定していると思い抜管したのちに，急速に換気不全による低酸素血症を呈することがある．抜管前に自発呼吸下での胸郭の動きを十分に観察し，奇異性呼吸が認められたら，もう一度胸部X線写真により胸郭動揺の有無を確認すべきである．胸郭動揺があれば抜管してはならない．しばらくの間は気管挿管により補助換気を行うべきである．

　気管修復を行った場合は，けっして過剰な圧で換気してはならない．低酸素血症による呼吸不全を合併している場合は，障害を受けた肺胞を開通させるためにはある程度高い圧が必要になるので，非常に呼吸管理は難しくなる．換気圧と酸素化能とを常に比較しバランスをとった呼吸管理が必要となる．麻酔科医の腕の見せ所である．そして，できるだけ早く陽圧換気から離脱する．

　肺切除後の急性呼吸不全に対して非侵襲的陽圧換気療法（noninvasive positive pressure ventilation：NPPV）は従来の呼吸管理方法（マスクで酸素投与し，悪くなったら気管挿管）と比べ，早期に心拍数，呼吸数，酸素化能などの臨床症状を改善させる[13]．そして院内死亡率を有意に改善させることが報告されている（院内死亡率：NPPV 13％ vs 従来の方法38％，P＝0.045）．これは気管挿管による感染症の増加が院内死亡率に影響していると思われる．

私の経験

● 症例

　右肺腫瘍からの出血がコントロールできず緊急手術なった症例である。麻酔導入後，出血を健側肺へのたれ込みを防ぐためにも，ダブルルーメンチューブを挿入した。この時点で両側換気を行ってもPa_{O_2}/F_{IO_2}は250ほどしかなかった。通常の開胸にて手術開始後，100％酸素にて片肺換気を開始したところ，Sp_{O_2}は90％以下となった。術側の再換気を行い，再び片肺換気にしたが，やはりSp_{O_2}は90％を保つことができなかった。そのため患側肺に呼気終末陽圧（PEEP）付加さらにジェット換気を施行し酸素化を維持したが，この条件では手術手技が難しく術者から"なんとか肺を虚脱できないですか"と依頼された。また患側肺からは気管への出血が続いており，頻繁の吸引が必要であった。いずれにせよ気管内吸引を行うためにも患側肺の呼吸器回路を開放する機会が非常に多いので，Sp_{O_2}をモニターしながら，90％を維持できるように患側肺の換気と虚脱を繰り返すことにより酸素化能を維持し，手術は最初に肺動脈の結紮処理を行ってもらった。これにより患側肺への血流はなくなり酸素化能は維持できるようになった。しかし，Pa_{O_2}/F_{IO_2}は200以下であったので手術中はPEEPを10cmH_2O付加した。手術終了後，右側臥位とし肺のリクルートメントを行い吸引を行ったところ，まるでサンゴのような，気管支の走行にそった血栓を吸引できた。術後はPEEPを15cmH_2O付加しICUにて人工呼吸管理を行った。第2病日には呼吸器から離脱でき，一般病棟へと転室した。

● 解説

　気管内への出血がある場合は，健側肺の障害が起こっていることを十分に認識しなければならない。この症例では手術前からの健側肺への血液のたれ込みにより，両肺とも障害を受けていた。特に血液のたれ込みにより，末梢での無気肺を生じているときには，手術中の健側肺への吸引ではなかなか改善しない。

● 注意点

　片肺換気中に酸素化能を保つことはもっとも大切なことである。しかし，その方法が手術をやりにくくし，時間がかかると結果的には出血が増え，健側肺への障害も強くなる。つまり麻酔科医が行うべきことは，最終的に患者にとってどうすることがもっとも良い結果をもたらすかということを考えなければいけない。ただ酸素化能を保つだけではなく，出血量が減るために手術が早く進むように条件を整えるなど，総合的に物事を考え術中管理を行うことが重要である。

COLUMN

分離肺換気中に動脈血酸素飽和度が低下したら

　急速に動脈血酸素飽和度が低下したときは，まず手術操作を一度中止し，虚脱肺を100％酸素で換気することが最優先である．それから，原因を考える．換気肺に血液などのたれ込み，分泌物の貯留などにより，換気が上手に行われていないことが多い．この場合は吸引により除去すればよい．しかし片肺換気時の酸素化能の維持は個人差がかなりあり，このような原因がなくても生理的に維持されにくい人もいる．もっとも簡単で確実な方法は上記したように，虚脱肺を一度換気することである．実はこの行為が低酸素性肺血管収縮（HPV）の増強作用をもたらし，再び術側の肺を虚脱したときに，より酸素化能を維持できるようにするのである．したがって何回か繰り返し行えばよいのである．どうしても完全な片肺換気で酸素化能が維持できないようであれば，まず術側肺に呼気終末陽圧（PEEP）を付加する．しかし緊急麻酔時は出血を含め通常の手術時より手技は難しい．術者はできるだけ術側肺の虚脱を望む．それにより結果的には，より早く手術が進行し危機的状況から早く離脱できることになる．そこで一度，換気肺にPEEPを付加してみるのである．換気肺にPEEPを付加すると肺胞拡張による抵抗により血流が低下し，虚脱肺への血流が増えかえって低酸素血症が悪化すると考えられることもある．実際にそうなった場合は中止すればよい．しかし，緊急麻酔時は換気肺も障害を受けていることを考慮しなければならない．片肺換気で酸素化能が維持できないときは，換気肺にも十分な換気ができていない可能性がある．PEEPにより閉塞していた肺胞が開通すればその部分でのHPVが解除され，換気肺胞へと血流が増え，酸素化能を改善させる．そして次に術側肺にPEEPを付加する．それでもダメなら術側肺にジェット換気を行う．

　もうひとつの方法として薬物を用いる方法がある．末梢化学受容体アゴニストであるアルミトリン（わが国では販売されていない）はHPVを増強することが知られている．また，一酸化窒素（NO）吸入は肺血管拡張をもたらす．アルミトリンとNO吸入の組み合わせは非常に酸素化を改善させる[14]．片肺換気で酸素のみはPaO$_2$ 132mmHg，それに換気肺にNO吸入を行うとPaO$_2$ 146mmHg，NO吸入にアルミトリンを加えるとPaO$_2$ 408mmHgへと有意に増加すると報告されている．ただわが国ではアルミトリンは販売されていない．フェニレフリンやノルエピネフリンなどの血管収縮薬がアルミトリンの代わりとなるかどうかは分からないが，試してみる価値はあるかもしれない．

　このような方法が必要になることは通常の予定肺手術ではまれである．しかし，緊急麻酔では別である．患側肺だけでなく，換気肺も障害を受けていることが十分に考えられるので，酸素化能が保たれるよう適切な換気方法を選択しなければいけない．ありとあらゆる手段を用い，酸素化能を維持すべきである．とは言っても，術野肺がPEEPにより膨らまされたりジェット換気が行われるのは，術者にとって手術はやりにくくなる．術者は，やはり完全に分離肺換気をして，肺を虚脱してもらいたいのである．

【文　献】

1) Lawrence VA, Doughty O, Al-Mousawi A, et al. Strategies to reduce postoperative pulmonary complications after noncardiothoracic surgery : Systematic review for the American College of Physicians. Ann Intern Med 2006 ; 144 : 596-608.
2) Von Euler US, Liljestrand G. Observations on pulmonary arterial blood pressure in the cat. Acta Physiol Scand 1946 ; 12 : 301-20.
3) Nagendran J, Stewart K, Hoskinson M, et al. An anesthesiologist's guide to hypoxic pulmonary vasoconstriction : implications for managing single-lung anesthesia and atelectasis. Curr Opin Anaesthesiol 2006 ; 19 : 34-43.
4) Takeda S, Nakanishi K, Inoue T, et al. Delayed elevation of plasma endothelin-1 during unilateral alveolar hypoxia without systemic hypoxemia in humans. Acta Anaesthesiol Scand 1997 ; 41 : 274-80.
5) Abe K, Shimizu T, Takashina M, et al. The effects of propofol, isoflurane, and sevoflurane on oxygenation and shunt fraction during one-lung ventilation. Anesth Analg 1998 ; 87 : 1164-9.
6) Von Dossow V, Welte M, Zaune U, et al. Thoracic epidural anesthesia combined with general anesthesia : the preferred anesthetic technique for thoracic surgery. Anesth Analg 2001 ; 92 : 848-54.
7) The national heart, lung, and blood institute ARDS clinical trials network. Pulmonary-artery versus central venous catheter to guide treatment of acute lung injury. N Engl J Med 2006 ; 354 : 2213-24.
8) McFarlane PA, Mortimer AJ, Ryder WA, et al. Effects of dopamine and dobutamine on the distribution of pulmonary blood flow during lobar ventilation hypoxia and lobar collapse in dogs. Eur J Clin Invest 1985 ; 15 : 53-9.
9) Marin JL, Orchard C, Chakrabarti MK, et al. Depression of hypoxic pulmonary vasoconstriction in the dog by dopamine and isoprenaline. Br J Anaesth 1979 ; 51 : 303-12.
10) Femandez-Perez E, Keegan MT, Brown DR, et al. Intraoperative tidal volume as a risk factor for respiratory failure after pneumonectomy. Anesthesiology 2006 ; 105 : 14-8.
11) The national heart, lung, and blood institute ARDS clinical trial network. Comparison of two fluid-management strategies in acute lung injury. N Engl J Med 2006 ; 354 : 2564-75.
12) Martin GS, Moss M, Wheeler AP, et al. A randomized, controlled trial of furosemide with or without albumin in hypoproteinemic patients with acute lung injury. Crit Care Med 2005 ; 33 : 1681-7.
13) Auriant I, Jallut A, Herve P, et al. Noninvasive ventilation reduces mortality in acute respiratory failure following lung resection. Am J Respir Crit Care Med 2001 ; 164 : 1231-5.
14) Moutafis M, Liu N, Dalibon N, et al. The effects of inhaled nitric oxide and its combination with intravenous almitrine on Pa_{O_2} during one-lung ventilation in patients undergoing thoracoscopic procedures. Anesth Analg 1997 ; 85 : 1130-5.

（竹田　晋浩）

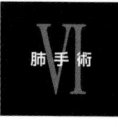

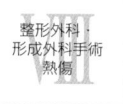

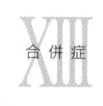

腹部外科手術の緊急麻酔

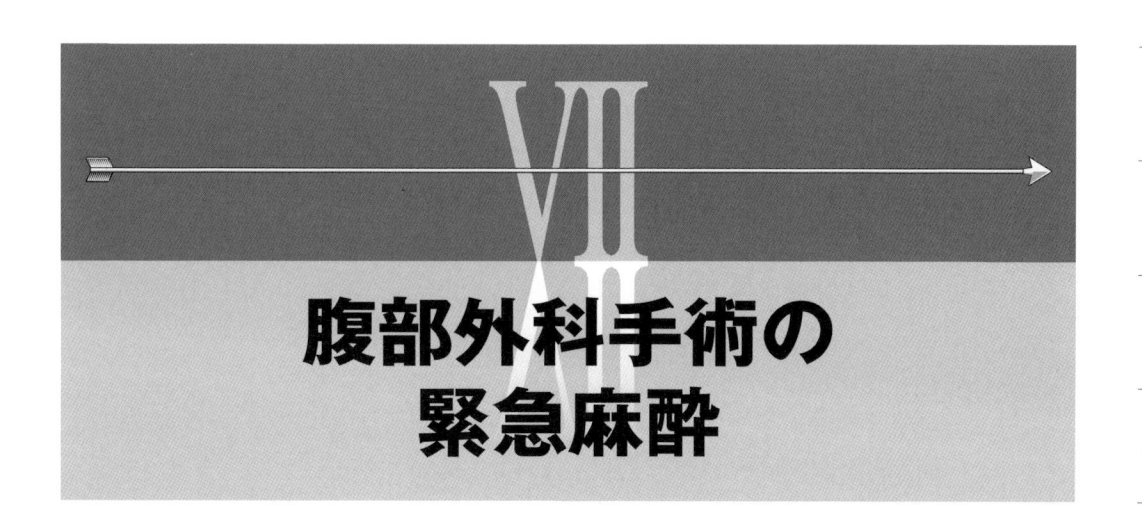

1 術前評価と術前準備

1) 術前評価（表1）

予定手術と異なり緊急手術の場合は，術前の時間が限られるために患者情報が限られてしまう。また，ただちに生命の危険に陥る症例では，術前に患者の情報がほとんど得られない場合が多い。限られた時間内で，意識レベルの程度，呼吸状態，循環動態，体温などの基本状態の評価・把握にできるかぎり努める。術前の一般的検査である心電図，胸部X線写真，血算，生化学検査などのデータを把握する。

表1　術前評価

1. 主治医へのインタビュー
    - 手術の術式，手術予定時間など
2. 患者の診察
    a. 既往歴
        - アレルギーの有無，心疾患，肺疾患，肝・腎疾患，糖尿病・高血圧などの有無
    b. 全身状態の把握
        - 意識レベル
        - 血圧（ショック状態の有無），脈拍数，呼吸数
        - 胸腹部所見
        - 最終経口摂取時間
3. 検査データの把握
    - 術前検査所見：
      血算，生化学検査所見，出血凝固時間，感染症検査（HIV，C型B型肝炎ウイルス抗体など），胸部X線，心電図，胸部・腹部CT
      （遊離ガス像，液体貯留など）

消化管穿孔である場合は，腹膜炎による敗血症性ショックの存在を疑う必要があるが，上部消化管では大腸や結腸の穿孔よりも発生頻度は少ない。循環動態を詳しく評価して全身性炎症反応症候群（systemic inflammatory response syndrome：SIRS）や敗血症状態の重症度を表（コラム参照）に照らし合わせてみるのもよい。循環動態維持のために血管作動薬投与の有無の情報は周術期管理には欠かすことができない。

最終経口摂取時間を確認することは誤嚥による合併症を予防するうえでも麻酔管理上重要な情報である。緊急の腹部外科手術患者は，体液は細胞内液と細胞外液の移動，血管内と血管外の移動などにより体液の分布が変化している。緊急の腹部外科手術では程度の差はあれ術前の経口摂取の停止やいわゆるサードスペースなどへの体液の移動により，循環血液量の低下があると考えるべきである。術前の水分バランス評価は重要である。循環血液量の減少を正確に示すような簡便なモニターはない。イレウスなどによる消化管やサードスペースへの体液貯留ではナトリウム欠乏型脱水（低張性脱水）を呈することが多い。ナトリウム欠乏型脱水では全身倦怠感，頭痛，悪心が特徴である。軽症（NaCl 0.5 g/kg以下の欠乏）では全身倦怠感，頭痛，悪心がみられるが，口渇感はあまりない。中等度（NaCl 0.5-0.75 g/kg以下の欠乏）では，めまい，悪心・嘔吐がみられ，重症（NaCl 0.75-1.25 g/kg以下の欠乏）では無関心となり傾眠，昏睡などの意識障害を来す。血液検査では低ナトリウム血症やヘマトクリット値の上昇，尿中ナトリウム濃度の低下が認められる。

2）術前準備

静脈路の確保を行い，脱水や電解質の補正を行う。細菌感染が疑われる場合や細菌性腹膜炎を発症している場合では抗生物質の投与を行う。術前の患者の状態により麻酔中における輸液管理の方針を大まかに決定する。これに基づき患者または家族に対して中心静脈路を確保する場合とそれに伴う合併症の説明，輸血製剤使用の可能性と施行した場合に起こりうる合併症を説明する。さらには術中大量出血が予想される場合や，術後人工呼吸管理や血液浄化法の必要性などについても説明しておく。細菌性腹膜炎が進行して敗血症性ショックを呈している場合（後述）は，術前の酸素投与，術中の輸液・輸血を実施するための中心静脈路の確保などを行っておくべきである。

脱水の補正には乳酸リンゲルを主体とした細胞外液補充を実施する[1]。バイタルサインをみながらおおむね500-1,000 ml/hrで負荷して利尿をつける。低蛋白血症が存在する場合には代用血漿剤や血液製剤の投与が循環動態の維持に効果的であることもある。脱水はできるかぎり術前に補正しておくと術中・術後の循環動態の管理がしやすくなる。50 ml/kg以上の高度脱水が術前に存在する場合は，補正に数時間必要であり，実際には手術開始までの時間が十分ではなく，補正が不十分である症例では麻酔

導入時に思わぬ循環動態の変動を来す。

2 前投薬は？

　患者の不安を取り除き，麻酔と手術侵襲による迷走神経反射，呼吸・循環系の変動などを抑制し，円滑な麻酔管理が行われるように，麻酔前に薬物を投与する。全身状態の比較的良好な ASA ⅠやⅡの患者には予定患者と同量ないしは若干減量して投与するが，通常の使用量を投与すると思わぬ循環動態の変動や呼吸状態の悪化を来す場合もあるため，患者の全身状態を考慮しながら慎重に投与する。

　前投薬物としては，麻酔による分泌物増加，迷走神経反射の亢進などを抑制する目的で，ベラドンナ系のアトロピン，スコポラミンなどが前投薬として用いられる。アトロピンは心拍数増加作用が強く，スコポラミンは気道分泌抑制と鎮静作用が強い。ただし，現在用いられている吸入麻酔薬には気道分泌増加作用がほとんどなく，ベラドンナ系薬物は必ずしも必要ない。H_2受容体遮断薬は胃酸分泌抑制と胃液分泌抑制作用があり胃内pHを上昇させるが，すでに貯留している腸管内容物は減少しない。

3 麻酔法は？

　全身状態が比較的安定していれば硬膜外麻酔を併用する。術後の疼痛に対して十分な鎮痛を行うことは，離床を早め呼吸器系の合併症を減らすことができる。開腹術の場合，術後1日以内には非常に強い疼痛があり，比較的強い痛みが術後3日ほど続く。その間の十分な疼痛管理に硬膜外麻酔はきわめて有用である。

　硬膜外麻酔を実施するためには患者を側臥位にする必要がある。循環血液量が減少している患者では体位を変換することで急激な血圧低下を来す場合もあるので，慎重にその適応を検討する。入室時に疼痛苦悶が強く側臥位がとれない場合，抗凝固薬内服患者，血小板減少や播種性血管内凝固を併発している場合などには，硬膜外麻酔は併用しない。

　全身麻酔導入に使用する薬物としてはプロポフォールまたは超短時間作用性バルビツレート（チオペンタール，チアミラール）の静注による麻酔導入法が通常用いられる。両薬物とも，循環抑制作用（血圧低下）と呼吸抑制作用（一過性呼吸停止）が強い。呼吸・循環系の合併症がある患者や敗血症性ショックを発症している場合などにはベンゾジアゼピン（ミダゾラム®），ケタミン（ケタラール®）なども用いられる。ケタミンは交感神経活動を賦活し，頻脈，血圧上昇，心拍出量の増加を招く。通常の患者に対する使用量を投与すると思わぬ循環動態の変動を来す場合があるため，患者の全身状態を考慮しながら麻酔薬の選択をする。麻酔維持には静脈麻酔薬，吸入麻酔

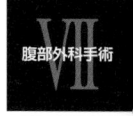

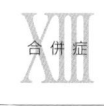

薬のどちらでもよい。現在頻用されている静脈麻酔薬は，プロポフォール，吸入麻酔薬はセボフルランである。

イレウスの手術では亜酸化窒素を使用しない麻酔法を選択する（**6**術中管理を参照）。ケタミンはエンドトキシンによって惹起される炎症性サイトカインを抑制する作用を持つことが報告されている。エンドトキシンショックモデルにおいてケタミンを投与すると，肝臓での誘導型一酸化窒素合成酵素（inducible nitric oxide synthase：iNOS）やシクロオキシナーゼ（cyclooxygenase）-2蛋白さらにはNF-κBなどの発現が抑制されるために肝酵素上昇が少なく，肝保護作用的に働く。さらにケタミンは容量非依存性にエンドトキシンショック時の低血圧，代謝性アシドーシス，炎症性サイトカインの反応などを抑制し，死亡率を低下させる[2]。吸入麻酔薬（セボフルランやイソフルラン）と静脈麻酔薬（プロポフォール）などは免疫抑制作用がある。一方，セボフルランやイソフルランは好中球，リンパ球，マクロファージなどの免疫細胞機能を抑制し，プロポフォールは好中球の免疫細胞機能を抑制するが，リンパ球，マクロファージなどの免疫細胞機能を抑制しないとの報告が多い。しかし吸入麻酔薬はpreconditioning作用を有する[注]。現状では麻酔法と予後との明らかな関連を示した大規模臨床報告はないが，患者の術前状態や合併症の内容と程度，手術内容と麻酔管理上の安全性を総合的に考慮して麻酔法を選択する[3]。

4 麻酔導入時のコツ

全身麻酔の導入は意識下挿管または迅速導入で行う。1回の試みで確実に気管挿管を成功させるために，カフ付き気管チューブにして通常よりも1サイズ小さいものを用意する（成人男性では内径7.5mm，成人女性では内径7.0mm）。スタイレットを入れておき，あらかじめ彎曲をつけておく。マスクにより純酸素を3-5分間吸入させることで十分に体内の脱窒素化を図ってから麻酔導入を開始する。腹部外科手術の緊急麻酔の場合は，フルストマック患者として扱ったほうがよい。胃カテーテルを挿入し，胃内容を吸引する。食物残渣でカテーテルが閉塞して十分胃内容が吸引できない場合もあるので注意を要する。

注：ischemic preconditioning：まえもって組織障害を起こさない程度の短時間の虚血を負荷しておくと，そののちに起こる長時間の虚血に対する組織障害を軽減できることをischemic preconditioningという。麻酔関連薬物（特に吸入麻酔薬）にはischemic preconditioning様作用，いわゆるpharmacological preconditioningと呼ばれる現象である。

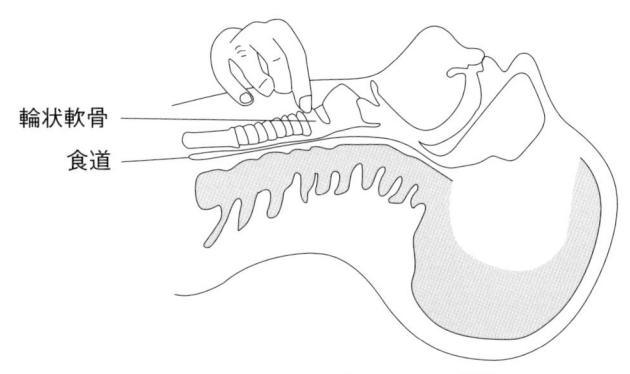

図1 輪状軟骨圧迫（Sellickの手技）
(後藤文夫. 斎藤 繁. 新麻酔科ガイドブック. 東京：真興交易医書出版部；2006. p.235 より引用)

1）迅速導入法（crush induction）

　迅速導入とはプロポフォールまたはチオペンタールなどの静脈麻酔と筋弛緩薬を間断なく連続して投与してから挿管することである。非脱分脱性筋弛緩薬の作用発現には数分を要する。初期投与量（priming dose）として95％有効量（ED_{95}）の1/15-1/10量（ベクロニウムでは5-10 μg/kg）をあらかじめ静注し，2-4分後に残量（0.1-0.15 mg/kg）を投与すると作用の発現が促進される。このプライミング法に引き続き，プロポフォールまたはチオペンタール，あるいはケタミンを静注する。ただし，最初に投与する少量の非脱分脱性筋弛緩薬でも嚥下困難や呼吸苦が起こることがある。ベテランの助手が患者の横に立ち，輪状軟骨圧迫（Sellickの手技：**図1**）[4]を行う。プロポフォールまたはチオペンタール，あるいはケタミンを静注し，患者の意識が消失するやいなや助手は輪状軟骨圧迫を行う。筋弛緩薬の効果が十分発現したら，気管挿管動作を開始する。挿管後ただちにカフを膨らませる。正しく気管チューブが挿入されたことが確認できた時点で，助手は輪状軟骨圧迫を解除する。静脈内麻酔薬投与から気管挿管までの時間が誤嚥が発症する時間である。注意点として，十分に筋弛緩効果が得られていない状態で気管挿管操作を開始すると嘔吐を誘発する危険性があるので，十分に筋弛緩効果が得られるまで時間をとることが肝要である。

2）意識下挿管（awake induction）

　患者に十分説明協力を得ることが重要である。マスクによる酸素投与下に，咽頭にリドカインをスプレーして咽頭部の局所麻酔を行う。また可能であれば，リドカインゼリーでうがいをさせる。愛護的に咽頭展開を行い，呼気から吸気に変わる瞬間にす

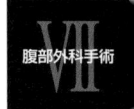

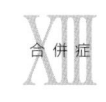

> **C·O·L·U·M·N**
>
> ### 誤嚥について
>
> 　誤嚥による肺障害は，急性期にはpHの低い胃酸による気道粘膜の直接的な化学的障害と，誤嚥物質に対する二次的炎症反応によるものの2つに分類される。直接的肺障害は発症後1-2時間後に起こり，気管支や肺胞の化学的障害により組織の壊死，好中球の浸潤・集積が始まり二次的肺障害を惹起する。二次的肺障害は好中球の肺への集積と全身性炎症反応（SIRS）である。
>
> 　誤嚥の発生時期は，喉頭鏡を使用している挿管操作中と抜管中がほとんどであるが，麻酔導入前，挿管操作前，抜管後にも発症している。胃が完全に空虚であれば誤嚥は起こらないが，胃内には基礎分泌されている胃液，飲み込まれた唾液などがあり，現実的には不可能である[5]。誤嚥した場合の治療は，気管内吸引，酸素投与，抗生物質投与を行い重症の場合には，ICUでの全身管理が必要である。

ばやく気管挿管する。ミダゾラム0.02-0.05mg/kgやフェンタニル2-4μg/kgを投与しておくと挿管時の苦痛が軽減されるが，呼吸・循環抑制に注意しながら使用する。挿管時に高血圧や頻脈を起こすことがあるので虚血性心疾患を有する患者では慎重に対応する。

3) ファイバー挿管

　使用する気管支ファイバーの外形は成人では5-6mm，乳児では3.0-3.5mmが基本となる。ミダゾラムやフェンタニルの投与や咽頭部の局所麻酔は意識下挿管と同様である。気管チューブの内腔にファイバーを通過させてから，気管支ファイバー挿管を開始する（図2）。ファイバーが声門を通過後，気管チューブを気管へ挿入する。声門が見えても挿管できない場合は，局所麻酔薬のスプレーを追加し，ゆっくり深呼吸させる。

　意識下挿管やファイバー挿管で気管チューブが挿管できたら，速やかにプロポフォールまたはチオペンタールを静注し，筋弛緩薬も投与してバッキングを抑制する。

5 モニタリング

　心電図，間欠的血圧測定，パルスオキシメトリ，体温，呼気終末二酸化炭素濃度計（カプノメータ）などの標準的モニターの装着に加えて，動脈圧測定さらには中心静脈圧などもモニターするのが望ましい。麻酔導入時に循環動態の変動が起こりやすい

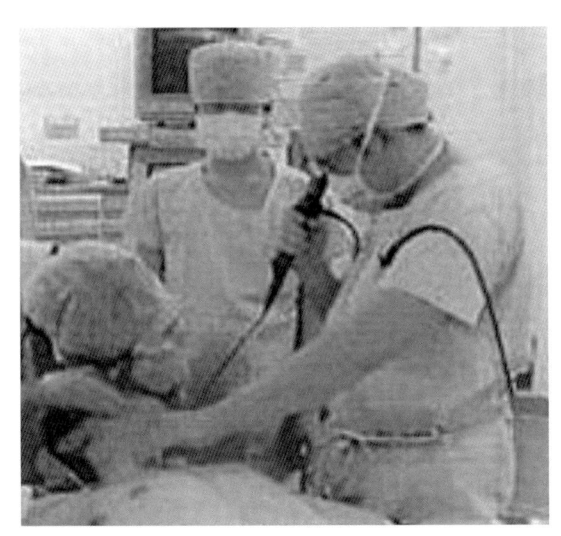

図2 気管支ファイバーを利用した気管挿管

ため，導入前に局所麻酔下に動脈内に20または22Gカテーテルを刺入し，動脈圧を連続的に監視する．酸塩基平衡が乱れ，アシドーシスに傾いていることが多いので血液ガス分析を頻繁に行い補正する必要があることもある．

6 術中管理

脱水が術前に十分補正されていない場合では麻酔導入から手術開始までの間に低血圧が生じやすい．輸液による体液不足が補われるまでフェニレフリンやエフェドリンといった薬物で血圧を維持する．輸液が十分行われているにもかかわらず収縮期血圧が80mmHg以下であったり，尿量が0.5ml/kg/hr以下である場合には，ドパミンやドブタミンなどの血管作動薬の投与を考慮する．敗血症性ショックが疑われる場合にはノルエピネフリンの使用により血圧を維持する．イレウスなどの手術では亜酸化窒素を使用しない理由としては，腸管は通常N_2で満たされている．亜酸化窒素を吸入するとN_2よりも溶解度の高い亜酸化窒素が腸管腔に拡散して閉鎖腔を拡大させるためである．

開腹手術では体温が低下しやすい．周術期の低体温は，① 心筋虚血の頻度の増加，② 出血量の増加，③ 術後感染頻度の増加，などをまねくために，加温ブランケットや温風型加温装置，輸液・輸血の加温器などを積極的に使用する[6]．

7 輸液管理

開腹により腸管が空気に曝されることによる水分蒸発，ドレナージなどによる水分

喪失などの理由により，体内から水分が不足しがちになる。また麻酔中は，麻酔薬による心機能抑制や末梢血管抵抗の減弱のため，心拍出量低下や血圧低下を来しやすい。血管内への容量負荷はフランク・スターリング（Frank-Starling）の法則により，ある一定のポイントまでは拡張期心室容量充満に伴い，心拍出量が増加し血圧が上昇する。しかし，過剰な輸液は肺内の水分貯留をまねき術後の肺炎や呼吸不全を引き起こしやすくなる。さらには消化管の浮腫を引き起こし，長期間のイレウス状態，bacterial translocation（後述）を惹起し，敗血症や多臓器不全を招く危険性が報告されている。そのため中心静脈圧をモニタリングしながら，尿量を1-0.5ml/kg/hr以上を目標にして輸液管理をする。膠質液（コロイド）は分子量が大きく，晶質液ほど容易に拡散障壁を通過しない[7]。血管内に投与された膠質液は晶質液よりも血管内にとどまり，血管内容量をより増加させるため，同量の輸液で有効な循環血漿量の回復が得られる。膠質液の輸液は晶質液の輸液よりも周術期の過剰な炎症反応を抑制するとの報告もある[8]。

8 術後ICU入室の注意点

1）呼吸・循環の管理

　腹部緊急手術の患者は，大小の差こそあれSIRSの状態であることに間違いない。さらに敗血症性ショック状態に陥っている患者もいる。そのために厳重な呼吸・循環管理の必要がある場合が多い。全身炎症性反応により肺血管透過性が亢進し，炎症細胞が間質に漏出したり呼吸筋や横隔膜機能の低下から無気肺や肺炎，さらには急性呼吸促迫症候群（acute respiratory distress syndrome：ARDS）が発生したりする。したがって術直後から3-4日後まで人工呼吸器が必要であることもある。SIRS状態により腎機能低下が起こるが，術後には厳重な尿量のチェックを行い必要とあれば透析などを行う。

2）bacterial translocation（BT）

　消化管の働きとして管内に存在する細菌や毒素などが全身に移行するのを防ぐ機構を有する。この防御機能が破綻すると消化管中の細菌やエンドトキシンといった細菌毒素が粘膜や粘膜固有層（lamina propria）を通過して腸間膜リンパ節や腹腔内，血液中などに侵入することをbacterial translocation（BT）と呼んでいる。腹部の緊急手術を行った患者をICUで管理する場合に，このBTの発症を念頭に置いて患者管理をする必要がある。明らかな感染源がないにもかかわらず敗血症（sepsis）や敗血症

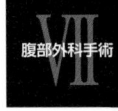

由来の多臓器不全（septic multiple organ failure）などの症状を呈してきた場合にはこのBTを疑う必要がある。動物実験モデルではBTと生存率が密接に関連していることが証明されている。しかし，臨床症例ではBTを直接証明することは難しい。ICUでは完全中心静脈栄養などで管理されたり大量の抗生物質が投与されていたりするとBT発生の危険因子である。さまざまにBTの予防・治療法が検討されているが経腸的栄養法や選択的消化管除菌（selective decontamination of the digestive tract）などが用いられている。

私の経験

● 症例

　50歳代の男性。8月下旬より息苦しさを自覚するようになり，心不全を疑われ循環器内科に入院となった。心電図上心房細動を認めた。入院後，利尿薬などの投与によりしだいに心不全状態は改善されてきたが，腹部膨満感と圧痛さらに血圧低下が進行してきたためにICU入室となった。腹部CT検査では明らかな血栓は確認されなかったが，腸間膜動脈血栓症による腸管壊死が強く疑われ緊急開腹手術が予定された。手術準備までの準備時間に血圧低下が著しくなり，ドパミン，ドブタミンに加えてノルエピネフリンの投与を開始し，収縮期血圧は100mHg前後に維持できた。呼吸状態はフェイスマスク6l/minによりpH：7.366, Pa_{O_2}：87.1mmHg, Pa_{CO_2}：41.6mmHg, BE：−1.9と保たれ，意識レベルはJCSでⅠ-0と良好であった。手術のためICUから手術室に移動して手術台に移動しようとしたところ，突然意識レベルの低下，呼吸困難，チアノーゼ（Sp_{O_2} 80％台）が出現した。ただちにマスク補助による換気を行ったがSp_{O_2}が改善せず，ミダゾラム3mg，ベクロニウム8mgを投与し気管挿管を行った。血行動態も不安定となり鼠径部から大動脈内バルーンパンピング（IABP）を挿入し，循環動態を安定させた。意識レベルの低下，チアノーゼの原因が不明であるために一時手術を延期し，全身CTを施行した。しかし明らかな異常所見は発見できず，ICUで経過観察を行った。しだいに意識レベルと循環動態の改善が認められ，10時間後には意識レベルはJCSでⅠ-0，IABPを抜去した。翌日，開腹手術を実施し右半結腸切除を行った。その後は血行動態の改善を認め，6日後にはICU退出となった。

● 解説

　急性腸間膜動脈血栓症は比較的まれではあるが救命率が20-40％ときわめて予後不良である。本症の原因は心臓由来の塞栓因子によるものや原因不明による血栓症などが多い。本症例では心房細動を認めた。基礎疾患として心房細動や弁疾患を伴うことが多いため，必ず心エコーにより心疾患の確認を行う[9]。麻酔導入にはミダゾラムを少量使用した。この患者は大量のカテコラミンを使用しており敗血症性ショックの状態である。そのため一般的な投与量を使用すると思わぬ循環動態の変動を来す。よって通常量の約半量を投与した。

● 注意点

　全身状態が麻酔導入直前に突然悪化した症例である。このまま手術を開始するべきかどうか判断に迷う症例であるが，全身状態の改善を待ったことにより事なきを得た。普段から外科医とのコミュニケーションをとっておくことが肝要である。

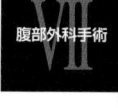

敗血症性ショックを合併していたら？

　全身性炎症反応症候群（SIRS）や敗血症（sepsis）の定義は，米国胸部疾患医学会（American College of Chest Physicians）と米国救急医学会（Society of Critical Care Medicine）の2つの学会で合同の委員会（ACCP/SCCM Consensus Conference）が持たれ，sepsisの統一観念と定義が検討され，SIRS, sepsis, septic shockなどの診断基準が定義された。表にその定義を示す。図に敗血症性ショックのパラダイムシフトを示す[10]。

　臨床経過は起因菌により異なるが，敗血症の初期では高心拍出量状態（hyperdynamic state）となり，数時間から数日後には低心拍出量状態（hypodynamic state）になる。直接動脈圧測定は，カテコラミンなど血管作動薬を投与している敗血症性ショック状態である場合は中心の動脈圧より低い値となる傾向にあり，結果的には過剰な投与が行われることにつながるために慎重な評価が求められる。組織低酸素の状況を評価するモニターとして胃粘膜pHの測定が有用なときもある。

　薬物投与は，ショック状態に対して血行動態維持を維持し臓器血流を保つことを目的に投与を開始する。ドパミンやドブタミン投与では血行動態の維持が困難で，強心なα受容体作動薬であるノルエピネフリンを使用する場合もしばしば遭遇する。また，バゾプレッシンは敗血症性ショックからの離脱に有用であるとの報告があり，

表　SIRSの診断基準と関連病態の定義

1. SIRSの診断基準
   1) 体温＞38℃または＜36℃
   2) 心拍数＞90 beats/min
   3) 呼吸数＞20 beats/min または Pa_{CO_2}＜32 torr
   4) 白血球数＞12,000/mm³ または＜4,000 mm³ あるいは未熟顆粒球＞10％
2. sepsisの定義
   感染に対する全身性炎症反応で，SIRSと同一の基準を満たすもの
3. severe sepsisの定義
   臓器機能障害・循環不全（乳酸性アシドーシス，欠尿，急性意識障害など）または低血圧（収縮期血圧＜90 mmHg または通常時の収縮期血圧より40 mmHg以上の低下）を合併するsepsis
4. septic shockの定義
   severe sepsisの一分類．適切な補液を行っても低血圧（収縮期血圧＜90 mmHgまたは通常時の収縮期血圧より40 mmHg以上の低下）が持続する状態で，sepsisに合併するもの．血管作動薬使用により血圧が維持されている場合でも臓器機能障害・循環不全（乳酸性アシドーシス，欠尿，急性意識障害など）があればseptic shockとする
5. sepsis-induced hypotensionの定義
   収縮期血圧＜90 mmHg または通常時の収縮期血圧より40 mmHg以上の低下
6. multiple organ dysfunction syndrome（MODS）の定義
   治療をしないとhomeostasisの維持ができない急性重症患者の臓器機能障害

surviving sepsis campaignではノルエピネフリンを使用してもショック状態が改善しない場合にはバソプレシン（0.01-0.04 units/min）の併用を推奨している[11]。抗菌性，臓器移行性，副作用を勘案して化学療法を選択する。敗血症性ショックを合併している場合では，単剤では有効な効果が期待できないため多剤を併用する。

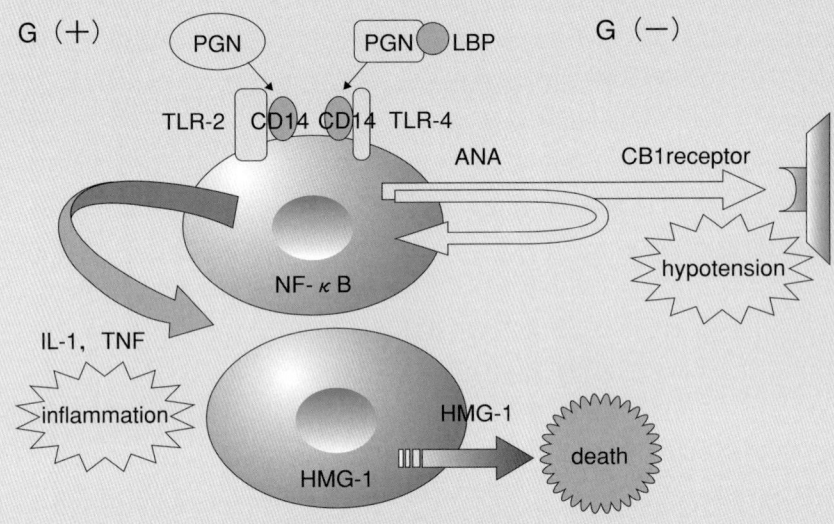

図 septic shockのパラダイムシフト

PGN：peptidoglycan　　LPS：lipopolysaccharide　　ANA：anandamide
HMG-1：high mobility group-1　　TLR：toll like receptor
（丸山征郎．エンドトキシンショックにおけるパラダイムシフト—早期メディエータ：アナンダマイドと後期メディエータ：HMG-1. 臨床麻酔2000；24：1477-85より引用）

【文 献】

1) 河手良一. 上部消化管穿孔. 稲田英一ほか編. 麻酔科診療プラクティス3　緊急手術の麻酔. 東京：文光堂；2002. p.115-9.
2) Taniguchi T, Kanakura H, Takemoto Y, et al. The anti-inflammatory effects of ketamine in endotoemic rats during moderate and mild hypothermia. Anesth Analg 2004；98：1114-20.
3) 黒澤　伸. 麻酔と炎症：吸入麻酔薬による免疫抑制. 大村昭人, 工藤一大編. 麻酔・集中治療管理と長期予後. 東京：真興交易医書出版部；2006. p.136-51.
4) 後藤文夫, 斎藤　繁. 新麻酔科ガイドブック. 東京：真興交易医書出版部；2006. p.235.
5) 藤田喜久, 左利厚生. Full Stomachの麻酔. 臨床麻酔2003；臨時増刊：465-74.
6) 松川　隆. 術中体温管理の予後への関与の可能性. 大村昭人, 工藤一大編. 麻酔・集中治療管理と長期予後. 東京：真興交易医書出版部；2006. p.82-92.
7) Lang K, Suttner S, Boldt J, et al. Volume replacement with HES 130/0.4 may reduce the inflammatory response in patients undergoing major abdominal surgery. Can J Anesth 2003；50：1009-16.
8) 坂本篤裕. 手術中の輸液管理：21世紀も細胞外液大量投与が主流か？　臨床麻酔2006；臨時増刊：393-407.
9) 瀧浪将典. 急性腸間膜血管閉塞症. 稲田英一ほか編. 麻酔科診療プラクティス3　緊急手術の麻酔. 東京：文光堂；2002. p.133-9.
10) 丸山征郎. エンドトキシンショックにおけるパラダイムシフト―早期メディエータ：アナンダマイドと後期メディエータ：HMG-1. 臨床麻酔2000；24：1477-85.
11) Dellinger RP. Surviving Campaign guideline for management of severe sepsis and septic shock. Crit Care Med 2004；23：858-73.

（門井　雄司，国元　文生）

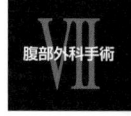

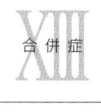

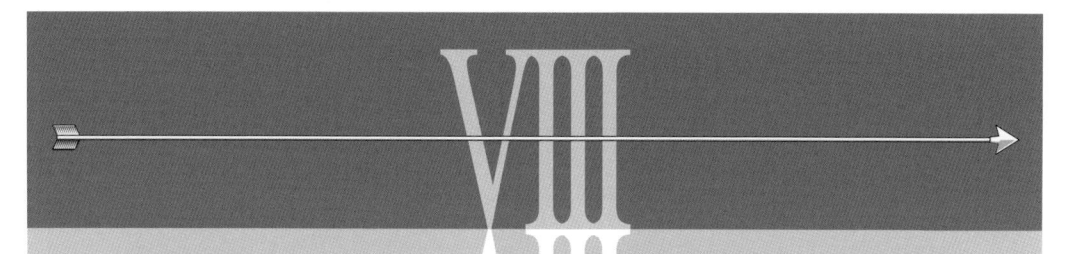

VIII 整形外科・形成外科手術および熱傷の緊急麻酔

A 整形外科・形成外科領域の緊急麻酔

1 術前評価と術前準備

1）術前に注意しておく点

　最後の摂食，緊急麻酔においては待機手術と異なり術前の絶食がなされていないため，最終摂食からの時間が重要となる。ここで気をつけなければならないのは，摂食から手術までの時間が十分あったとしても，発症の時点で腸管の蠕動が停止すると考えるべき点である。すなわち最終摂食から，外傷を受けた時点までの時間，最終摂食の内容をよく確認する。

　患者の循環血液量，緊急麻酔の患者はその原因疾患が何であれ，すでにショックであったり，脱水であったり循環血液量は低下していると考えたほうがよい。したがって麻酔導入前にできるだけ太い末梢ルート，もし不可能であれば中心静脈に太いルートを確保しておく必要がある。それと同時に輸血の確保も必要であるが，血液が十分にあってもそれを投与する静脈路がなければ意味がない。

　導入時，開創時に循環動態の変動が大きい。

a．全身状態の良いとき

　気道，呼吸，循環（Airway, Breathing, Circulation；ABC）に問題がなく全身状態が良い患者で，整形形成外科領域で緊急手術になるのは典型例としては切断指再接着である。この手術に例をとって述べる。術前評価においては，ABCに異常がな

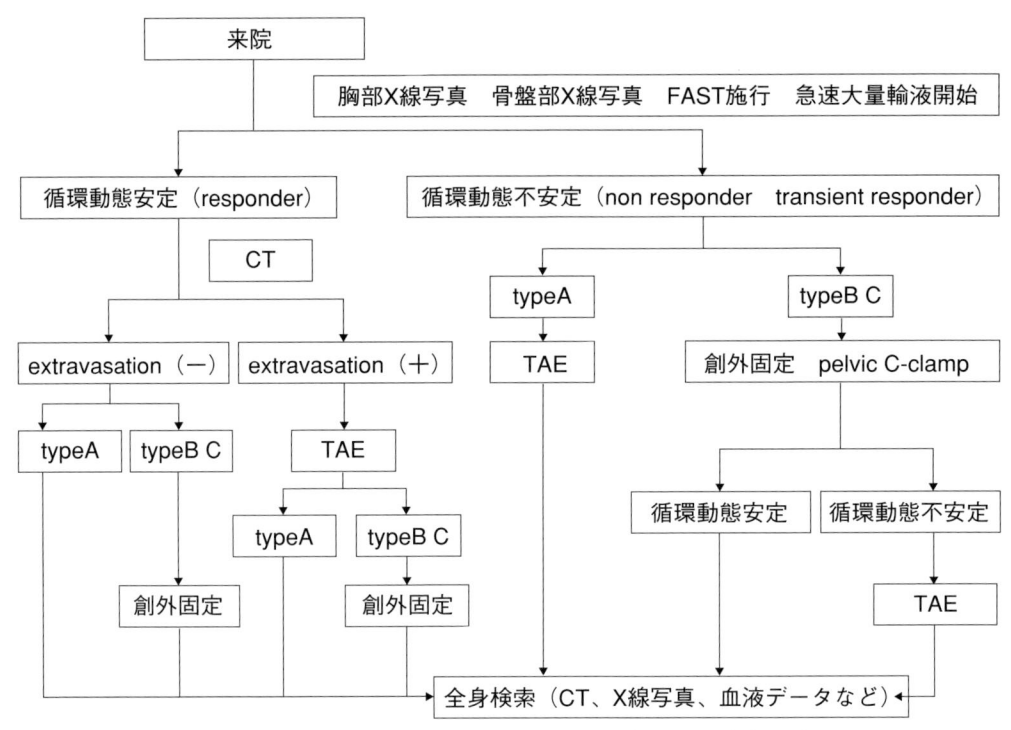

図1 岐阜大学医学部附属病院における骨盤骨折の治療戦略

いのであるから待機手術に準じて術前評価を行う。緊急手術になるような患者では救急外来で，血液ガス，胸部X線撮影，12誘導の心電図，血液生化学，末梢血血液像はすでに検査されているはずである。その異常所見について検索を行う。もしも上記の検査がなされていなければ追加する。

b. 全身状態の悪いとき

典型例を示す。骨盤骨折の緊急手術がその良い例であるが，われわれ救急医は，まず，外傷初期診療ガイドラインにそって初療を行う。

2) 初療室で何をするか

ABCの確保をまず行う。外傷診療の1・2次サーベイを行う。その間も保温と多めの水分補給（温めた細胞外液：われわれはビカーボン®を使用している）を忘れない。われわれの骨盤骨折に関する治療戦略を示す（図1）。

Responder, transient responder, non responderにカテゴライズされた多発外傷患者のうち，緊急手術になるのは後の二者であり，循環の確保ができていない患者である。この状態であれば，初療室で気道，呼吸の確保が必要である。緊急手術の依頼

があったときにABの確保がなされていなければ，麻酔医が初療室に行ってABの確保をすることが救命のための必須要件となる．その時点で救急医のチームと同時に治療に当たる．

2 前投薬は？

a．全身状態の良いとき

型どおり，アトロピン0.5mg，ヒドロキシジン25mgの投与を行う．誤嚥性肺炎の防止のためにH_2受容体遮断薬やプロトンポンプインヒビターの投与が必要である．

b．全身状態の悪いとき

おそらく前投薬のデメリットがメリットを上回ると考えられるので投与は不要である．ただし，意識状態が悪いということで誤嚥性肺炎の防止のためにH_2受容体遮断薬やプロトンポンプインヒビターの投与が必要である．

3 麻酔法は？

a．全身状態の良いとき

麻酔方法に特段の注意は必要ない．担当の麻酔医が日ごろから慣れ親しんでいる麻酔方法を採用すべきである．

b．全身状態の悪いとき

循環動態が不安定であるということを前提とすれば，麻酔薬による循環動態の変化を可能なかぎり抑制したい．状態によっては筋弛緩薬による無動化＋ケタミンもしくは，少量のフェンタニルが使用できるかもしれない．投与量については患者の状態によって大きく変化するので控えめに開始せざるを得ない．

4 麻酔導入時のコツ

最終摂食から麻酔導入までの時間は重要であるが，基本的に緊急麻酔の患者はフルストマックであると考える．したがって，Crash inductionで導入する．
Crash induction[1]：
・急速導入同様，十分に酸素化を行い，静脈路を確保し，血圧，脈拍，呼吸数をチェックし，心電図を記録する．
・導入の数分前に少量の非脱分極性筋弛緩薬（パンクロニウムなら0.02mg/kg，ベ

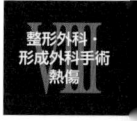

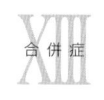

クロニウムなら0.01 mg/kg程度）で前処置（precurarization）を行っておく。
- 静脈麻酔薬（チアミラール，チオペンタールを5-7 mg/kg）と同時にスキサメトニウムを1.5 mg/kg注入する（precurarizationを行っているため，急速導入よりも多くする）。

ただちに輪状軟骨を圧迫（Sellick's maneuver）して食道を閉鎖する。
- 陽圧呼吸は行わず，筋弛緩が全身に広がって呼吸が止まると同時に挿管する。カフに空気を入れてから輪状軟骨の圧迫を解く。precurarizationを行っておくとサクシニルコリンによるfasciculation→食道内圧圧上昇が抑制され，逆流の危険度が低下する。

5 モニタリング

a. 全身状態の良いとき
観血的動脈圧，心拍，酸素飽和度，心電図

b. 全身状態の悪いとき
観血的動脈圧，心拍，酸素飽和度，心電図および上大静脈酸素飽和度

c. 上大静脈酸素飽和度とは
中心静脈における，静脈血の酸素飽和度で，SVC（上大静脈）の酸素飽和度をより反映。$Scvo_2$の絶対値はSvo_2と同じではない。重症患者における酸素飽和度のトレンドをみる指標として，Svo_2と同様に扱うことができる。Precepカテーテル®は中心静脈カテーテル挿入と同様の手技と侵襲で連続的に$Scvo_2$のモニタリングが可能であるために，ER/ICUにおける重症患者，例えば敗血症ショック（septic shock）の患者や，出血性/外傷性ショックの患者など重症患者を救命するために有用である。実際に$Scvo_2$のモニタリングは組織の酸素化や細胞の酸素需給におけるモニタリングとしてバイタルサインより有用であり，できるだけ早期より施行すべきであるという報告がある。

6 術中管理・輸液管理

a. 全身状態の良いとき
通常の緊急麻酔と同様に，やや循環血液量は不足気味であると想定する。尿量を基準として血液量の管理に注意する。

b. 全身状態の悪いとき

　常時，蘇生を行っているという意識が重要である。外傷死の三徴（deadly triad）に陥らないような麻酔管理を心がける。つまり，低体温，アシドーシス，出血傾向なのであるが，前二者が出血傾向を来す原因となるためにそうならないように特に気をつける。室温を上げて，体温低下を予防するのはもちろんのこと，輸液や輸血の加温も必要である。初療室ではHotline™を用いて輸液の加温をするのであるが，手術室でも同じ配慮が必要になる。アシドーシスになるのは，主として末梢循環不全が原因となるために十分な輸液，輸血が必要になる。いったんショックに陥った生体がそこから離脱するためには，輸液過剰になるほどのボリュームリサシテーションが必要である。この結果，酸素化能は一時的に低下するが，多臓器不全に至るような末梢循環不全から，離脱するほうを優先する。ICUに入室後，時間をかけて酸素化能を改善し（必要があれば体外循環を併用し）ていくことを周術期の戦略として，救急チームの医師と確認しておく必要がある。もちろん手術麻酔を担当した麻酔医がそのままICUの管理を行っている施設ではそのコンセンサスは不要である。

c. 数値目標

　収縮期血圧＞100 mmHg，心拍数＜90 ppm，心拍数/収縮期血圧＜1.0，S_{CVO_2}＞65％，12 mmHg＞CVP＞8 mmHgを満たすように輸液，輸血を行う。<u>原則的にはカテコラミンは禁忌であることを認識すべきである</u>。やむをえずカテコラミンを使用するときは，可能なかぎり速やかに離脱できるように，輸液，輸血を行い，安易に使用してはならない。

7 術後ICU入室の注意点

a. 全身状態の良いとき

　ABCに問題がなければ，ICUに入室する必要はない。

b. 全身状態の悪いとき

　上述のように，術中麻酔管理と，周術期のICUにおける管理は連続していなければならない。例えば，手術麻酔医が外傷救急医療に不慣れであった場合，以下のことが生じる。

　「初療室ではショック状態であり，JATECにそった3 *l* の大量輸液と輸血を行った。しかし，手術室ではまだ循環血液量減少（hypovolemia）が持続しているにもかかわらず，術後の肺うっ血を警戒するあまり，十分な輸液，輸血ができなかった。術中の出血と相まって，ICU入室のおりには，ショック状態であった。ICUでは

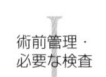

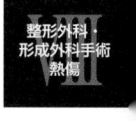

ショックを離脱するために再び，大量輸液，輸血が必要になった。」

このようなちぐはぐな医療が行われることは通常起こりえないと思うが，全体的な治療戦略を麻酔医が理解していなければならないということがよくわかるであろう。この戦略にそってICU入室の時点ではCの異常を解決しておくような術中管理を期待したい。

B 熱傷の麻酔

1 熱傷の病態生理[2]

熱傷は以下の4つの病期がある。
第1期：受傷〜48時間　　　：熱傷性ショック期
第2期：2〜3日目　　　　　：ショック離脱・利尿期
第3期：受傷後1週間前後　　：感染期
第4期：創部閉鎖まで　　　　：感染継続期
そしてそれぞれの時期には，
第1期：ショック・急性腎不全
第2期：肺水腫・心不全
第3期：感染・敗血症・多臓器不全
第4期：すべてが上皮化するまで感染は局所・全身
上記のような状況が持続する。

1) 局所の反応[3]

熱傷が起こると，熱傷創部からスーパーオキサイドや脂質メディエータなどのメディエータが産生され，局所の炎症反応と創部の浮腫を来す。軽症の場合にはその反応は局所でとどまり，全身に対する影響を引き起こさないが，重症熱傷（アルツの基準）では全身性の炎症反応を引き起こす引き金となるようなメディエータ産生が生じる。特徴的な反応としては，代謝の亢進，免疫抑制，全身性炎症反応症候群（systemic inflammatory response syndrome：SIRS）である。サイトカインが初期から上昇し，全身性の炎症反応を来す。

2) 心血管系の反応

　熱傷性ショックといわれる言葉は主として熱傷直後の循環血液量減少性ショックのことを言っている。循環血液量が減少するのは，血管内から間質への蛋白質豊富な体液が漏れ出すことによって生じる血管透過性浮腫であり，それには熱傷部位の血管透過性浮腫のみならず，正常皮膚部位での浮腫も関与している。激しい組織浮腫は，受傷後12-24時間でピークに達し，正常皮膚部位では24時間以内に改善するが，熱傷部位では72時間以上継続する。また，循環血液量の低下とは独立して，心拍出量の低下も生じる。この機序は体液メディエータや内因性カテコラミンに対する反応性の低下，また冠血流量の低下が挙げられるが，サイトカインが心血管系に対して抑制的に働くといった報告もある。カテコラミンに対する反応性の低下はレセプターレベルでの反応性の低下およびセカンドメッセンジャーの産生低下が挙げられる。冠血流量の低下は心収縮力の低下を来す。これらの心血管系への反応は高齢者ほど顕在化するので，そのことも修正熱傷スコアが有用であるひとつの原因である。初期の熱傷性ショックを乗り切れない患者においては心拍出量は著しく低下し，末梢血管抵抗は著しく上昇し，その結果代謝性アシドーシスが増悪化する傾向にある。熱傷後，24-48時間を超えて蘇生に成功した場合には，いわゆるSIRSに近い状態になる。すなわち心拍出量が増加し，末梢血管抵抗が低下し代謝が増加する。敗血症性ショックに近い病態であるので，抗生物質を投与したいところであるが，培養結果で明らかなものが得られなければ抗生物質の全身投与は避けるべきである。

2 熱傷患者の管理

1) 初療室で何をするか

　ABCの確保をまず行う。多発外傷に合併する熱傷，意識障害の結果の熱傷など，複合疾患としての熱傷もあり得るので外傷診療の1・2次サーベイをまずは行う。その間も保温と多めの水分補給（温めた細胞外液：われわれはビカーボン®を使用している）が必要である。

　治療対象が熱傷に絞られれば，
① 創部・全身をシャワー浴する。このとき煤はすべて取り除く。
② 点滴ルートの確保。可能なかぎり中心静脈圧（central venous pressure：CVP）を測定できるルートを確保する。特に重症例では熱傷面からの挿入もやむを得ない場合がある。
③ 動脈圧ラインは個々の症例で判断する。可能なかぎり患側肢は避ける。

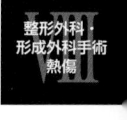

④ 熱傷面積算定。患部・全身の記録写真撮影。また，専用の用紙に図示しカルテに取り込む（用紙は外来初療室に置いてある。Ⅱ度・青，Ⅲ度・赤に色分けする）。
⑤ 減張切開の適応判断。
⑥ 体重測定または，体重聴取。
⑦ クリームまたは軟膏・包帯ドレッシング。
⑧ 気道熱傷の有無をチェック。CO-Hbは必ずチェック。疑ったら必ず一時的に鎮静・挿管をして気管支鏡検査を実施する。
⑨ 点滴量の決定。

2) 気道確保

　気道損傷はその存在を疑わなければ，管理できない。受傷前に気道確保が困難になるような解剖学的な異常がないかということを判断しなければならない。例えば，小顎，短頸などが挙げられる。そして熱傷によって気道がどのように変形したかということの評価が必要である。これには気道閉塞があるかどうかの評価がもっとも重要となる。これらの情報で最高の気道確保方法が明らかになる。気道確保は救急医療のABCのうちもっとも優先度の高いものであるから，救急外来に来院直後からその判断が必要になることはいうまでもない。来院後行われる大量の輸液で，気道浮腫が生じ，その結果気管挿管などの気道確保が困難になる。原則的には熱傷の場合，特に他の外傷が合併している場合には，早期に気管挿管が必要である。気道閉塞がある患者に気管挿管を行う必要があるし，それを行うのは救急外来で初療医が行うのがもっとも早い。しかしながら，明らかに異常な気道が見られる場合には手術室で麻酔医の補助の下に行うほうがよい。その理由としては，気道確保に使用できるいろいろな器具がおそらく手術室のほうが完備されているだろうと思われるからである。

3) 異常な気道がある場合の気管挿管

　異常な気道があったり，気道閉塞があった場合には意識下挿管（awake intubation）がもっとも安全である。意識下挿管について以下に述べる。
　意識下挿管：
・急速導入同様，十分に酸素化を行い，静脈路を確保し，血圧，脈拍，呼吸数をチェックし，心電図を記録する。
・導入の数分前に少量の非脱分極性筋弛緩薬（パンクロニウムなら0.02 mg/kg，ベクロニウムなら0.01 mg/kg程度）で前処置（precurarization）を行っておく。咽頭喉頭付近に局所麻酔薬の噴霧を行う。自発呼吸の消えない程度の麻薬の静脈内

投与を行うが，原則的には鎮静薬を投与しない。
- 気管支ファイバーをガイドとして，喉頭，咽頭，気管を観察しながら挿管する。チューブが気管に十分達したと判断できれば，静脈麻酔薬（チアミラール，チオペンタールを5-7mg/kg）と同時に非脱分極性筋弛緩薬（ベクロニウムなら0.15mg/kg程度）を投与する。脱分極性筋弛緩薬を使わない理由は後述する。

もしも上気道の損傷が著明であり，気管挿管が不可能であると判断できれば，外科的気道確保が必須である。緊急避難として輪状甲状靭帯切開で気道確保を行うのが望ましい。そしてその後，ゆっくりと輪状軟骨の下部で気管切開を行うのが理想的である。

4）煙による気道熱傷

閉所での火や煙による曝露，来院直後のCO濃度が10%以上，煤混じりの喀痰という3徴候があった場合には，ほぼ100%気管支ファイバーによって気道熱傷が確定される。このうち2徴候ではその確率が70%，1徴候では30%に低下する。煙による気道熱傷が想定される場合には，早期の気管挿管が必要となる。煙による気道熱傷は化学熱傷の要素があるために，通常の熱気や水蒸気に比較して気管攣縮を生じる可能性が高い。また，肺胞損傷や，肺水腫が生じる可能性が高い。さらに煙の中にはCOが多く含まれているためにそれに対する対応が必要になる。このように煙による気道熱傷は人工呼吸および集中治療が必要となる可能性が高い。

a．CO中毒

煙による曝露が原因で生じる死因の80%を占めているのがCO中毒である。ほとんど目に見える熱傷や，気道熱傷がなくても不燃性ガスの中に占める割合はかなり高く，火事のときの死亡者の原因となる。

b．間接型肺損傷

気道熱傷がなくても，熱傷は肺にとって大きな侵襲因子である。熱傷そのものが放出するメディエータ，熱傷治療の合併症そして感染症といった大きな侵襲が次々と肺に対してかぶってくる。膠質浸透圧は熱傷部位および非熱傷部位からの蛋白質の喪失が原因で低下し，逆に肺動脈圧は24-36時間で上昇する。この2つが相まって肺水腫が生じる。いったん呼吸不全になると重症熱傷の死亡率を上昇させる。その中でも，気道熱傷が存在すれば呼吸不全の発症率が急激に増加する。熱傷面積も呼吸不全の発症率を上げる重要な要素になる。

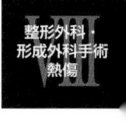

5) 気道管理

　上気道損傷は，熱せられたガスや蒸気そして煙の中の毒性物質によって生じる。300℃以上の乾いた空気や100℃以上の蒸気に喉頭が曝露されると，広範な浮腫と急速な気道閉塞が生じる。これほど重篤なものでなくても進行性に組織浮腫が進行すれば気道閉塞もまた進行する。

　上気道閉塞の典型的な症状は，喘鳴であり，もし重篤であれば患者は呼吸補助筋を使った気道閉塞様の呼吸を行う。嗄声も初期症状としては重要な因子である。もっとも重要なことは，気道熱傷があることを疑うことである。顔面熱傷がないからといって気道熱傷がないと判断してはならない。もちろん顔面熱傷や，喀痰への炭の混入，咽頭，喉頭浮腫があればきわめて強く気道熱傷を疑う必要がある。かつて，さまざまな手技で気道熱傷を診断する試みがあったが，現在では気管支ファイバーや，胸部X線写真，血液ガスでほぼ確定診断に達する。

6) 気道熱傷の治療のまとめ

　上気道型：声門より上部。乾燥した熱気の吸入。上気道浮腫（48時間以内）。
　下気道型：肺胞レベル。高温水蒸気・煤・有毒物質の吸入。肺水腫・感染症。
① 疑う
② 高濃度酸素投与
③ 確認する（ファイバー・X線検査実施）
　喉頭・声帯の浮腫像，多量の煤付着，自覚症状の悪化，X線浸潤影
④ 気管挿管
⑤ 気道治療
　呼気終末陽圧（positive end-expiratory pressure：PEEP），高二酸化炭素許容人工換気（permissive hypercapnea）
　気管支拡張薬投与
　抗生物質投与
　蛋白酵素阻害薬投与
　急性肺障害を満たせばシベレスタットナトリウム水和物（エラスポール®）開始（0.2mn/kg/hr）
　洗浄

3 熱傷患者で生じる血液学的な変化

1) 輸液蘇生に関して

a. 熱傷指数（burn index：BI）＜40％の症例
パークランド公式を選択し，細胞外液を点滴する。
パークランド公式：4×体重×％TBSA
　　　　　　　　　最初の8時間で1/2量，次の16時間で残量投与。
パークランド公式を選択した場合，第1病日の点滴量は数lに達することになるが，以下の目標設定値を満たす場合は，適宜輸液量を減量してよい。
輸液目標設定値：
・尿量0.5ml/hr/kg以上
・収縮期血圧90mmHg以上
・CVP 0以上・BE －5以上
2日目以降の点滴量の目安：
・1,500ml＋（25＋％TBSA）×体表面積（m^2）×24
・点滴は5％グルコース（電解質混注必要），ソリタT3などを使用する。
・症例によってすでに利尿期に入っている場合は輸液量を適宜減量する。
小児の注意点：24時間以内でも糖負荷を行う。48時間までは若干頭部挙上。

b. 高張食塩液
高張食塩液は熱傷性ショックの治療に有用である。特に，面積の広い熱傷や気道熱傷で有用である。その理由としては，投与された水分量が少ないために組織浮腫が少なくてすむからである。また注意が必要な点として，初期輸液は少なくてもすむが，病期を通じて蘇生輸液量はHLSを使用しない群と比較しても有意な差が生じない。また，合併症として高ナトリウム血症と細胞内脱水を生じるということを知っておく必要がある。

c. BI＞40％・もしくは重症気道熱傷合併例
＜われわれのプロトコール＞
HLS公式を選択する。
HLS作成法・投与スケジュール：
・HLS300―VeenF 500ml＋1mol乳酸Na 121ml：2,000mlまで
・HLS250―VeenF 500ml＋1mol乳酸Na 80ml：1,000mlまで

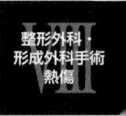

- HLS200—VeenF 500 ml ＋ 1 mol 乳酸 Na 43 ml：1,000 ml まで
- HLS150—VeenF 500 ml ＋ 1 mol 乳酸 Na 11 ml：受傷後 48 時間まで
- VeenD（HLS130 に相当する）：48-72 時間

HLS 投与時間：

- 最初は 2 × TBSA％ × 体重 kg/24（ml/hr）で投与を開始する。
- 利尿が始まればただちに尿量 30-50 ml/hr の範囲を保つように速度を調節する。24-36 時間後から血漿製剤の投与を開始する。ただし，総タンパク量（total protein：TP）3.0 以下では 24 時間以内でも投与を開始する。

HLS 注意事項：

- sNa ＞ 170 mEq/l，または sOsm ＞ 360 以上のときは HLS 各濃度の投与予定量を 1/2 に減量し，早く下げる。
- 急激にナトリウム濃度を下げない。早く切り下げる際も各濃度を必ず経ること。急激な低下は細胞浮腫・腎不全を引き起こす。
- 低カリウム血症になるのでカリウムの定期的チェックと補充を行う。

2）膠質液輸液について

受傷 12 時間以降から投与開始し，受傷 3 日目分までの投与とする。
（尿量が得られず，点滴負荷が多量になったときは受傷 8 時間以降より投与開始してもよい）

投与基準：TP ＜ 3.0 g/dl 以下，Alb ＜ 2.0 g/dl（老人・重症例・気道熱傷合併では 2.5 g/dl）以下。

コロイド輸液製剤：25％アルブミン，アルブミナー，新鮮凍結血漿（fresh frozen plasma：FFP）
　基本的には 25％アルブミンの持続静注を行う。

投与量：0.5-1.0 ml/kg/％TBSA

参考：投与アルブミン量 ＝（2.5 g/dl − アルブミン値）× 体重 kg × 3

投与速度：25％アルブミンとして，4 ml/hr から開始し，尿量により速度調節可。
　膠質液輸液開始・投与速度調節によって上記の輸液目標設定値が得られた場合は，点滴速度を減量する。
　膠質液輸液開始・投与速度調節によっても輸液目標設定値が満たされないときは，カテコラミン，ハンプ® などの投与を考慮する。

カテコラミン（尿）：ドパミン 1-5 γ，ドブタミン 1-5 γ，ハンプ 0.05 γ
　ただし，特に高齢者の場合は普段の血圧と比較し，受傷後の血圧が低いために尿量が得られないこともある。その場合はカテコラミンを使用して昇圧する。

カテコラミン：ドパミン5-10γ，ノルアドレナリン0.01γ

4 手術について

まず，初療室レベルでの問題点は減張切開の必要性である。
DDB・Ⅲ度熱傷を受傷した際に注意が必要である。
手　：指尖端のpin-pickテストで循環状況確認。知覚・運動確認
　　　手背・指に切開を入れる。手掌側には入れない
四肢：パルスオキシメータによる末梢側循環確認
　　　知覚・運動確認
　　　コンパートメント症候群の確認（30 mmHg以上）
胸部：呼吸運動の障害（浅・頻呼吸，胸郭運動の低下）
　　　挿管されていれば気道内圧上昇（25 mmHg以上）
腹部：腹腔内圧上昇（30 mmHg以上），尿量減少，代謝性アシドーシス

1）手術治療

　重症熱傷治療の最大のポイントは，いかにして難治性感染症を引き起こす前にすべての創部を上皮化させるかにある。超急性期手術治療（受傷24時間以内）という概念はそこから出現した。しかし，超急性期の手術治療は熱傷侵襲に手術侵襲が加わるため，その管理はより高度となるため，われわれは以下のように手術戦略を決定している。もちろん各施設によって，治療戦略は異なっており，参考にしていただきたい。
　初期24時間の輸液療法で：
・予定輸液量よりも実際輸液量が20％以上減量できた場合は早期手術。
・予定輸液量どおり，あるいはそれ以上の輸液を要した場合は待機手術。
・ここで，早期とは受傷3日以内，待機とはそれ以降とする。
・また，手術の対象は基本的にはⅢ度熱傷面で，DDBは感染を合併していなければ保存治療を続行する（DDBは感染しなければ必ず上皮化する）。

　この方針の根拠は，初期輸液量が減量できたものはいわゆるショックを乗り切った症例であり，減量できなかったものはその時点で依然ショック状態にあると考える。そして，ショック状態の症例の手術は，術中・術後管理が困難を極めると予測されるので，おそらくセカンドアタックに耐えられないだろうと考える。よって後者の場合は，利尿期を確認（ショックを明らかに離脱）してからの手術を選択するというものである。
　例外が2つ考えられる：

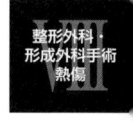

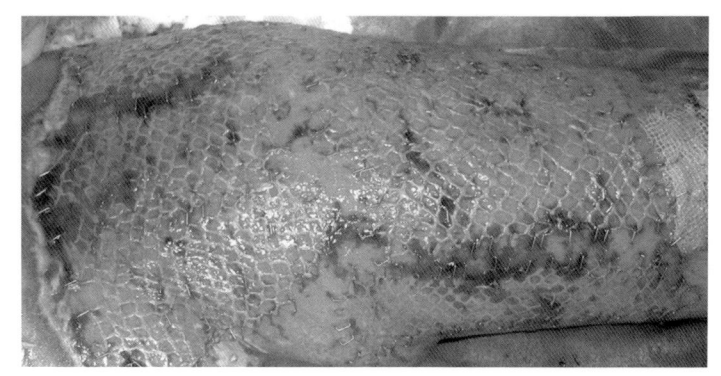

図2 3倍メッシュグラフトによって行った植皮後の創面

①熱傷患部が四肢のⅢ度に限局している症例
　超急性期手術を推奨する。
②%TBSA70以上の広範囲熱傷患者（超重症患者）
　超急性期手術で熱傷創面を減量させることが推奨されるが，この場合ドナーサイトが不十分であることが予想されるので，アログラフトの使用が必要となる。
手術方法の要点：
　Ⅲ度：筋膜上切開
　DDB：接線切除。フリーハンドナイフを使用。
　被覆方法は原則としてオートグラフトで覆う（図2）。広範囲熱傷ではアログラフト，人工真皮を用いる。

2）包交時の疼痛対策

フェンタニル，ケタミンを用いる。

3）麻酔管理上のポイント[4)～6)]

弓削らの報告をもとに麻酔管理上の問題点をまとめた（**表1-3**）。

5 術前評価と術前準備

　年齢と%TBSAからなるPBIで患者の生理学的な状況が判断できる。心肺機能のチェックをすることで何が術中のモニタリングに必要かが判断できる。同様に，熱傷創をどこまで切除するか，その範囲と深さを知っておかなければ，必要な輸液量，輸血量が判断できない。さらにいえば，それを投与するための静脈路の確保ができない。

表1 術前に把握しておくべき問題点

1. 術前に患者の全身状態を把握しているか？
2. 静脈路の確保は十分にできているか？
3. 気道確保をどうやって行うか？
4. 手術の計画について手術医と合意しているか？（予想出血量）
5. 体温管理がうまくできているか？

表2 熱傷初期治療の確認

1. 熱傷面積と熱傷深度判定
2. 気道熱傷の有無
3. バイタルサインのチェック
4. 静脈路確保
5. 輸液管理がうまくできているか？
6. 血圧，心拍数，尿量のチェック

表3 術前のチェック項目

1. 酸素化はどうか？（BGA：動脈血液ガス分析は必須）
2. 循環は安定しているか？
3. 尿量は1ml/kg/hr以上を確保できているか？
4. BUN，Crは？
5. AST，ALTは上がっていないか？
6. 血小板数は低下していないか？　出血傾向はないか？
7. CRPや白血球は？
8. 熱発は？

「良い麻酔医は，術者よりも手術のことを知っている」という言葉があるが，熱傷の手術は術前の手術プランによってかなり正確に侵襲程度や出血量が計算できるはずである。

6 前投薬は？

超早期手術であれば，アトロピン0.5mgの投与を行う。誤嚥性肺炎の防止のためにH$_2$受容体遮断薬やプロトンポンプインヒビターの投与が必要である。超早期でなければ，鎮痛薬や，鎮静薬の投与がこれに加えて必要である。

7 麻酔法は？

熱傷麻酔の方法論で問題となるのは，繰り返し麻酔を行わなければならないことを

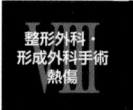

念頭に置いておく必要がある。揮発性麻酔薬でも生体内代謝率の低いセボフルランやイソフルランは臓器障害を起こすことが少ないとされている。したがって，揮発性麻酔薬が必ずしも禁忌ではない。近年になって，種々の麻酔薬を用いたバランス麻酔の普及によって静脈麻酔薬の使用が一般的になっているが，特に麻酔薬の種類によって手術の結果が左右されるわけではないので，使い慣れた麻酔方法がもっとも望ましい。いずれの麻酔薬を用いるにしても術後の肝腎機能を詳細に経過観察を行うことが重要である。

8 麻酔導入時のコツ

術前のチェック項目を可能なかぎり改善して手術に望むことが望ましいが，全身状態が悪いからといって延期できるような手術ではないのでその知識を持ったうえで，麻酔管理を行うことが重要である。特に気道確保がされていない患者の麻酔導入時には困難を生じる。顔面熱傷，頸部熱傷の場合は，開口制限や，後屈制限で気管挿管が困難な場合や挿管チューブの固定が困難な場合が多い。チューブの固定にはトーマスの固定器具の使用も考慮するとよい。上記の意識下挿管を行う場合には呼吸は自分で行っているので比較的安全ではあるが，上手に行うにはトレーニングを行う必要がある。注意が必要なのは，筋弛緩薬であって，熱傷によってアセチルコリンレセプタが増加することが知られており，非脱分極性筋弛緩薬は通常より多く必要になる[7]。また，脱分極性筋弛緩薬であるサクシニルコリンは，効果が強く生じるとともに骨格筋細胞からのカリウム遊離が著明に起こる可能性が強い[8]。このアセチルコリンレセプタの変化は熱傷受傷後，24時間を経過して発生し，18カ月間程度持続することから，この間のサクシニルコリンクロライドの使用は禁忌である[9]。

9 モニタリング

全身状態の悪いとき
観血的動脈圧，心拍，酸素飽和度，心電図および上大静脈酸素飽和度，特に重要なのは体温である。低体温にしない管理が重要である。

10 術中管理・輸液管理

熱傷の手術中の体温は低下しがちである。その理由としては，皮膚が体温を保持する臓器としての重要な役割を担っているにもかかわらず，機能を発揮できない状況にあるとともに侵襲が大きいことが挙げられる。体温を低下させないことが手術麻酔の

もっとも重要な点であり，
① 手術室温を術前から上げる。
② 輸液の加温をする（Hotline™）を使用する。
③ 術野以外の身体部分の加温
などが重要である。

　また，止血操作の困難な手術であるため，（血管の剥離をして結紮することが困難である）出血量が多い。ボスミンガーゼで血管収縮を図るが，逆にこの処置が体温低下を来すことになる。したがって，ボリューム管理の要点としてはカウントされた出血量をvolume to volumeで輸血するだけではなく，CVPと尿量の変化を参考に十分な細胞外液や血液の補充が必要である。著者の経験では，通常の麻酔管理で輸液過剰に陥るケースはほとんどなく，かなり輸液を多めにする意識を持っても術後の貧血やボリューム不足を来す場合が多いことに留意する

　まとめ：
・体温維持（必ず，システム1000™を持ち込む）
・輸液過少は絶対禁忌（むしろ入れすぎたほうがリカバリーが効く）
・貧血の補正（Hb 10 mg/dl以上）

11 術後ICU入室の注意点

　重症熱傷の場合，周術期の管理は集中治療が必要である。したがってICUに移動する必要がある。気をつけなければならないのは熱傷手術が終了すると，ドレッシングの時間が意外に必要になる。麻酔から覚醒させるタイミングを早くしすぎると，低体温が残存しているうちに覚醒して，シバリングを生じるし，ボリューム不足の状態で覚醒させると，末梢循環不全が顕性化する。手術室からICUに移動するような状態であれば麻酔深度は保ったままで，ボリューム補正を行いながら移動する予定のほうが周術期管理が容易になると思われる。

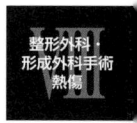

私の経験

● 症例（図）

81歳，男性。

バイク運転中に後方からトラックに追突された。バイタルが安定しているため，近医に搬送されたがショックになったため転送された。

来院時BP 80/50mmHg，HR 119/min，GCS E4V5M6

両側肘静脈に2本ルート確保しレベル1を用いて急速に1,000mlの輸液，さらに500mlをパンピングを行った。

右鼠径動脈に7Frシースを留置して経カテーテル動脈塞栓術（TAE）を施行した。

外傷をまとめると，両側多発肋骨骨折，仙骨骨折，恥坐骨骨折，尿道損傷，小腸穿孔であった。治療は骨盤骨折に対するTAEおよび創外固定，小腸穿孔に対する開腹止血術，尿道損傷に対する膀胱瘻増設の順に行った。

TAEによって止血をしたのちに開腹手術に向かった。図のように，血圧はTAEおよび開腹術で安定してきたがScvO₂は30時間以上低値に低迷し，その間の輸液輸血量は中心静脈圧（CVP）をみながら十分に行ったつもりであったが，乳酸値の減少も遅れたように，ボリュームコントロールが困難であった。

● 解説

この症例の問題点は至適なボリューム量をどのようなパラメータで判断するかとい

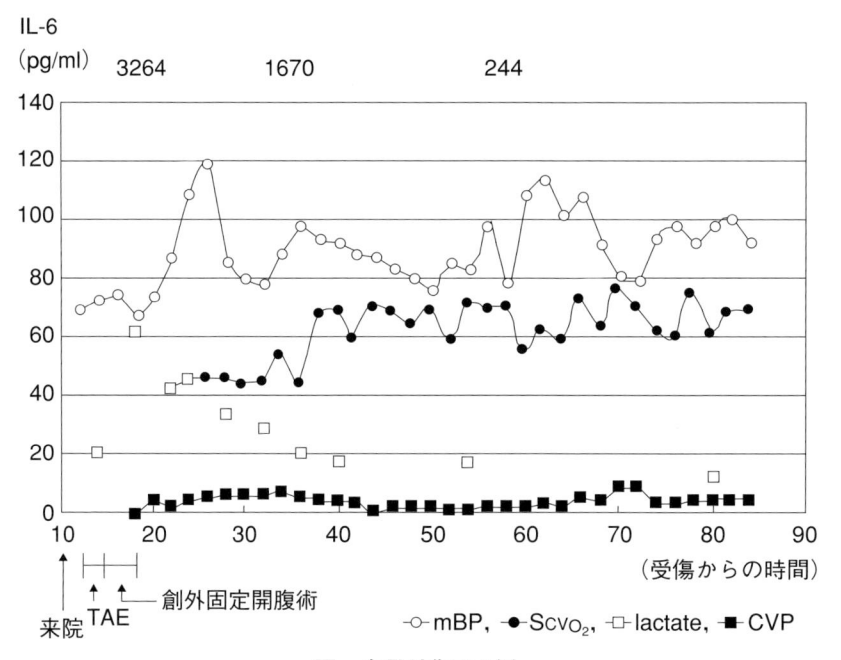

図　多発外傷の1例

う点にある．通常，血圧や心拍数，CVPで十分に至適ボリュームのコントロールがつくと考えられる．しかし多発外傷や，熱傷など侵襲の大きい手術の場合には通常のパラメータではなくScv$_{O_2}$やpHiのようにより臓器血流を表すパラメータが必要かもしれない．

☛ 注意点

逆にScv$_{O_2}$が正常範囲内であったために，ボリュームコントロールが不適切になった症例もきわめてまれにある．われわれの経験では，熱中症の患者でScv$_{O_2}$が正常値であったのに臓器低灌流を来したことがある．この理由はむしろ熱中症で，末梢血管の血流が過剰になったために相対的に臓器血流が低下したことで生じたようである．

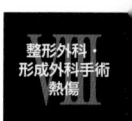

COLUMN
術中脂肪塞栓が疑われたら

　長管骨骨折や骨盤骨折において脂肪塞栓症は必発と考える。骨髄操作中に急激な血圧低下を見たら，まず脂肪塞栓を疑う。治療は低酸素血症に対する治療が原則であり，必要であれば昇圧薬（徐脈ならアトロピンも併用する）が必要になる。著者も若年齢者の長管骨骨折においてはそのほとんどの症例で低酸素血症が生じているという報告を行ったことがある。したがってパルスオキシメータは必須だと考える。脂肪塞栓の増悪因子は，hypovolemiaであるのはいうまでもない。大腿骨の骨髄操作中は出血も多いので，術野の観察，出血量の把握などを怠らない。

＜病態生理＞
　長管骨骨折→骨髄中の脂肪滴が血管損傷部位から静脈中に吸引→右心
　　（右心）→肺胞毛細血管を閉塞：肺脂肪塞栓症（→ARDS→死）
　　（右心）→動静脈吻合→左心→全身（脳，腎）
　長管骨骨折でほぼ必発（程度の差あり：10-35％が死亡）。
　組織標本の脂肪染色で確認。FIO_2 1.0，呼気終末陽圧（PEEP）20cmH_2Oで酸素化能が不十分であるような状況では経皮的心肺補助（PCPS）［体外膜型肺（ECMO）］を考慮する。外傷性の急性呼吸促迫症候群（ARDS）か脂肪塞栓症の鑑別は困難であるが，脂肪塞栓症であれば早期の骨折部，特に下肢の外科的固定が優先される。初めて脂肪塞栓症に関する臨床症例が報告されたのは100年以上前であり，それ以来，この病状に関した知識は，めざましく発展してきている。Gurdの診断基準は，大小の臨床症状からなり，もっとも一般的な診断方法として文献から引用されている。長管骨骨折を伴う患者の多くに脂肪塞栓が発生しているが，臨床徴候と症状については骨折患者のわずか1-10％に発症することが現在知られている。脂肪塞栓症と脂肪塞栓症症候群とは独立したものであるという考え方があるが，ここでは同列に扱う。脂肪塞栓症は，微小循環内での脂肪体が存在して，特徴づけられる臨床症候群である。肺臓内に存在する脂肪塞栓症は，ARDSを生じさせる可能性がある。物理的に毛細管のうっ血を起こすという考え方もあるし，脂肪滴が前炎症性メディエータを賦活して全身における炎症反応を惹起するという考え方もある。両側大腿骨骨折や病的大腿骨骨折において発生する脂肪塞栓に関する文献は少ない。両側大腿骨骨折の発生率は大腿骨骨折患者総数の2-9.5％であり，通常は高エネルギー外傷と多発外傷患者において生じている。
　脂肪塞栓症は，最初に剖検所見から見い出され，1862年にZenkerによって報告され，1873年にvon Bergmannによって臨床的に初めて診断され報告された。脂肪塞栓症に関する臨床徴候と症状は，外傷の後24-48時間以内で通常出現する。クラシカルな三徴としては，肺の変化，脳機能不全と点状出血性皮疹が認められることである。血液学検査や放射線学的な診断では特有な所見は少なく，臨床的な診察がその鍵とな

る。脂肪塞栓症の潜伏期間ではしばしば無症状であり，他の疾病や損傷によって隠れている場合があることから，その予測が困難な場合がある。肺の毛細管床に塞栓し，もしそれが十分に小さい場合は，それは全身性の循環に到達すると考えられる。脂肪滴による微小血管の閉塞は，局所的な虚血を生じて，炎症性メディエータを遊離させ，血小板を凝集させる。治療においては，早期固定や酸素吸入と換気，血行動態の安定化，深部静脈血栓の発生予防，ストレスに関連した消化管出血や栄養摂取を管理する全身的なICU管理を含む予防が重要である。主な治療については，一度脂肪塞栓症が臨床的に診断された場合決定的な治療はなく，ステロイドの投与などエビデンスのない治療しかないのが現状である。二次的に生じた急性肺損傷（ALI）と急性呼吸促迫症候群（ARDS）の管理は通常どおり行う。また重症脳損傷に対して脳低温療法が試みられることもあるが，植物状態に至ったり，脳死状態になるような重症脳損傷の治療は困難である。

【文　献】

1) MacLennan N, Heimbach DM, Cullen BF. Anesthesia for Major Thermal Injury. Anesthesiology 1998；89：749-70.
2) 加藤久晶, 小倉真治. 岐阜大学高度救命救急センター熱傷治療マニュアル. 2006.
3) 小倉真治. 緊急麻酔法. 今日の診療指針. 東京：医学書院；2003. p.85.
4) 佐伯　昇, 弓削孟文. 熱傷患者の麻酔. 救急医学 2003；27：124-6.
5) 弓削孟文, 田中祥子, 佐伯　昇. 熱傷患者のデブリードマン手術における麻酔管理のポイント. 形成外科 2002；45：733-9.
6) 弓削孟文, 田中祥子, 佐伯　昇. 熱傷患者デブリードマン手術の麻酔管理—その問題点—. 熱傷 2002；28：73-9.
7) Martyn J, Goldhill DR, Goudsouzian NG. Clinical pharmacology of muscle relaxants in patients with burns. J Clin Pharmacol 1986；26：680-5.
8) Ward JM, Martyn JA. Burn injury-induced nicotinic acetylcholine receptor changes on muscle membrane. Muscle Nerve 1993；16：348-54.
9) Gronert GA, Theye RA. Pathophysiology of hyperkalemia induced by succinilcholine. Anesthesiology 1975；43：89-99.

（小倉　真治）

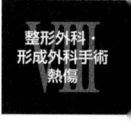

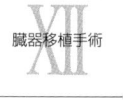

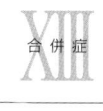

IX 産科手術の緊急麻酔

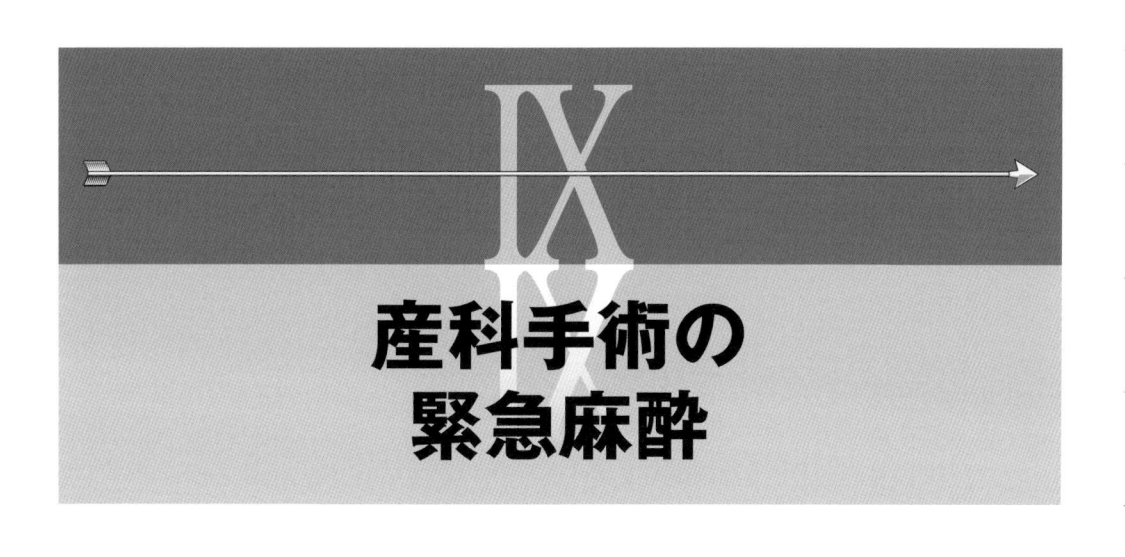

1 術前評価と術前準備

　妊婦の多くは若く健康であると考えられるが，妊娠前から合併症を有していたり，妊娠・分娩に伴う特殊な病態により手術が必要となったり，外傷や虫垂炎により産科以外の緊急手術が必要となることもある。厚生労働省統計情報部の人口動態調査によるとわが国の妊産婦死亡率は平成元年（1989）より出生数10万に対して10を下回っている。近年の妊産婦死亡率は8-5程度である。平成17年度（2005）の妊産婦死亡のうち，直接産科的死亡は72％であり，その死因としては産科的塞栓症（27％），前置胎盤および胎盤早期剥離（17％），分娩後出血（13％），妊娠高血圧症候群（11％）の順になっている。これらの事実を念頭に置き，産科緊急手術の麻酔に関しては母体の安全確保はもちろん，胎児の予後の改善にまで注意を払った麻酔管理が要求される。このためには妊娠中の生理学的・病態生理学的変化を理解すること，鎮痛法や麻酔法の胎児に与える影響について理解することが産科麻酔の基本原則となる。さらに緊急手術においては潜在する問題点の早期認識，大動脈，大静脈の圧迫回避，適切な制酸薬の予防的投与，局所麻酔法と全身麻酔法の適切な選択と実施が重要となってくる。産科緊急手術でもっとも遭遇する緊急帝王切開の麻酔法を中心に概説する。

1）妊娠に伴う母体の生理的変化

妊娠により全臓器に生理的変化がもたらされるが，出産に伴い正常に戻る。

a．呼吸器系
プロゲステロンの増加と腫大した子宮の影響を受ける。1回換気量，分時換気量，

呼吸数，酸素消費量は増加し，機能的残気量，残気量，呼気予備量，呼気終末二酸化炭素分圧は減少する。かなりの程度の気道粘膜の充血，浮腫を認め「いびき」の頻度が妊婦では有意に高くなる。これは妊娠高血圧症候群でさらに強くなるとされている。問診での「いびき」の程度の確認は上気道閉塞，挿管困難の予測に重要である。

b．循環系

心拍出量は妊娠6週から増加し16-28週の間に最大となり30-50％増加する。1回拍出量，心拍数も増加する。血液量も増加するが赤血球量の増加（約25％）よりも血漿量の増加（約50％）が多い。妊娠30週以降は妊娠子宮による大動脈，下大静脈圧迫の影響が強くなる。妊娠20週以降は仰臥位時には子宮の圧排が必要である。循環血液量の評価は出血性の緊急手術では特に重要である。

c．消化器系

プロゲステロン濃度増加のため平滑筋の弛緩による胃腸運動が低下する。食道-胃接合部の下部食道括約筋と横隔膜裂孔の弛緩による胃内容物排泄速度の低下，胃液逆流が認められる。

d．腎・泌尿器系

心拍出量の変化を反映し糸球体濾過率（glomerular filtration rate：GFR）は妊娠16-24週の間に最大30-50％増加する。血中尿素窒素（blood urea nitrogen：BUN），クレアチニンは低下する。

e．中枢神経系

妊娠に伴い局所麻酔薬，全身麻酔薬の必要量は低下する。局所麻酔薬の必要量の低下には腹腔内圧増加による硬膜外腔，くも膜下腔の減少も関係している。最小肺胞濃度（minimum alveolar concentration：MAC）の低下はプロゲステロンの増加，エンドルフィン系の活性化が関係している。

f．内分泌系

胎盤によるホルモン産生，蛋白結合量の増加によりほとんどの内分泌腺が影響される。胎盤による甲状腺刺激ホルモン類似ホルモンの産生により甲状腺機能亢進症類似の症状がしばしば存在する。また副腎皮質刺激ホルモン類似ホルモンも分泌され，グルココルチコイド，エストロゲンの増加が糖代謝に影響しインスリン必要量も増加する。

g. その他

白血球数の増加，鉄所要量の増加，第Ⅶ，Ⅷ，Ⅹ凝固因子の増加，フィブリノーゲン量の増加，血小板数の減少が認められる。凝固系が亢進し播種性血管内凝固（disseminated intravascular coagulation：DIC）準備状態にあるといえる。血液凝固異常の程度は麻酔法の選択に重要な意義を持つので術前評価では大切である。

2）胎児への影響

緊急手術においては母体だけでなく胎児の状態の把握も重要であり，胎児の情報についても産科医と情報交換する必要がある。また各種薬物の胎児への影響についても熟知する必要がある。

a. 胎児心拍数（FHR）モニタリング

胎児心拍数（fetal heart rate：FHR）モニタリングは胎児の健康状態を評価する方法として不可欠である。正常FHRは120-160bpmであるが，頻脈は母体の発熱，軽度低酸素状態の持続などを示し，高度の徐脈は，低酸素，胎盤早期剝離，子宮破裂などの重篤な原因の存在を示唆する。胎児仮死と診断するパターンとしては高度徐脈，遅発一過性徐脈，高度変動一過性徐脈，基線細変動の消失が存在する。

b. 薬物の胎盤通過性

薬物の胎盤通過性は，分子量，脂溶性，蛋白結合率，分子型が影響する。分子量は小さいほど通過しやすく1,000以上では通過しにくくなる。脂溶性が高いほど通過しやすく，脂溶性のバルビツレート，プロポフォールは容易に胎児に移行し，脂溶性の低いd-ツボクラリン，スキサメトニウムは移行しにくい。蛋白結合率が低い薬物やイオン化しない非解離性物質ほど通過しやすい。麻薬は胎盤を通過し新生児の呼吸抑制をもたらす。フェンタニルの胎盤通過性は高いが1μg/kgでは15分以内に娩出された児のアプガー指数には影響しない。レミフェンタニルも慎重投与とされている。ケタミンは胎盤を通過しやすく1.5mg/kg以上で子宮収縮作用があること，妊娠高血圧症候群では使用に注意する必要がある。吸入麻酔薬は胎盤を容易に通過し，子宮収縮，児の呼吸抑制作用があるが，0.5MAC程度では影響は少ない。局所麻酔薬ではリドカイン，メピバカインは胎盤を通過しやすいがブピバカインは通過しにくい。児の催奇形性に関してはほとんどの麻酔に関連する薬物で臨床使用量では問題ないと考えられている。薬物と胎児への影響に関しては食品医薬品局＜米国＞（Food and Drug Administration：FDA）の薬剤胎児危険度分類基準やオーストラリア基準がよくカテゴリー分類されているので参考にし，常に新しい情報を得るのが望ましい。

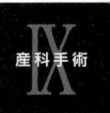

c. 子宮内胎児蘇生 (intrauterine resucitation)

母体が危険に曝された場合に救急蘇生を麻酔科医が実施するのと同様に，子宮内の胎児切迫仮死に対する治療にも参加することが勧められている[1]。それは胎盤への酸素供給の増加，臍帯血流の増加により，児の低酸素，アシドーシスの改善を目指すものである。具体的には左側臥位，酸素投与，1lの晶質液輸液，高濃度酸素投与，子宮収縮の緩和剤の投与などが挙げられる。

3) 挿管困難

麻酔に関連する妊産婦死亡の原因として挿管困難と誤嚥が重要である。気管挿管の失敗は非産科患者の10倍に相当し，200-300例に1例とされる[2]。平成8年度 (1996) 厚生省心身障害研究報告書の妊産婦死亡の原因の究明に関する研究において，不適切な麻酔，挿管による死亡が原因のひとつと考えられ，かつ救命がある程度可能であったと判定されている。したがって，<u>気道および挿管困難に関する評価は必ず実施する必要がある</u>。開口制限の有無，Mallampati分類，下顎可動性，頸部可動性，体重 (肥満)，喉頭浮腫の存在（妊娠高血圧症候群では特に浮腫が強くなる），乳房が挿管の邪魔にならないかなどを評価するのにそれほど時間は必要でなく，必ず実施しなければならない。帝王切開時には常に各種喉頭鏡（ブレード長，短，ハンドル短，マッコイ），各種気管チューブ（5mm以上から），経口経鼻エアウェイ，ラリンジアルマスクを用意する必要がある。さらに挿管困難が予想される場合はガムエラスティックブジー，気管支ファイバー，輪状甲状膜切開セットなどの各施設の挿管困難セットを準備しておく必要がある。また挿管困難が予想される妊婦では産科医と麻酔科医が相談し，あらかじめ分娩早期から硬膜外カテーテルの留置を行うことをアメリカ産婦人科学会では勧めている[3]。

4) 妊婦と胃内容物排泄時間

<u>メンデルソン症候群</u>で知られるように誤嚥は妊産婦の死因につながる。消化器系の生理的変化で述べた解剖学的理由，さらには不安や疼痛，麻薬の使用により胃内容物の排出時間が延長し誤嚥しやすい状況にある。しかし近年，妊婦での胃内水分排泄時間や胃固形物排泄時間は陣痛が発来していない場合は延長しないことが報告された。したがって陣痛発来前であれば絶飲食は通常の手術と同様と考えてよい。しかし陣痛発来後では，固形物は分娩後でも排出時間が遷延するので誤嚥の危険性には十分注意する必要がある[4]。

表1 帝王切開時の緊急度

程度	定義
カテゴリー1	母体，胎児の生命への切迫危機
カテゴリー2	母体，胎児は生命危機にあるが切迫はしていない
カテゴリー3	早期の分娩が望まれるが母体，胎児は生命危機にはない
カテゴリー4	産科，手術室の状況しだいでよい

(Levy DM. Emergency caesarean section : best practice. Anaesthesia 2006 ; 61 : 786-91より引用)

5）緊急度

手術の緊急度は母体と胎児の状態によって決定される。産科医から情報を得，緊急性に応じて母体，胎児の安全が確保されるように手術室入室時間，麻酔法の決定を行う。表1に緊急度のカテゴリーを示す[5]。カテゴリー1は胎盤早期剝離などで分娩前出血が生じ胎児の徐脈が持続しているような場合であり，全身麻酔法が選択される。カテゴリー2は臍帯脱出を認めるが胎児は重篤というほどではなく，FHRモニタリング下に局所麻酔法が選択される時間的余裕がある。この分類法は従来の緊急帝王切開での手術決定から娩出までを30分以内で行う30分ルールよりも緊急度が分かりやすいとされている[5]。麻酔科医が情報を得てから分娩までの時間が大切であり，産科医，麻酔科医，新生児小児科医，助産師，看護師などスタッフの密な情報交換が重要である。

6）病態などによる注意点

子宮収縮に対してリトドリンが持続静注されている場合は頻脈だけでなく肺水腫まで合併することがあるので注意が必要である。子癇前症に対してマグネシウムが投与されている場合は，筋弛緩効果の増強，大量時には呼吸抑制，循環虚脱も生じるので血中濃度のモニタリングを行うのがよい。常位胎盤早期剝離では出血量の予測が難しく，DICの合併の有無に注意する。前置胎盤では予定手術が行われることが多いが，癒着胎盤では不意の出血に備え血液が迅速に確保できるようにしておく。帝王切開後の経腟分娩（vaginal birth after cesarean：VBAC）では子宮破裂徴候が生じた場合は30分以内の緊急帝王切開が望ましく，産科医との密な連絡が必要である。

2 前投薬は？

鎮静薬は新生児に影響を与える可能性があり投与しない。また，抗コリン薬である

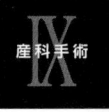

アトロピンはFHRモニタリングに影響を与える可能があり，かつ食道下部括約筋を弛緩させるため特に必要と考えられるとき以外は使用しない。陣痛発来後の緊急手術では前述したように胃内容物排出遅延が生じている。誤嚥予防のため胃内容物排泄遅延の拮抗と食道下部括約筋の内圧を高める目的でメトクロプラミド10mgの静注を行う。また胃液pHの上昇と量減少目的でH$_2$受容体遮断薬の静注を行う。ラニチジン50mgは作用時間が長く肝酵素への影響も少ないのでよく使用されている。ただしH$_2$受容体遮断薬はすでに胃内に存在する胃酸に対する効果はない。

3 麻酔法は？

麻酔法の選択においては手術の緊急度，術中，術後の鎮痛，母体，胎児への影響を考慮して選択する。帝王切開では全身麻酔に関連した妊婦死亡の危険性が区域麻酔に比較して17倍高く，このため区域麻酔へと移行してきている。これにより米国では100万生産出数に4.3人であった麻酔関連の妊婦死亡が1.7人に減少している[6]。しかし全身麻酔では執刀までの時間が短縮でき，循環動態も比較的安定している。このため緊急度カテゴリー1では全身麻酔が選択される。胎児の予後も区域麻酔が全身麻酔に勝るとされているが，後向き研究や緊急度の定義があやふやであったりする[7]。また区域麻酔は実施に時間がかかり，低血圧による胎児への影響もあることを忘れてはならない。一般的には非常に緊急度が高い場合は全身麻酔を選択し，時間的余裕のある場合は原則として区域麻酔の選択をするのがよい[8]。区域麻酔の禁忌としては母体の循環血液量の減少状態もしくはその疑い，敗血症，血液凝固異常，神経学的疾患，施行部局所の感染などが挙げられる。血小板8万以下は区域麻酔を控えたほうがよい。

区域麻酔法としては脊髄くも膜下麻酔，硬膜外麻酔，脊硬麻がある。無痛分娩目的に硬膜外カテーテルが留置されている場合は，これを利用する（epidural top-up）。この場合はあらかじめ留置されている硬膜外カテーテルの効果範囲，血管内迷入などがないか十分検討しておくことが必要である。硬膜外麻酔では脊髄くも膜下麻酔に比較し，追加投与が可能であること，血圧低下の頻度が少なく軽度であること，術後疼痛管理にも使用できる利点があるが，作用発現に時間がかかること，硬膜穿刺の可能性があること，不成功の率が高いこと，シバリングの発生率が高いなどの欠点がある。脊髄くも膜下麻酔は施行後10-20分以内に手術可能な麻酔範囲が得られ急性胎児切迫仮死にも対応できる[9]。また出血に対する準備が十分であれば前置胎盤にも適応可能であり，妊娠高血圧症候群でも血圧の急激な低下は問題にならない[10]。このため緊急帝王切開では脊髄くも膜下麻酔は安全，迅速な麻酔法であるといえる。脊硬麻は脊髄くも膜下麻酔の作用発現の早さ，確実性と硬膜外麻酔の追加投与，術後鎮痛への応用が可能である。しかし併用であるため麻酔実施に時間を要するので緊急度の低いとき

でないと利用しにくい。
　カテゴリー1の緊急度で，母体と胎児の安全のためには区域麻酔も気管挿管も困難な場合には，最終的には術者による局所浸潤麻酔もオプションとして考慮する。以上述べてきたように麻酔法の選択に際しては前述した術前評価と準備が重要な意味を持つ。そして児娩出までどの程度の時間的余裕があるかを常に産科医と相談しなければならない。

4 麻酔導入時のコツ

麻酔法の選択により区域麻酔，全身麻酔について記述する。

1) 区域麻酔

　区域麻酔の実施に際してはFHRモニタリングを行い，胎児仮死の緊急性が高まった場合には全身麻酔への変更が行えるよう準備しておく必要がある。

a. 硬膜外麻酔

　無痛分娩目的の硬膜外カテーテルを利用する場合は無痛分娩使用時の鎮痛領域を確認し，S5-T5の鎮痛領域を得るように局所麻酔薬の増量もしくは脊髄くも膜下麻酔の併用も考慮する。一般的には局所麻酔薬の分割投与では低血圧の程度は軽症である。フェンタニル50μgの硬膜外追加投与は内臓痛を軽減する。妊婦への硬膜外カテーテル留置時には3％の頻度で偶発的硬膜穿刺が生じ，70％が重篤な硬膜穿刺後頭痛を訴える[11]。

b. 脊髄くも膜下麻酔

　脊髄くも膜下麻酔施行時の体位としてはこれまで仰臥位低血圧症候群の予防のために麻酔後，左側へ傾斜させた体位をとるので穿刺時には右側臥位が奨励されてきた。しかし現在，使用頻度の高い高比重0.5％ブピバカインを用いた研究では左傾斜を行っても麻酔高に左右側臥位で差はなく，問診により患者が楽な向きの側臥位での施行が適切と考えられる[12]。必要局所麻酔薬量としては高比重0.5％ブピバカインの2.5mlで多くの妊婦では十分であり，これにフェンタニル25μgまたはモルヒネ0.1mgの添加は鎮痛効果を高める[5]。ただしフェンタニルでは術後痛までは管理できない。高比重と等比重ブピバカインでは，報告によっては麻酔域，持続時間に差が認められる。しかし現実的には両者にほとんど差はなく，高比重では麻酔域の調節がしやすく，等比重では脊硬麻時の時間的余裕があるなどの利点の差と考えてよい。硬膜穿刺後頭痛

の発症率を下げるためには，くも膜穿刺針としてペンシルポイント型の25G Whitacre針（発症率0-1%）を，カッティング型では27G Quincke針（発症率3%）を使用するとよい。Quincke針を用いる場合にはベベルの向きを硬膜の縦走線維と平行にするとよい。

c. 脊硬麻

一般的実施方法としては最初に硬膜外カテーテルを留置し，その後隣接する椎間からくも膜下穿刺を行うdouble needle-double interspace法と，硬膜外腔に穿刺した硬膜外針をくも膜穿刺針のガイドとして使用するneedle through needle-single interspace法がよく使用される。麻酔法も脊髄くも膜下麻酔の効果が不十分なとき，手術の延長時，術後疼痛管理に主として硬膜外カテーテルを使用する場合と術中の疼痛管理を最初から両者の併用で行う場合がある。併用時には高比重0.5%ブピバカイン量は1mlに減量できる。

2）全身麻酔

全身麻酔は極度の緊急時に選択される場合がほとんどであり，母体に十分な麻酔を施行し，かつ胎児への影響を最小限に抑え，母体，胎児の生命の安全を最優先する。このため，産科医，麻酔科医，新生児小児科医，看護師，助産師などコメディカルも含めたチーム医療であり，なるべく熟練したスタッフをそろえるようにする。著者が用いている全身麻酔の手順を表2に示した。また挿管困難は妊婦死亡原因の重要な因子であり，特に緊急時には難易度が高まるため挿管困難症例に対する対処法は各施設で常に準備しておく必要がある。挿管困難時の対処アルゴリズムを図1に示した。

緊急帝王切開時全身麻酔症例の減少により，未熟なスタッフの挿管行為が妊産婦の死因にも関連している[13]。また新生児小児科医が同時に待機していれば，麻酔薬の胎児への影響は可逆性なものであり，影響の予測も可能であり，妊婦の危険な高血圧を防ぐための麻薬の投与も安全にできる。いわゆるsleeping babyを気にしすぎる必要はない。妊婦は筋弛緩薬に対する感受性が高まっているためpriming principleには注意が必要である。スキサメトニウムに代わって非脱分極性筋弛緩薬による挿管を推奨する意見もある。プロポフォールの胎児への移行はチアミラールとほぼ同等であり，常用量であれば導入時の血圧低下に注意しチアミラールと同様に使用できる。しかしわが国での医薬品添付情報では妊婦への使用は禁忌とされている。全身麻酔の導入に関しては伝統的なcrash inductionは見直す時期にきているかもしれない[14]。

表2 帝王切開時の全身麻酔

1. 前投薬にメトクロプロミド10mg，H_2受容体遮断薬静注
2. モニター装着，術者による体位とりと消毒開始
3. 子宮左方偏位による仰臥位低血圧症候群の防止
4. 100％酸素投与
5. 線維束性攣縮予防に非脱分極性筋弛緩薬？（投与しないとする意見もある）
6. 消毒終了，小児科医，助産婦の準備完了，吸引装置などの準備完了を確認
7. 麻酔導入開始：チアミラール（3-4mg/kg），ケタミン（1mg/kg），
   （プロポフォール1.5-2mg/kg）のいずれかとスキサメトニウム同時投与（1.5-2mg/kg）
   輪状軟骨圧迫（おおよそ60秒後には挿管可能）
8. カフ付き気管チューブ（スタイレット使用）で挿管→挿管確認後ただちに執刀
9. 50％酸素，50％亜酸化窒素，0.75MACの吸入麻酔薬（イソフルラン，セボフルラン）
   必要に応じ筋弛緩薬追加投与
10. 過換気に注意
11. 導入-娩出時間，子宮切開-娩出時間を最短に
12. 臍帯結紮後は亜酸化窒素，麻薬，ベンゾジアゼピンにより麻酔深度を深くする
    吸入麻酔薬は低濃度維持，子宮からの出血に注意
13. 母体完全覚醒後，抜管

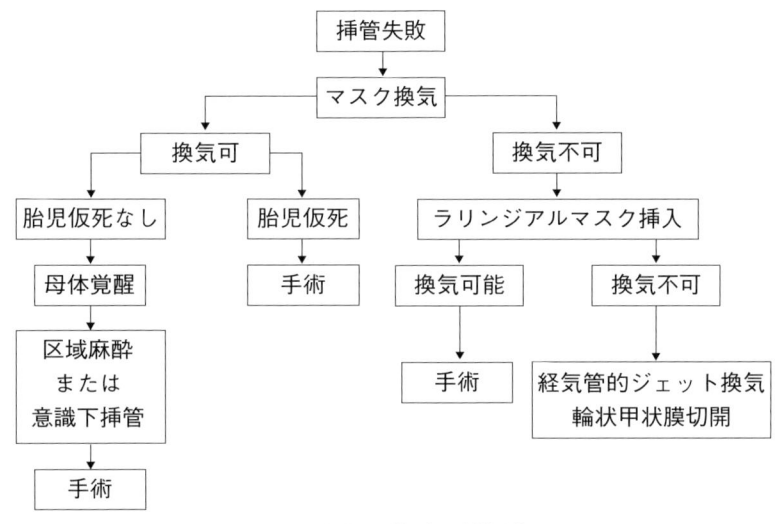

図1 挿管困難時の対処法

（Beilin Y. Anesthesia for cesarean delivery：regional or general? In：Fleisher LA, editor. Evidence-based practice of anesthesiology. Philadelphia：Saunders；2004. p.401-6より改変引用）

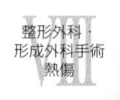

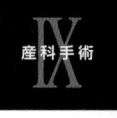

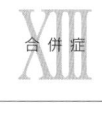

5 モニタリング

　一般には通常の標準的モニタリングを実施する。区域麻酔法では心電図，血圧計，パルスオキシメータが通常であり，全身麻酔法ではこれにカプノグラム，体温計を加える。血行動態が不安な場合や，産科出血，心・肺疾患の合併においては観血的動脈圧モニタリング，血液ガス分析を行う。フロートラックセンサー™は通常の動脈圧ライン経由で，動脈圧波形の解析により連続的動脈心拍出量測定が可能である。妊娠高血圧症候群では循環血液量把握による血行動態の評価が重要であり，重症度に応じて中心静脈カテーテル，肺動脈カテーテルによるモニタリングを行う。妊婦では筋弛緩薬必要量が少なく，特に子癇前症でマグネシウム投与が行われている場合は筋弛緩モニタリングを行う。母体だけでなく妊娠20週以降はFHRモニタリングも行う。

6 術中管理

1) 術中管理

a. 区域麻酔時の血圧低下

　低血圧は脊髄くも膜下麻酔（発生率45-100％）では硬膜外麻酔（発生率15-44％）よりも生じやすい。対処法としては子宮左方移動，輸液負荷，昇圧薬の投与が一般的である。伝統的な麻酔施行前の大量の晶質液負荷は否定的であり，麻酔施行との同時負荷に代わってきた[5)15)]。昇圧薬としてはエフェドリンが子宮胎盤血流への影響が少ないということで使用されてきた。しかしフェニレフリン50-100μgの投与は頻脈を来しにくく安全効果的に使用できる。フェニレフリン100μgはエフェドリン8mgに相当する。血圧低下が生じる前に一度フェニレフリンを投与し，悪心などの低血圧の先行する症状がでれば再度投与するように，昇圧薬の投与タイミングが低血圧の防止により肝要である。フェニレフリン使用時には反射性徐脈の出現に注意する必要があるが，積極的に使用してよい。

b. 全身麻酔中の注意点

　全身麻酔中の陽圧換気は子宮血流を減少させるが，妊婦正常動脈二酸化炭素分圧である30mmHg以下となるような過換気は母体の酸素解離曲線を左方移動させ，さらに胎児への酸素供給を減らすので注意する。
　術中覚醒を防ぐため麻酔深度はBIS（bispectral index）＜60，呼気終末麻酔ガス濃度＞0.75MAC（＋50％亜酸化窒素）を維持する。麻酔深度が児に影響したエビデ

ンスはなく，子宮弛緩作用はセボフルランなどではただちに中止することで拮抗可能である[16]。

2）術中管理の工夫

重度の妊娠高血圧症候群でも脊髄くも膜下麻酔は安全に実施できるが，凝固異常や子癇に移行しやすい場合は全身麻酔が適応となる。妊娠高血圧症候群の死因の65％は脳出血であり，血圧のコントロールは非常に重要である。挿管刺激により著しく血圧が上昇するために麻薬併用（フェンタニル 2.5 μg/kg，レミフェンタニル 2 μg/kg）を考慮する。また抜管時にも血圧は上昇しやすいので降圧薬を使用する。前置胎盤では従来よりも局所麻酔での安全性が唱えられている。

帝王切開中，骨盤位の児頭娩出困難時にニトログリセリン静注で子宮を弛緩させ娩出に成功した例があり，該当時には試みる価値がある。子宮収縮のためのオキシトシン，$PGF_2\alpha$，マレイン酸メチルエルゴメトリンは高血圧，頻脈など循環系への影響が強いので使用時には注意する。

7 輸液管理

周産期の出血は妊婦死因の主な原因である。妊婦は循環血液量が増加しているため，出血量が増加しても低血圧が生じにくい。逆に術中出血量カウントには羊水も含まれ，児娩出後の子宮収縮により子宮血管床から500～750 ml程度の血液が母体循環血液量を増加させる。このため出血量の判断は多くも少なくも見誤りやすいので注意が必要である。癒着胎盤など出血の危険性が高いと予想される場合は，輸血準備，輸液路の確保（2本）はもちろん，全身麻酔に侵襲的モニタリング，大量輸血装置，術後ICU入室などの準備をする必要がある。大量の出血に対しては（社）日本麻酔科学会が日本輸血・細胞治療学会と共同で「危機的出血への対応ガイドライン」を策定しているので参考にするとよい。

妊娠高血圧症候群では乏尿（尿量＜30 ml/hr）は通常認められ，脱水を意味しているわけではない。急性尿細管壊死は大出血や非ステロイド性抗炎症薬（nonsteroidal anti-inflammatory drugs：NSAIDs）の不適切使用など以外で生じることはまれである。晶質液と膠質液の優劣は定まっていない。晶質液は膠質浸透圧を下げるかもしれないが，膠質液の半減期の長さは妊娠により増加した細胞外液の産後の移動に関して循環血液量の負荷になるかもしれない。慎重な輸液管理が必要な場合は中心静脈圧（central venous pressure：CVP）のモニターを行い，CVP＜5 mmHgでは輸液負荷を行い，CVP＞5 mmHgでは少量の輸液にとどめるようにしたほうがよい。左心室

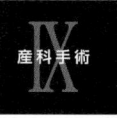

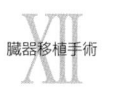

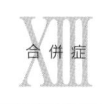

機能の低下によりCVP値と肺動脈楔入圧（pulmonary artery wedge pressure：PAWP）値が解離することがあり慎重に病態を把握する必要がある。

8 術後ICU入室の注意点

　術後疼痛管理を行い，血栓塞栓症の危険性を減少させるため早期に離床させる。脊髄くも膜下麻酔では，局所麻酔薬と同時に麻薬の投与（モルヒネ0.1mg）が術後24時間の鎮痛効果を持つ。くも膜下の麻薬投与は全身投与量の95％以上の減量につながり，副作用も減少する。しかし瘙痒感，呼吸抑制は生じる可能性があり，少なくとも術後18時間は呼吸数や酸素化のモニタリングが必要である。硬膜外カテーテルによる鎮痛や麻薬を用いたPCA，NSAIDsが使用される。母乳栄養の有用性から母乳育児が勧められているが，術後鎮痛に使用されるフェンタニルは脂溶性が高いため，母乳や胎盤経由で乳児や胎児へ移行することで母乳育児率が低下するとの報告もあるので今後注意が必要である。

　硬膜穿刺後頭痛が重症な場合は硬膜外自己血パッチを行う。硬膜穿刺部の1椎間下位から自己血を20ml緩徐（2分程度）に注入する。75％の有効性がある。持続する場合には他の原因についても検索を行う。

　術後出血は待機帝王切開患者に比較し緊急手術では多くなるので，注意深いモニタリング，診察が必要である。

　常位胎盤早期剝離では，弛緩出血，DIC，腎不全が生じやすい。子宮収縮薬の積極的投与，外科的止血の確認と凝固因子補充，適度な容量負荷を行う。妊娠誘発高血圧症候群では，低アルブミン血症からの肺水腫，乏尿が生じやすい。重症例は鎮静し，人工呼吸管理を行う。子癇は分娩後48時間まで生じるので，予防のためのマグネシウム投与はICUでも継続する。わが国では妊娠高血圧症候群で抜管後の喉頭浮腫，肺水腫，DICへの迅速適切な対応の遅れによる妊婦死亡原因が指摘されている。また重症例では溶血（hemolysis），肝酵素上昇（elevated liver enzyme），血小板減少（low platelet）を特徴とするHELLP症候群も発症する。血液凝固異常，出血，腎不全への進行予防，対応が必要となる。

私の経験

医療の発展に伴い，合併症を持つ妊婦も増加してきている。産科麻酔時の一般的合併疾患としては，糖尿病，心疾患，喘息，神経学的・整形外科的異常の合併がある。このうち心疾患の合併頻度は0.2-0.3％とされている[17]。

症例

27歳の女性。15歳時に心電図異常を指摘され，肥大型閉塞性心筋症（HOCM）の診断を受けていた。図に経胸壁心エコーを示した。心室中隔厚は最大で30mmと著明に肥厚しており，後壁以外の壁の肥厚がみられるMaron Ⅲ型の肥大型心筋症を認めた。Mモードで非対称性心室中隔肥大と僧帽弁腱索の収縮期前方運動（SAM）を示し，肥大型閉塞性心筋症の所見を認めた。左室流出路での圧較差は20mmHgで，MR Ⅰ度，TR Ⅰ度を認めた。自覚症状には乏しく，妊娠経過中も呼吸苦や心不全徴候は認めずNYHA心機能分類Ⅰ度と考えられた。産科医，循環器内科医，麻酔科医の相談の結果，自覚症状は乏しいがHOCM合併のため妊娠38週での待機帝王切開を行った。心電図，パルスオキシメータに観血的動脈圧をモニターした。この動脈圧ラインにフロートラックセンサー™を接続し，動脈圧解析から連続的動脈圧心拍出量を測定した。術後鎮痛も兼ねるため脊硬麻にて麻酔を実施した。脊髄くも膜下麻酔に

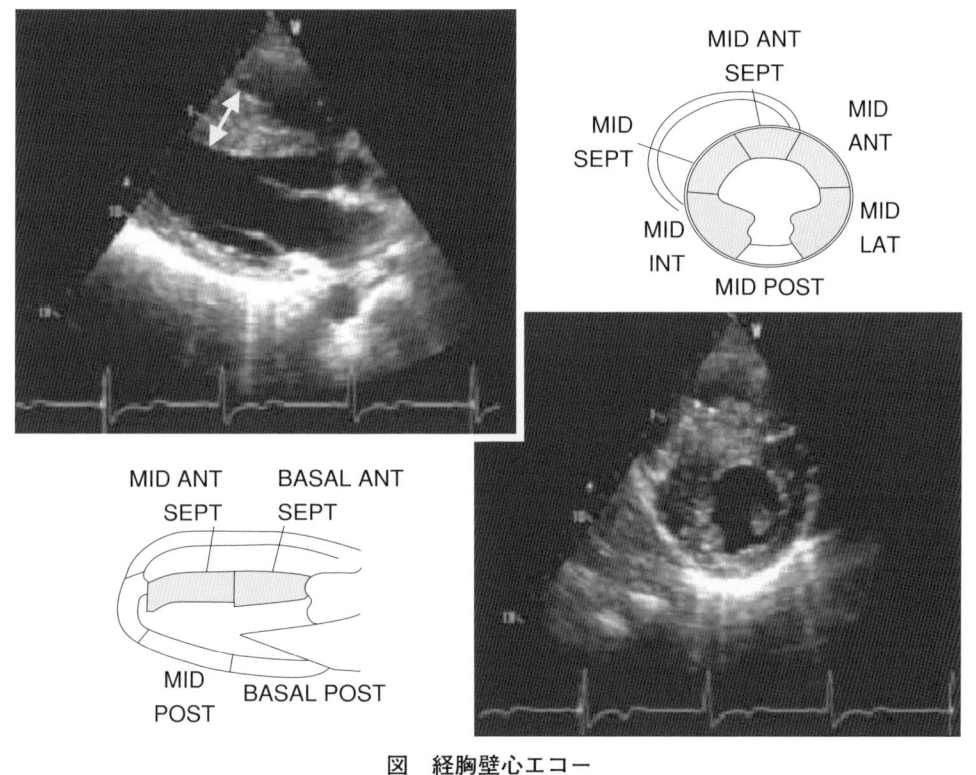

図　経胸壁心エコー

は高比重0.5％ブピバカイン2.5mlを注入し，T5以下の麻酔域を得た。血圧低下に対しては膠質液輸液，フェニレフリン100μgの静注で対処できた。子宮収縮薬，PGF$_2$α 330単位子宮筋注とオキシトシン15単位点滴静注の影響と考えられる頻脈，それに伴う1回拍出量の低下に対してランジオロールにて対処した。手術は特に問題なく終了し母子とも元気である。

● 解説

HOCMは心筋の肥大が通常非対称的で心室中隔に認められることが多く，このため左室流失路狭窄を示す。常染色体優性遺伝形式をとり，人口の0.05-0.2％に認める。肥大心筋の硬直性のため左室拡張終期容積は十分な前負荷と洞調律への依存度が高い。また頻脈，後負荷の減少は心筋灌流自体が悪化する。症状は無症状から呼吸苦，胸痛，不整脈による失神，動悸，突然死とさまざまである。妊娠に伴う症状の悪化は10％以下とされるが，分娩時のストレス，カテコラミンの遊離に伴う心拍数の増加，既存の心筋障害から心不全につながるため待機帝王切開が選択される。待機帝王切開は一般には安全な手術手技であるが，手術に伴う出血などの合併症の病態への影響も考慮しなければならない。

● 注意点

待機手術の決定，麻酔法の決定に関しては，産科医，循環器科医，麻酔科医，新生児小児科医の相談により，重症度，手術に伴う危険性を判断して決定することが望まれる。頻度は低いがHOCMは潜在的に周産期での致死性不整脈の可能性を持っている。心血管系への負荷を防ぐためには周術期の鎮痛は非常に重要である。区域麻酔は交感神経遮断による前負荷，後負荷減少から流出路狭窄を強め，心拍出量減少，心不全をもたらす可能性がある。全身麻酔は循環動態の変動は小さいが，これまで述べてきたような誤嚥，挿管困難，胎児への麻酔薬の影響，術後鎮痛に劣るなどの欠点もあり，HOCMの重症度も考慮し慎重に選択する必要がある。脊硬麻は待機手術では実施において時間的余裕もあり，薬物の使用法により循環動態への影響も少なくでき，術後鎮痛にも優れているので本症例では採用した[18]。しかし十分な輸液による前負荷の確保，フェニレフリンによる効果的昇圧，観血的動脈圧モニタリングに連続心拍出量測定など十分な管理が必要であり，重症度に応じてはさらに侵襲的モニタリングも必要となる。子宮収縮薬は頻脈をもたらすことがあり，短時間作用型β遮断薬を状況に応じて適切に使用すると効果的である。

COLUMN

産科型DICを来している患者の緊急手術は？

妊娠中は生理的変化で述べたように凝固亢進による産科型播種性血管内凝固（DIC）準備状況にあるといえる。DICは産科的基礎疾患と関連性が大きく，組織トロンボプラスチンの血管内流入による原因が多く，急激に典型的劇症型DICに陥る。他の病態としては，産科出血による消費性凝固障害，輸液による希釈性凝固障害が関連する。表に産科型DICの基礎疾患を示す。治療としては迅速に原因疾患を除去し，凝固因子の補充のための新鮮凍結血漿の投与，血小板数5万以下では術前から血小板投与を行う。さらに酵素阻害療法としてメシル酸ガベキサート，メシル酸ナファモスタットなどの持続点滴を行う。血小板数，凝固能，出血時間に異常がある場合，区域麻酔は相対的禁忌となり，全身麻酔を選択する。平成8年度（1996）厚生省心身障害研究報告書の妊産婦死亡の原因の究明に関する研究においてハイリスクであるという情報にもかかわらず，通常の妊娠管理が継続され，合併症が発症，悪化してしまい，十分な全身管理が実施されない状態での手術実施の危険性が指摘されている。すなわち，母体の全身管理の不備から，さらなる母体の状況の悪化を招き，不可逆的状態に至ったと考えられるとしている。胎児仮死による胎児側因子にのみ気をとられ，母体の全身状態の十分な判断が行われずに，緊急帝王切開を行うことの危険性を指摘している。われわれ麻酔科医は限られた時間内で，できるだけ母体，胎児の全身状態を把握し，適切な全身管理を行うよう心がけなければならない。

表 産科型DICの基礎疾患

1. 常位胎盤早期剥離
2. 産科ショック
   弛緩出血，前置胎盤，子宮破裂，
   癒着胎盤，産道損傷，子宮外妊娠
3. 感染症
   敗血症性流産，産褥熱，絨毛膜・羊膜炎
4. 羊水塞栓症
5. 子癇，重症妊娠高血圧症候群
6. 死胎児症候群
7. 急性妊娠脂肪肝
8. 胞状奇胎
9. その他（薬物ショックなど）

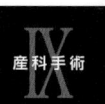

【文　献】

1) Thurlow JA, Kinsella SM. Intrauterine resucitaion : active management of fetal distress. Int J Obstet Anesth 2002 ; 11 : 105-16.
2) Barnardo PD, Jenkins JG. Failed tracheal intubation in obstetrics : a 6-year review in a UK region. Anaesthesia 2000 ; 55 : 690-4.
3) Anesthesia for emergency deliveries. ACOG committee opinion : committee on obsterrics : maternal and fetal medicine. Number104. Washington, D.C. : American College of Obstetricians and Gynecologists, March 1992. Int J Gynaecol Obstet 1992 ; 39 : 148.
4) Practice guidelines for obstetrical anesthesia : a report by the American Society of Anesthesiologists Task Force on Obstetrical Anesthesia. Anesthesiology 1999 ; 90 : 600-11.
5) Levy DM. Emergency caesarean section : best practice. Anaesthesia 2006 ; 61 : 786-91.
6) Hawkins JL, Koonin LM, Palmer SK, et al. Anesthesia-related deaths during obstetric delivery in the United States, 1979-1990. Anesthesiology 1997 ; 86 : 277-84.
7) Marx GF, Luykx WM, Cohen S. Fetal-neonetal status following caesarean section for fetal distress. Br J Anaesth 1984 ; 56 : 1009-13.
8) Beilin Y. Anesthesia for cesarean delivery : regional or general? In : Fleisher LA, editor. Evidence-based practice of anesthesiology. Philadelphia : Saunders ; 2004. p.401-6.
9) McCahon RA, Catling S. Time required for surgical readiness in emergency caesarean section : spinal compared with general anaesthesia. Int J Obstet Anesth 2003 ; 12 : 178-82.
10) Dyer RA, Els I, Farbas J, et al. Prospective, randomized trial comparing general with spinal anesthesia for cesarean delivery in preeclamptic patients with a nonreassuring fetal heart trace. Anesthesiology 2003 ; 99 : 561-9.
11) Eltzschig HK, Lieberman ES, Camann WR. Regional anesthesia and analgesia for labor and delivery. N Engl J Med 2003 ; 348 : 319-32.
12) Law ACS, Lam KK, Irwin MG. The effect of right versus left lateral decubitus positions on induction of spinal anesthesia for cesarean delivery. Anesth Analg 2003 ; 97 : 1795-9.
13) Why Mothers Die 2000-02. Report on confidential enquiries into maternal deaths in the United Kingdom. London : Royal College of Obstetricians and Genaecologists. http : //www.cemach.org.uk.
14) Levy DM. Traditional rapid sequence induction is an outmoded technique for caesarean section and should be modified. Int J Obstet Anesth 2006 ; 15 : 227-32.
15) Morgan PJ, Halpern SH, Tarshis J. The effects of an increase of central blood volume before spinal anesthesia for cesarean delivery : a qualitive systematic review. Anesth Analg 2001 ; 92 : 997-1005.
16) Chin KJ, Yeo SW. A BIS-guided study of sevoflurane requirements for adequate depth

of anaesthesia in Caesarean section. Anaesthesia 2004 ; 59 : 1064-8.
17) Kuczkowski KM. Labor analgesia for the parturient with cardiac disease : what dose an obstetrician need to know? Acta Obstet Gynecol Scand 2004 ; 83 : 223-33.
18) Matthews T, Dickinson JE. Considerations for delivery in pregnancies complicated by maternal hypertrophic obstructive cardiomyopathy. Aust N Z J Obstet Gynaecol 2005 ; 45 : 526-8.

(岩坂　日出男)

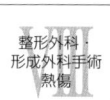

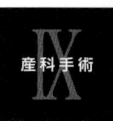

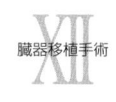

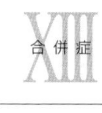

X 泌尿器科手術の緊急麻酔

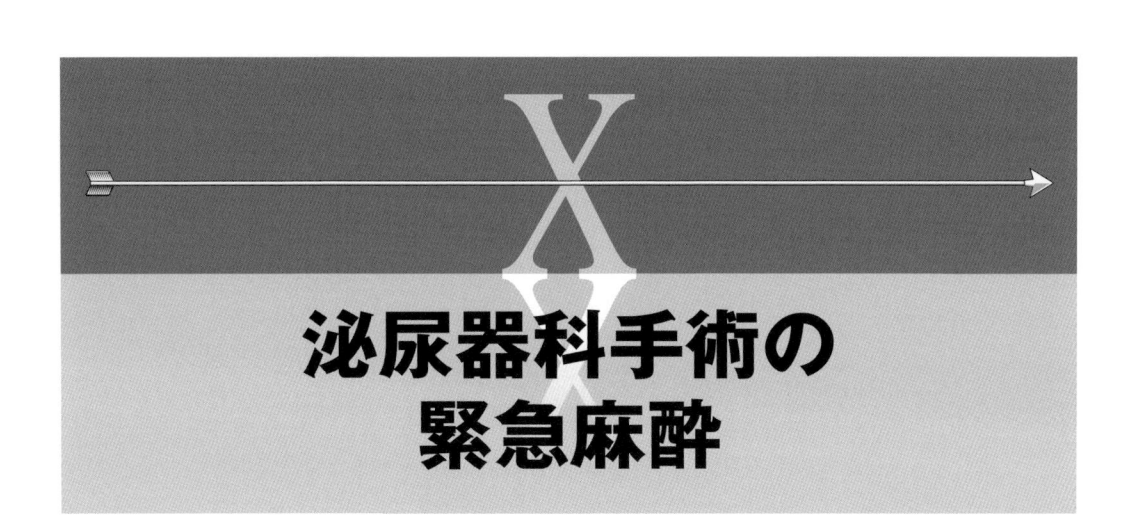

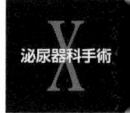

―― はじめに ――

　泌尿器科領域の緊急手術の頻度は少なく種類も多くはない．ここでは，緊急度が高いと思われる急性陰嚢症（精巣捻転症や，精巣垂および精巣上体垂捻転症）をはじめ，精巣腫瘍，膀胱出血，腎損傷，膀胱損傷，尿管損傷での疾患の特徴や麻酔管理について述べる．

　泌尿器科領域の手術では，全身麻酔だけでなく硬膜外麻酔や脊髄くも膜下麻酔などの区域麻酔を行うことも多いため，麻酔管理のうえで泌尿器領域の臓器の神経支配を理解する必要がある．

1 泌尿器科領域臓器の神経支配

　泌尿器の神経支配と必要な麻酔範囲を表1，2に示す．

1) 腎臓・尿管

　腎臓の交感神経はTh8-L1から節前線維が発し，腹腔神経節と大動脈腎動脈神経節を経由し腎臓に至る．副交感神経は迷走神経である．

　尿管を支配する交感神経はTh10-L2から節前線維が発し，大動脈腎動脈神経節，上および下腹神経叢を経由して尿管に至る．副交感神経はS2-4の仙骨神経叢から出ている．痛覚線維は交感神経とともに走行して同一の脊髄分節に入るため，腎尿管の痛みは主にTh10-L2部位の痛みとして認識される．

表1　泌尿器の神経支配

	交感神経	副交感神経	知覚神経
腎臓	Th8-L1	迷走神経	Th10-L2
尿管	Th10-L2	S2-4	Th10-L2
膀胱・尿管・前立腺	Th11-L2 S2-4	S2-4	Th11-L2 S2-4
睾丸	Th10-S2	S2-4	Th10-S2
陰茎	L1-2	S2-4	L1-2 S2-4

（土田英昭, 門田和気. 泌尿器科手術の麻酔. 小川節郎, 新宮　興, 武田純三ほか編. 麻酔科学スタンダードⅡ臨床各論.（第1版）東京：克誠堂出版；2003. p.121 より引用）

表2　必要な麻酔範囲

腎手術	Th5-L2
尿管開腹手術	Th5-S4
TUR手術	Th10-S4
膀胱・前立腺手術（開腹）	Th5-S4
睾丸手術	Th10-S4

（横山和子. 泌尿器科. 脊椎麻酔.（第1版）東京：診断と治療社；2001. p.295 より参考）

2）膀胱・尿道・前立腺

　膀胱と尿道，前立腺への交感神経はTh11-L2から節前線維が発し，上下腹神経叢を経由してそれぞれの臓器へ至る。一部の交感神経はS2-4からも出ている。副交感神経はS2-4の仙骨神経叢から出る。膀胱の緊張や緊満感を伝えるのは副交感神経であり，痛覚や触覚，温覚を伝えるのは交感神経である。このため膀胱体部の痛覚はTh11-L2，膀胱頸部の痛覚はS2-4へ入る。前立腺の痛覚もTh11-L2，S2-4へ入る。膀胱の運動は膀胱三角部を除いてほとんどが副交感神経によって支配されている。

3）睾丸・陰茎

　睾丸は胎生期に腹腔内から陰嚢内へ降りてくるため，神経支配は腎臓に近い。交感神経はTh10-L2から発しており，痛覚もこのレベルで脊髄に入る。陰茎の交感神経支配はL1-2から，副交感神経はS2-4から出ている[1,2]。

2 急性陰嚢症

　急性陰嚢症は急激な有痛性陰嚢腫脹を来す疾患群で，緊急手術が必要な精巣捻転と保存的観察ができる炎症性疾患とに大別される。精巣捻転では可及的速やかな処置が要求される。精巣機能温存のためには発症後4-6時間以内の手術が理想的とされており，麻酔科医にも迅速な対応が求められる。

1）精巣捻転症

　精巣捻転の発症頻度は4,000人に1人とされ，好発年齢は新生児期と思春期で10歳代または思春期前が70％を占める。捻転の状態から新生児期の鞘膜外捻転と，思春期の鞘膜内捻転に大別される。鞘膜外捻転は捻転症の10％程度を占め，新生児の捻転では出生前に発症しているものも多い。新生児期以外の捻転症はほぼ全例が鞘膜内捻転で，精巣末端部の解剖学的異常のために起こる。一般に360°以上の回転で組織異常が生ずると考えられている[3]。

　症状は陰嚢の疼痛と腫脹である。疼痛は突然発症し，悪心・嘔吐などの腹膜刺激症状を来すこともある。二次的な陰嚢水腫は約半数に認められ，微熱および陰嚢皮膚の発赤は発症からすでに時間が経過していることを示すものであり，精巣機能を救済できる可能性は低いと考える。発症後4時間では陰嚢の腫大を認めない例も多く，超音波カラードプラーによる血流の欠如が診断に有用である。

　治療は，捻転が疑われたら基本的に緊急手術となる。理想は4-6時間以内だが，12時間以内であれば精巣温存が可能な例もある[3)4]。自然解除された場合でも，再発防止のために精巣固定術は必要となる。一般的に同時に対側の精巣固定も行う。

2）精巣垂および精巣上体垂捻転症

　精巣垂，精巣上体垂は，ミュラー管や中腎管の痕跡器官であり，生理的機能はもたない。これらの捻転症は思春期以前に高頻度といわれる。

　症状は精巣捻転症と似ており，陰嚢の疼痛と腫脹である。嘔気，腹痛などの腹膜刺激症状を伴うことは少ない。精巣捻転症よりも疼痛の程度が軽いことが多いため，早期に来院することが少なく，浮腫，発赤が強くなってからでは精巣捻転症や精巣上体炎との鑑別が難しい。

　治療は消炎鎮痛薬と抗菌薬投与による保存的療法でよいが，精巣捻転症との鑑別がつかない場合は試験切開術となり，また疼痛が強い場合も手術により捻転部を切除する。

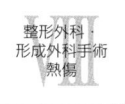

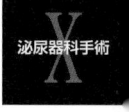

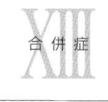

a. 術前評価

現病歴，既往歴，アレルギー歴，服薬内容，最終経口摂取時間の確認，通常の術前検査（血算，生化学，凝固検査，血液型，心電図，胸部X線，腹部X線），身体所見，バイタルサインの確認を行う。

b. 前投薬は？

通常の緊急手術と同じでよい。

c. 麻酔法は？

小児が多いため全身麻酔で行われることが多い。成人では脊髄くも膜下麻酔単独でも可能である。緊急手術となるため，術前の絶飲食時間の確認が必要である。全身麻酔で行う場合，フルストマックでは迅速導入で輪状軟骨圧迫下に気管挿管とする。小児では仙骨硬膜外麻酔も鎮痛に有効で全身麻酔に併用してもよい。仙骨硬膜外麻酔には，0.2％ロピバカインを0.5-1ml/kg程度使用する。

d. モニタリング

通常のモニタリング（心電図，非観血的血圧，パルスオキシメータ，カプノメータ，体温）。

e. 術中管理・術中輸液・術後管理

特別なことはない。

3 精巣腫瘍

精巣腫瘍の発生率は10万人あたり2-3人である。好発年齢は乳幼児期と15-45歳であり，若年者に多い特徴がある[5]。精巣腫瘍の特徴としては，増殖速度が速く転移する可能性が高いことが挙げられる。胸部X線写真で多発性肺転移を認めることもまれではない。このため診断がついたらできるだけ迅速に精巣を摘出する必要がある。術式は高位精巣摘除術が多い。

a. 術前評価

好発年齢からは比較的合併症のない患者であることが多い。全身麻酔を行う際の通常の術前検査，区域麻酔を併用する場合は凝固機能のチェックも行う。

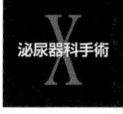

b. 前投薬は？

通常の緊急手術の麻酔に準ずる。

c. 麻酔法は？

全身麻酔，脊髄くも膜下麻酔，硬膜外麻酔のいずれでも手術を行うことができる。患者の年齢や心理状態，全身状態，患者または術者の希望で麻酔方法を選択する。

d. モニタリング

通常のモニタリング（心電図，非観血的血圧，パルスオキシメータ，カプノメータ，体温）。

e. 麻酔管理

脊髄くも膜下麻酔での管理は，手術時間が短いため高比重のテトラカインなどでよい。皮膚切開はTh12であるが精巣の支配神経はTh10であるため，少なくともTh8までの麻酔レベルが必要である。硬膜外麻酔はカテーテルを留置していれば術後鎮痛にも使用できる。緊急手術を区域麻酔で行う際の鎮静薬投与であるが，患者の精神状態，フルストマックによる嘔吐・誤嚥を考慮し判断する。

全身麻酔は，フルストマックでなければラリンジアルマスクで自発呼吸下に手術を行うことも可能だが，フルストマックであれば迅速導入で輪状軟骨圧迫下に気管挿管を行う。ラリンジアルマスクではプロポフォール2mg/kgで導入し，気管挿管の場合はプロポフォール1.5-2mg/kgで導入後スキサメトニウム1mg/kgまたはベクロニウム0.15-0.20mg/kgで挿管を行う。維持は亜酸化窒素または空気，酸素，吸入麻酔薬，もしくはプロポフォール持続投与による完全静脈麻酔とする。

f. 術中管理・術中輸液・術後管理

通常手術時間も短く出血も少量で特別な管理は必要ない。

4 膀胱出血

膀胱腫瘍は泌尿器科領域の悪性腫瘍でもっとも頻度が高く，わが国の発生率は10万人あたり200人で，性差は2.3：1で男性に多い[6]。膀胱腫瘍からの出血で緊急手術になることは多くはない。手術はほとんどの場合経尿道的アプローチ（transurethral resection：TUR）が第一選択となる。それでも止血が困難な場合は内腸骨動脈の塞栓術や開腹手術となる。

a. 術前評価

通常の術前検査に加え，出血に伴うバイタルサインの変化や貧血の程度や出血傾向の有無，また高齢者が多いため他臓器の合併症の評価が必要となる。

b. 前投薬は？

TURでの手術では，術中に膀胱穿孔やTUR症候群などの合併症が発生した際に患者の訴えが重要であるので鎮静薬は使用しない。

c. 麻酔法は？

<u>出血傾向や抗血小板薬・抗凝固薬の内服がなく，ショック状態でなければ脊髄くも膜下麻酔が第一選択となる。腫瘍が膀胱三角部や内尿道口近くに存在する場合は閉鎖神経ブロックの併用が必要となる。</u>硬膜外ブロック単独での麻酔管理は困難であるが，脊髄くも膜下麻酔との組み合わせは術後の膀胱刺激症状に対しても効果があり有用である。止血機能の異常で区域麻酔が困難な場合は全身麻酔となる。気道確保はフルストマックでなければラリンジアルマスクも可能であるが，フルストマックや閉鎖神経ブロックが必要な場合は筋弛緩薬を投与して気管挿管とする。筋弛緩薬により閉鎖神経ブロックと同等の効果を得ることができる。

d. モニタリング

通常のモニタリング（心電図，非観血的血圧，パルスオキシメータ，カプノメータ，体温）。

e. 麻酔管理

脊髄くも膜下麻酔での麻酔レベルは，膀胱壁伸展や膀胱内圧上昇に伴う求心性神経信号を抑えるためにはTh10まで必要だが，Th6以上の高位脊髄くも膜下麻酔となると骨盤内臓器からの求心性神経信号だけでなく腹部内臓からの求心性神経信号もブロックするので，膀胱破裂を起こした際に症状が出にくくなる。脊髄くも膜下麻酔では，出血による脱水が存在するため特に血圧低下に注意する。高比重液のほうがレベルの調節は行いやすいが，血圧低下を起こしやすいため，使い慣れている薬液を使用するのが望ましい。

全身麻酔では，術前の経口摂取内容，摂取時刻をチェックし，フルストマックの場合は迅速導入による気管挿管を選択する。フルストマックでなければ，気道確保はラリンジアルマスクで自発呼吸下での手術も可能である。しかし，閉鎖神経ブロックが必要な場合でなんらかのブロックの禁忌事項が存在する場合は，筋弛緩薬を多めに使用して電気メスによる大腿内転筋の収縮を予防する。

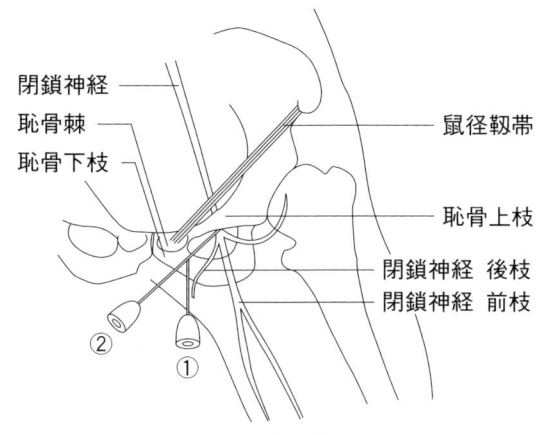

図1 閉鎖神経ブロック
(Buckley FP. Regional Anesthesia with Local Anesthetics. In：Loser JD, editor. Bonica's Management of Pain. 3rd ed. Philadelphia：Lippincott Williams & Wilkins；2001. p.1925 より参考)

f．閉鎖神経ブロック（図1）

腫瘍が膀胱三角部や内尿道口近くにある場合，電気メスの使用で，膀胱の後壁を走る閉鎖神経を刺激して大腿内転筋群の不用意な収縮を来し，膀胱穿孔を起こす危険性がある．これを予防するため閉鎖神経ブロックを行う．

方法：

閉鎖神経ブロックは通常電気刺激（ポール針®）を用い行う．神経刺激装置にポール針®を接続しアースを取る．仰臥位で恥骨結節を確認し，恥骨結節から外側，下方1.5cmを刺入点とし，皮膚に垂直に刺入，後方へ進めていき恥骨下枝へ当てる（図1-①）．皮膚から2.5cmの針の部分にマーキングする．そこから針を外側，やや上方へ向け，針の軸を恥骨上枝と並行してゆっくり恥骨上枝の表面にそって進める．針をマーカーのラインまで進めるか，もしくは恥骨上枝が触れなくなるところまで達したところ（図1-②）で5-10mA程度の低電流で電気刺激をし，大腿内転筋群の収縮を観察する[7]．局所麻酔薬1%メピバカインを10-15ml注入する．

g．術中管理

経尿道的膀胱腫瘍摘出術（transurethral resection of bladder tumor：TUR-Bt）時の注意すべき術中合併症は膀胱穿孔である．膀胱穿孔は，電気メスで膀胱を傷つけたときや内視鏡自体や灌流液による膀胱の過伸展で起こる．術者が膀胱からの灌流液の戻りが悪いことで気づくことが多い．灌流液使用量と回収量をこまめにチェックし，回収量が灌流液使用量に比べて異常に少ない場合には膀胱穿孔を疑う．通常，膀胱穿

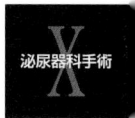

孔時に灌流液は腹膜外に流れるため，臍部や鼠径部，恥骨上部の痛みを訴える。膀胱上面が穿孔した場合は，灌流液は腹腔内に広がることがあり，上腹部痛や腹膜刺激症状，悪心・嘔吐，精神不穏，血圧上昇，頻脈または徐脈，ショックなどを示す。放置すれば後腹膜腔への灌流液貯溜により水中毒，肺水腫，溶血，腎不全を起こす。この場合血清ナトリウム値は低下する。この低ナトリウム血症の原因は，電解質の添加されていない灌流液が血中に流入する（体内の総電解質量に変化はない），またはナトリウムが腹膜を介して灌流液中へ移行する（体内の電解質は減少する）ことに起因する[2]。治療は，膀胱瘻造設と灌流液の血中流入時の処置を行う。まず輸液を制限し，灌流液ボトルの高さを下げる。低ナトリウム血症は120mEq/l程度までは治療を要さないが，120mEq/l以下では治療を行う。高張食塩液とフロセミド（20mg）などの利尿薬の投与を行うが，低ナトリウム血症を急激に補正すると脳浮腫や脳橋の脱髄が起こるため，補正は0.5mEq/l/hrを超えないようにする。またフロセミドはナトリウム利尿を来すので投与時には注意が必要である[1]。術野の止血を行い手術は早期に終了させる。呼吸状態が良くない場合や止血が困難な場合は，全身麻酔に切り替えて開腹手術とする。

h. 術中輸液・輸血

術前に脱水が存在する場合は，手術中に補正し，必要に応じて輸血を行う。術中は灌流液により出血が希釈されるため出血量の測定は困難となる。膀胱穿孔を起こした場合は，腹腔内に灌流液の流出とその吸収によりTUR症候群に類似した病態を生じる可能性があるので，それに準じた上述の治療を行う。

i. 術後管理

術後管理に特別なことはないが，術中に膀胱穿孔を起こし電解質異常を来した場合は，一般的な術後管理に加え，術後も電解質測定を頻繁に行いその補正に努め，加えて再出血の有無を観察する。

5 腎外傷

日本外傷学会腎損傷分類[8]および画像所見による分類[8)9)]を表3，4に示す。
　腎臓は後腹膜臓器であり，肋骨，腰椎，腰背筋，周囲脂肪組織などに保護されており，比較的損傷を受けにくい。しかし鈍的または鋭的な外力により，ひとたび損傷を受けると出血性ショックを来しやすく，他臓器の合併損傷にも注意が必要となる。
　発症年齢は若年男性に多く，受傷は左に多いとの報告がある[9]。
　受傷原因としては転落・転倒による鈍的損傷が多い。腎の鈍的外傷では他臓器損傷

表3　日本外傷学会腎損傷分類

Ⅰ型	腎被膜下損傷
	a．挫傷　b．被膜下血腫　c．実質内血腫
Ⅱ型	腎表在性損傷
Ⅲ型	腎深在性損傷
	a．深在性裂傷　b．離断　c．粉砕
Ⅳ型	腎茎部血管損傷
	a．腎動脈閉塞　b．腎茎部動静脈損傷

（日本外傷学会損傷分類委員会．日本外傷学会損傷分類．日外傷会誌 1997；11：32-3 より引用）

表4　画像所見による分類

Ⅰ型	被膜は断裂せずに保たれており，挫傷は腎の腫大として認められる．新鮮な血腫は単純CTで高吸収域，造影CTで造影欠損として観察される．
Ⅱ型	腎周囲血腫の存在が特徴的である．皮質の断裂像が認められることもある．裂傷がcollecting systemに達しないので，通常尿漏はみられない．
Ⅲ型	裂傷がcollecting systemに波及している．尿漏を伴うことも多い．実質が完全に2分されていれば離断（Ⅲb），3個以上に分離していれば粉砕（Ⅲc）と呼ぶ．血腫はⅡ型よりも拡大しており，Gerota筋膜を越え傍腎腔へ達すること多い．尿漏は造影遅延相で造影剤の漏出として認められる．
Ⅳ型	造影CTにて患側腎が造影されなければ，腎茎部損傷を疑う．

（日本外傷学会損傷分類委員会．日本外傷学会腎損傷分類．日外傷会誌 1997；11：32-3，中津裕臣．腎外傷．臨床泌尿器科 2004；58：7-11 より引用）

の合併も少なくなく，45％に骨折，血気胸，肺損傷，肝損傷，脾損傷，脳挫傷，脳出血などの他臓器損傷を認めたと報告がある[9]。症状はショック，血尿，意識のある患者では腰背部痛や圧痛を認める。治療は，損傷の重症度よりも出血をコントロールできるかどうかが治療法の選択に影響する。Ⅰ，Ⅱ型で腎周囲血腫がGerota筋膜内であれば，1-1.5lの出血量で自然に止血治癒することが多いため保存的治療が可能である。Ⅲ型で血腫が傍腎腔まで広がっていればより大量の出血が予想される。この場合は循環動態が安定していれば保存的治療可能な場合もあるが，循環動態が安定していなければただちに血管造影を行い，経カテーテル的動脈塞栓術（transcatheteter arterial embolization：TAE）を行うことにより腎機能を温存できる可能性もある。外科的治療は出血のコントロールは可能であるが，結局腎摘出術となる場合が多く，受傷腎の機能温存という点からは必ずしも望ましくない。Ⅳ型では大量出血を伴っている場合は重篤なショックに陥っていることが多く，緊急手術の適応となる。Ⅳa型では，出血が軽度な場合でも放置すれば腎機能が廃絶するため，12時間以内に血行再建を行う必要がある。開放性損傷では周囲臓器の損傷や感染症併発の危険があり，

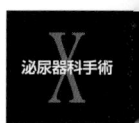

手術治療の適応とされているが，全身状態が安定していれば保存的治療でよいとする報告もある[9)10)]。

a. 術前評価と術前準備

多発外傷の可能性も多いので他の症状にも注意する。下肢や骨盤骨折，胸腰部の骨折，血気胸，頸椎損傷，腹腔内臓器損傷などにも留意する必要がある。術前検査としては，循環動態が安定していれば，腹部CT検査が腹部全体を評価できもっとも有用である。超音波検査はベッドサイドで行える非侵襲的検査として有用で，腎断裂や腎周囲血腫の有無などを観察可能である。

循環動態からすでに大量出血が予想される場合は，術前に輸血を準備する。外傷性気胸を伴う場合は胸腔ドレーンを挿入する。

b. 前投薬は？

前投薬は不要である。

c. 麻酔法は？

多臓器合併症の有無や循環動態によって判断するが，通常緊急手術となる場合は循環動態が安定していないことが多いので，全身麻酔のみで行うほうがよい。

d. モニタリング

通常のモニタリングに加え，観血的動脈圧測定，中心静脈圧測定が必要である。

e. 麻酔管理

麻酔導入は，患者の意識があれば絶食時間の確認を行う。循環動態が安定していなければ，ケタミン1-2mg/kgとジアゼパム，ベクロニウムで導入し，麻酔導入時の血圧低下を避ける。プロポフォールは血圧低下を招くためショック時の麻酔導入の使用は避ける。気道確保は頸椎損傷の合併がなければ，通常の迅速導入で気管挿管を行うが，頸椎損傷が疑われる場合は，意識下経鼻ファイバー挿管を行うか，用手的頸椎固定（manual-in-line-stabilization）下に迅速導入を行う。

腎手術では，術中合併症として開胸や気胸があるので注意が必要である。

f. 術中管理・術中輸液

出血に対しては輸液，輸血で対応し，血圧低下に対してはカテコラミンを使用する。健側の腎保護のためにも腎血流量を維持する。尿量確保のためドパミンの持続投与も有効である。

輸液は，腎機能が維持されており高カリウム血症を認めなければ通常の細胞外液でよいが，高カリウム血症を認める場合はカリウムを含まないものを投与する。術中も頻繁に血清電解質異常の有無を確認する。

g. 術後管理
　再出血や他臓器損傷の状態の再評価を行い厳重にバイタルサインのチェックを行う。

6 膀胱外傷

　膀胱は骨盤に囲まれているため，他の尿路の外傷に比べて損傷の機会は少ない。原因として，交通事故や転落などの骨盤骨折に起因する鈍的外傷，ピストルや刃物などによって起こる直達外傷，婦人科手術，骨盤内外科手術，膀胱洗浄，TUR穿孔などの医原性のものがある[11)12)]。治療法は骨盤骨折に伴うような腹膜外損傷では，留置カテーテルのみで閉鎖を待つが，尿道損傷を併発している場合は膀胱瘻を造設する。腹膜内損傷では他臓器損傷の有無を確認するうえでも試験開腹と縫合閉鎖を行う[11)12)]。

a. 術前評価
　骨盤骨折を伴うような場合はショックに陥っていることもある。他臓器損傷の有無を術前によく確認する。

b. 麻酔法は？
　外傷に伴う場合は，全身麻酔のみが好ましい。特に，骨盤骨折を伴う場合には，患者の移動時には細心の注意を払う。全身状態によっては術後鎮痛のために硬膜外麻酔を追加する。麻酔高はTh10-S2まで必要とする[2)]。

c. モニタリング
　通常のモニタリング（心電図，非観血的血圧，パルスオキシメータ，カプノメータ，体温）のほか，臓器損傷や全身状態によっては観血的動脈圧，中心静脈圧が必要である。

d. 術中管理・術後管理
　膀胱の修復手術そのものは比較的容易で手術時間は短いが，合併する他臓器損傷（腸管損傷や骨盤骨折など）に伴う治療を要することもある。

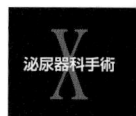

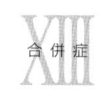

7 他科手術時の尿管損傷

　他科手術時の泌尿器損傷でもっとも頻度が高いのは尿管損傷である。婦人科手術や大腸手術などの骨盤内手術，大動脈瘤置換術などの後腹膜手術で起こるが，その中でももっとも頻度が高いのは子宮摘出術で，尿管損傷の原因は婦人科手術で大半を占める。特に腹腔鏡手術時のほうが頻度が高いとされている。術中に尿管損傷が疑われる場合には，診断にインジゴカルミンの静脈内注入を行う[12)13)]。

　治療は，もし術中に診断がつけば，その場で尿管再建術が施行される。術中に気づかずにのちに診断された場合は，尿管ステント留置を行うが，留置できない場合は腎瘻造設となる。再建手術は，術後2-3日後に尿管損傷が発見された場合はすぐに再建術を行うべきとされているが，1-2週間経過している場合は癒着が高度となっているため，腎瘻造設をし，数カ月後に待機手術が行われる[13)]。

a. 術前評価

　水腎症を認めることもあり，腎機能の評価を行う。術後に発見された場合は，感染症状を来していることもある。

b. 前投薬は？

　ミダゾラムなどの鎮静薬は主に肝で代謝され，腎から排出されるが，代謝産物にも弱い作用があるため，腎機能低下患者への投与は鎮静作用が延長することがあるので注意する。アトロピンは単回投与であればほとんど問題ないが，20-50％が未変化体もしくは活性を持つ代謝産物となって尿中へ排泄されるため，腎不全患者では繰り返し投与により蓄積する可能性がある[14)]。

c. 麻酔法は？・麻酔管理

　逆行性尿管ステント留置は脊髄くも膜下麻酔または全身麻酔で行う。腎瘻造設は局部麻酔で可能である。全身麻酔では，フルストマックでなければ気道確保はラリンジアルマスクでもよい。尿管再建手術では全身麻酔と禁忌がなければ硬膜外麻酔で行う。気道確保は気管挿管とする。硬膜外麻酔の麻酔高はTh10までを必要とする。

d. モニタリング

　通常のモニタリング（心電図，非観血的血圧，パルスオキシメータ，カプノメータ，体温）。

e. 術中管理・術中輸液

　腎機能障害を来している症例では，それに準じた管理を行う．軽度腎機能障害者（腎血流量GFR：50-80 ml/min）では，日常生活で特に制限のない患者に対しては禁忌となるような麻酔法はない．術中は十分な輸液を行い利尿を図る．中等度腎機能障害者（GFR：25-50 ml/min）で，腎機能障害による全体的な病態を来している患者に対しては残された腎機能を維持するような管理が必要である．腎臓から未変化のまま排泄される薬物は慎重に投与する．非ステロイド系消炎鎮痛薬は腎障害を招くため使用は控える．鎮痛は出血傾向がなければ局所麻酔のほうが望ましいが，全身麻酔で行う場合は静脈麻酔薬は導入時のみとし，維持には吸入麻酔薬を使用するほうがよい．プロポフォールはほとんどが肝臓で代謝され，水溶性の代謝産物となって腎臓から排泄され，代謝産物に麻酔作用はない．プロポフォール2mg/kgを1回投与したのちの薬物動態は，腎不全患者と正常患者で差はないとされる[15]が，静脈麻酔薬の投与は導入時のみとしたほうがよい．維持は吸入麻酔薬を使用する．フェンタニルの代謝は主に肝に依存しており，未変化のまま腎臓から排泄される量は少ない．筋弛緩薬は，非脱分極性筋弛緩薬のベクロニウムは腎不全患者ではクリアランスが低下して除去半減期が1.5倍に延長するため作用時間も1.5-2倍程度増加する[16]ので，投与する場合には筋弛緩モニターを使用する．術中輸液はカリウムを含まない1号液で開始し，術中尿量，血清電解質をみて決める．輸液負荷でも十分な尿量が得られないときにはドパミンを1-3μg/kg/minで持続投与し利尿をつける．腎機能障害者では術中に腎臓の虚血を避けるため，血圧低下に注意し酸素分圧は高めに保つようにする．

8 その他

　麻酔科関与になることは少ないが，泌尿器科の緊急手術として，急性腎後性腎不全に対する腎瘻造設術がある．急性腎後性腎不全の要因として上部尿路閉塞と下部尿路閉塞がある．閉塞の原因には，上部尿路閉塞では尿路結石や腫瘍などによる尿管閉塞，腫瘍や後腹膜線維化症などによる尿管圧迫，下部尿路閉塞では前立腺肥大症や前立腺癌，膀胱癌，尿道狭窄などがある．通常上部尿管閉塞では，対側の腎機能が保たれていれば腎不全とはならない．麻酔は通常，局部麻酔で行われる．

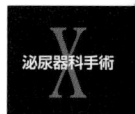

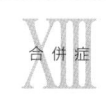

COLUMN

経尿道的手術中に突然低ナトリウム血症を来したら？

＜TUR症候群＞

　経尿道的手術では，視野を良くするために大量の灌流液を膀胱内に流す．これらの灌流液には電気メス使用時の放電を防ぐため，電解質が含まれていない．そのため灌流液が血中に流れ込むと，低ナトリウム血症，血漿浸透圧の低下が起こる．

　特に前立腺には多くの静脈洞があるために，切除中に灌流液が血中に流れ込む．静脈洞の数や灌流液と手術台との相対的な高さ，手術時間にも関係するが，毎分10-30mlの灌流液が血中へ移行していると推定される[1]．切除時間が60分を超えると罹患率が上がるともいわれている．

　灌流液はウロマチック®（3％ソルビトール溶液，浸透圧165mOsm/kg），またはウリガール®（27％ソルビトールと5.4％マンニトールの混合液，浸透圧1,790mOsm/kg，使用時に10倍希釈）が用いられる．（正常血漿浸透圧は280-300mOsm/kg）

〔症状〕

　不穏，見当識障害，昏迷などの中枢神経症状，高血圧，低血圧，徐脈，不整脈，肺水腫などの循環負荷症状が認められる（表）．

〔治療〕

　輸液を制限し，灌流液の高さを下げる．術野の止血を図る．フロセミド（20mg）などの利尿薬を投与する．高張食塩液の投与はよほどの低ナトリウム血症を起こさないかぎり適応とならない．投与の場合も低ナトリウム血症を急激に補正すると，脳浮腫や脳橋の脱髄が起こるため0.5mEq/l/hrを超えないようにする．

表　血清ナトリウム値と臨床症状

血清ナトリウム値	心電図変化	臨床症状
120mEq/l以下		興奮，不穏，昏迷
115mEq/l以下	QRS幅拡大，ST上昇	悪心・嘔吐，意識低下
100mEq/l以下	心室頻拍，心室細動	意識消失，痙攣

（土田英昭，門田和気．泌尿器科手術の麻酔．小川節郎，新宮　興，武田純三ほか編．麻酔科学スタンダードⅡ臨床各論．（第1版）東京：克誠堂出版；2003．p.123より引用）

【文 献】

1) 土田英昭, 門田和気. 泌尿器科手術の麻酔. 小川節郎, 新宮 興, 武田純三ほか編. 麻酔科学スタンダードⅡ臨床各論. (第1版) 東京：克誠堂出版；2003. p.121-124.
2) 横山和子. 泌尿器科. 脊椎麻酔. (第1版) 東京：診断と治療社；2001. p.295-315.
3) 佐藤壽一, 丹田 均. 急性陰囊症. 臨床泌尿器科 2004；58：17-21.
4) 臼井和正. 急性陰囊症. Urology View 2004；2：57-9.
5) 平田一雄. 精巣腫瘍. 稲田英一ほか編. 麻酔科診療プラクティス3 緊急手術の麻酔. 東京：文光堂；2001. 213-5.
6) 山口浩史. 膀胱腫瘍からの出血. 稲田英一ほか編. 麻酔科診療プラクティス3 緊急手術の麻酔. 東京：文光堂；2001. p.218-21.
7) Buckley FP. Regional Anesthesia with Local Anesthetics. In：Loser JD, editor. Bonica's Management of Pain. 3rd ed. Philadelphia：Lippincott Williams & Wilkins；2001. p.1487-8；1925. p.1915-6.
8) 日本外傷学会損傷分類委員会. 日本外傷学会腎損傷分類. 日外傷会誌 1997；11：32-3.
9) 中津裕臣. 腎外傷. 臨床泌尿器科 2004；58：7-11.
10) 野田真理子, 太田祥一, 柳田国夫ほか. 脾・腎損傷. 救急・集中治療 2002；14：1273-82.
11) 宮崎 薫, 市木康久, 山口秋人. 膀胱外傷. 臨床泌尿器科 2004；58：13-15.
12) 大石幸彦. 尿路・性器の損傷と異物. 折笠精一ほか編. 標準泌尿器科学. (第7版) 東京：医学書院；2005. p.186-97.
13) 蓮井良浩, 長田幸夫. 他科手術時の尿管損傷 2004；58：33-8.
14) 土田英昭, 門田和気. 腎疾患患者の麻酔. 小川節郎, 新宮 興, 武田純三ほか編. 麻酔科学スタンダードⅡ臨床各論. (第1版) 東京：克誠堂出版；2003. p.125-31.
15) Kirvela M, Olkkola KT, Rosenberg PH, et al. Pharmacokinetics of propofol and haemodynamic changes during induction of anaesthesia in uraemic patients. Br J Anaesth 1992；68：178-82.
16) Malhotra V, Diwan S. Anethesia and the renal and genitourinary system. In：Miller RD, editor. Millers anesthesia. 5th ed. Philadelphia：Churchill Livingstone；2000. p.1934-59.

（伊藤 昌子，肥川 義雄）

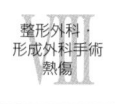

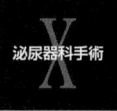

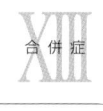

XI 緊急時の小児麻酔

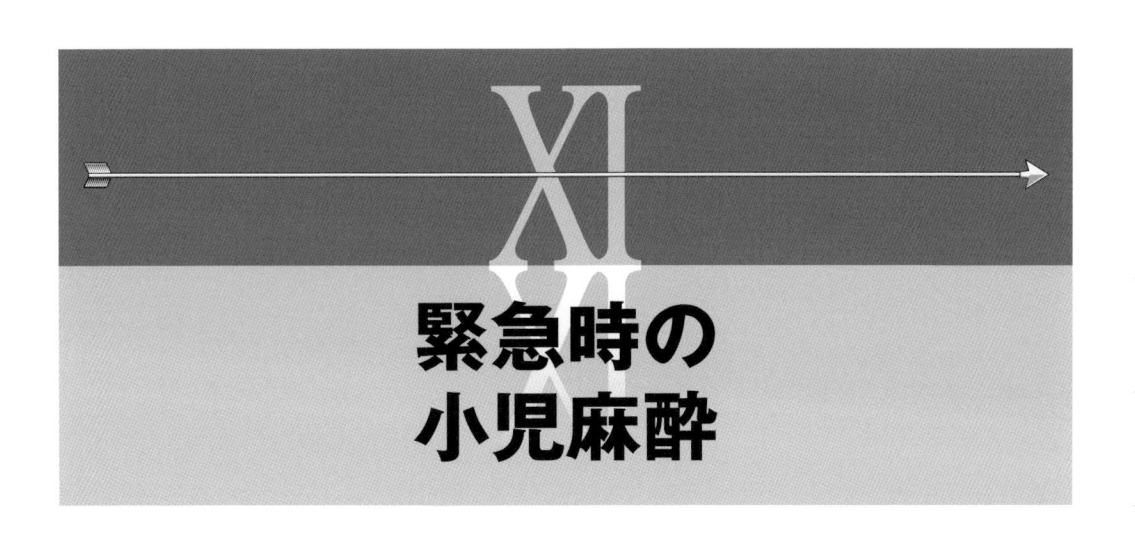

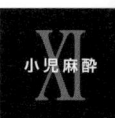

―― はじめに ――

　緊急麻酔管理を必要とする小児疾患として，小児外傷，小児急性腹症，新生児疾患などが挙げられる。小児緊急手術では迅速導入を行うことも多く，また気道確保にしばしば難渋することがある。また，腹圧上昇，上気道感染症を伴っていることもあり，呼吸管理にしばしば難渋する。本稿では気道確保，呼吸管理に重点を置き，小児緊急麻酔について述べる。

1 術前評価

緊急手術とはいえ術前の評価と準備をおろそかにしてはいけない。

1) 病歴聴取

　出生時の状態，先天性疾患（代謝異常・心奇形など），最近の上気道感染，喘息の有無などを確認する。風邪症状による鼻咽頭の分泌物増加や気道粘膜過敏性の亢進は，麻酔中の気管支攣縮，喉頭痙攣，低酸素血症，無気肺など呼吸器合併症などの発生頻度を高くする。気道粘膜の過敏性は風邪症状消失後も4-6週間程度続くとされる。また，家族の既往に悪性高熱症など何か異常がないか確認する。

2) フルストマックの有無

　最終経口摂取時間と内容物を確認する。外傷，急性腹症では経口摂取がされていな

表1　臨床症状から判定する脱水の重傷度

脱水の程度	臨床症状	
5％（軽度）	皮膚のturgor低下，大泉門陥没，口腔粘膜乾燥	（間質液の欠乏）
10％（中等度）	頻脈，尿量減少，ぐったりする	（循環血液量減少）
15％（高度）	顔面蒼白，意識障害，乏尿，高度低血圧	（ショック症状）

くともフルストマックと考えるべき症例もある。

3）気道評価

扁桃肥大，小顎症など気道系の評価は重要である。

4）脱水の評価

ヘマトクリット，ヘモグロビン，血清総蛋白，尿素窒素などの検査値および臨床症状から脱水の程度を予測する（**表1**）。脱水，電解質異常，アシドーシス，貧血を可能なかぎり補正してから麻酔を始める。

2 麻酔導入

小児の気道の解剖学的特徴を理解し，適切な喉頭鏡，気管チューブを準備する。

1）小児の気道の特徴

頭部が大きく，頸部が短い。舌が大きく，口腔内の大部分を占める。また，鼻腔は狭く，扁桃肥大やアデノイド増殖症の頻度が高いため上気道閉塞を来しやすい。
成人では喉頭はC4-5に位置するが，小児では2-3歳まで，より頭側のC3-4に位置する。頭部を挙上すれば喉頭が前方に移動する傾向があり，嗅ぐ姿勢（sniffing position）をしても喉頭展開が難しいことがある。喉頭蓋はU字型で後方に突出し，また，比較的長い。直型の喉頭鏡を用い，喉頭蓋を喉頭鏡の先で直接持ち上げたほうが声門部を直視しやすい。乳児期までは声門直下の輪状軟骨部が最狭窄部位である。声門を通過してから抵抗があるならチューブサイズを小さくする。

2）気管チューブのサイズ選択

 一般に10歳以下ではカフなしチューブを選択する。20-30 cmH$_2$Oの陽圧でリークが生じるサイズが望ましい。新生児は3mmで1歳児は4mm，2歳以上は（4＋年齢/4mm）と覚える。しかし実際は個人差があり，胸部X線写真で確認をし，さらに予測の太さのチューブの前後一本ずつを用意する。

3）迅速導入

 外傷，急性腹症などフルストマックと考えられる場合，胃内容の逆流を最小限にする迅速導入を行う。手術を延期することにより胃内が空虚になることが期待できる場合は，可能なら最終摂取から6-8時間は麻酔開始を待つ。
 フルストマック症例では，手術決定時にH$_2$受容体遮断薬を投与する。可能であれば麻酔導入前に胃内容を胃管で吸引する。
 迅速導入に先立って，マスクで100％の酸素を2-3分間投与する。小児では低酸素になる無呼吸時間は成人より短い。パルスオキシメータを使用することにより挿管操作中の安全限界を認知しやすくなる。頭側挙上体位とし誤嚥を防ぐ。ただし，小児では胃から口までの距離が短いために，あまり有効ではないとされる。徐脈を防ぐためにアトロピン（0.01 mg/kg）を投与する。ベクロニウム（0.2-0.3 mg/kg），チオペンタール（4-6 mg/kg）を投与する。換気はせず，輪状軟骨圧迫（cricoid pressure）を行い，1-2分間待って挿管する。

4）気管チューブ固定位置

 口角までの深さを，0-1歳は9-10 cm，1歳以上は（12＋年齢/2）と覚える。個人差があり，後屈・伸展，チューブのたわみで1-2 cm程度ずれる。気管チューブの先端から2-3 cmの位置に黒くマーキングされている部分を声門直下に位置するように直視下に挿管し，その位置での口角までの深さを確認することがもっとも確かな方法である。挿管後，胸郭の動きや呼吸音に左右差がないか必ず確認する。集中治療室から挿管された状態で手術室に入室し，チューブ位置を確認しないまま手術を行い，術中に片肺挿管になっていたことを数例経験した。必ず自分でチューブ位置を確認する習慣を持ちたいものである。

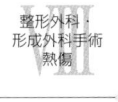

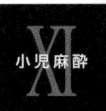

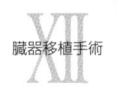

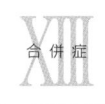

> **COLUMN**
>
> ## スキサメトニウム vs ベクロニウム
>
> 　迅速導入を行うにあたり速い作用発現の筋弛緩薬が必要となる。脱分極性筋弛緩薬のスキサメトニウムは速い作用発現（30-45秒）と短い作用時間（4-5分），筋肉注射可能という利点を持つ。しかし，スキサメトニウムの副作用のうち，悪性高熱症と高カリウム血症による心停止は致死的になる。悪性高熱症は優性遺伝するため，家族歴が重要となる。家族に悪性高熱症の既往がある場合はスキサメトニウムを使用するべきではない。アセチルコリン受容体が活性化するとナトリウムイオンとカルシウムイオンが細胞内に流入し，カリウムイオンが細胞外に流出する。したがって，正常の患者でも脱分極性筋弛緩薬のスキサメトニウム投与で血中カリウム濃度が0.5-1mEq/l上昇する。熱傷，筋挫滅，神経切断損傷，脱神経，筋ジストロフィーの患者では未成熟型のアセチルコリン受容体が多数出現する。これら未成熟型のアセチルコリン受容体は少量のスキサメトニウム投与により容易に活性化され，血中カリウム濃度が異常に上昇しやすい。したがって，熱傷，筋挫滅，神経切断損傷，脱神経，筋ジストロフィーの患者にスキサメトニウム使用は禁忌である。未診断の筋疾患合併児での心停止が報告され，米国においてスキサメトニウムを製造している製薬会社が，食品医薬品局＜米国＞（FDA）の勧告をもとにスキサメトニウムの小児への使用を禁忌とする注意書きを添付した[1]。しかし，小児麻酔科医の強い反発により禁忌から警告へ再改定された[2]。このようなことから，小児麻酔領域でのスキサメトニウムの使用はごく限られた状況のみとなってきた。
>
> 　ベクロニウムには心血管系の副作用がなく，大量投与によってもヒスタミン遊離の危険性がほとんどないことから，大量投与によって作用発現を速める試みがなされている。小児患者でベクロニウム投与量を0.1mg/kgから0.4mg/kgまで増量したところ，95％収縮抑制時間が83秒から39秒に短縮した[3]。著者はスキサメトニウムではなくベクロニウムを迅速導入に用いている。

3 術中管理

1）呼吸管理

　緊急手術では術前から上気道感染，喘息発作などを認める症例もある。そのような場合，呼吸管理に難渋することがある。小児の呼吸器系の特徴を理解し，適切な呼吸管理を行わなければならない。

表2　新生児と成人の肺機能検査値の比較

		新生児	成人
全肺気量（TLC）	ml/kg	63	82
肺活量（VC）	ml/kg	40	66
機能的残気量（FRC）	ml/kg	30	30
Closing Capacity（CC）	ml/kg	35	23
RFC-C	ml/kg	−5	7
Closing Volume（CV）	ml/kg	12	7
残気量（RV）	ml/kg	23	16
予備呼吸量（ERV）	ml/kg	7	14
1回喚気量（V_T）	ml/kg	6	7
死腔量（V_D）	ml/kg	2-2.2	2.2
死腔換気率（V_DV_T）		0.3	0.3
分時換気量（MV）	ml/kg/min	200-260	90
肺胞換気量（V_A）	ml/kg/min	100-150	40-60
酸素消費量（V_{O_2}）	ml/kg/min	6-8	3.2
酸素当量（$V_AV_{O_2}$）		16-23	19-25
肺胞表面積（$V_AV_{O_2}$）	m^2/ka	1.1	1.1
呼吸数（R）	/min	34-45	13
肺コンプライアンス	l/cmH$_2$O	0.004-0.006	0.05-0.1
特異的コンプライアンス	l/cmH$_2$O/l	0.065	0.062
気道抵抗	cmH$_2$O/l/sec	20-40	2
特異的気道抵抗	sec/cmH$_2$O	1.6-2.2	4.1-4.5
特異的コンダクタンス	sec/cmH$_2$O	0.45	0.22

（西山美鈴. 小児麻酔. 聖路加国際病院麻酔科編：麻酔科レジデントマニュアル. 東京：メディカルコア；1994. p.238. より引用）

a. 呼吸器系の特徴

胸郭の特徴：

　小児の胸郭コンプライアンスは高く，新生児では胸郭の抵抗は全弾性抵抗中15％を占めるにすぎない。そのため，新生児，乳児では呼吸障害，気道閉塞によって容易に陥没呼吸，奇異呼吸となりやすい。吸入麻酔薬は呼吸に関する筋緊張，筋活動を濃度依存的に抑制する。特に舌根を支持する筋肉が早期に抑制され，舌根沈下による気道閉塞が生じやすい。適切な下額保持，エアウェイ挿入により奇異呼吸は改善される。

肺機能：

　新生児と成人の肺機能検査値の比較を表2に示す。肺コンプライアンスは肺容量に大きく影響される。肺コンプライアンスを機能的残気量（functional residual capacity：FRC）で割った特異的コンプライアンスで比較すると，新生児から成人まで変化はない。つまり，FRCが少ない小児ほど肺コンプライアンスが低く，意外に思われるかもしれないが，コンプライアンスという意味において小児は肺が硬いとい

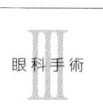

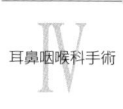

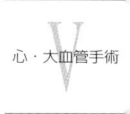

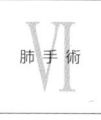

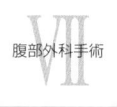

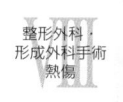

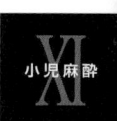

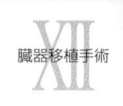

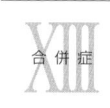

うことになる。これは，風船を膨らませるときに，容量の小さい膨らませ始めがもっとも力を要することと同様な理屈である。吸入麻酔薬は肺コンプライアンスを低下させる。一方，胸郭コンプライアンスは高く，また麻酔の影響が少ない。

分時換気量とFRCの比率が成人では1.5：1だが新生児では5：1となる。したがって小児では麻酔導入・覚醒が速く，容易に低酸素になりやすい。また，クロージングキャパシティ（closing capacity）はFRCよりも大きいため，通常の呼吸時にも末梢気道の閉塞を起こしうる。しかし，それでも覚醒時には，呼吸数を多くして，呼吸時間を短くしてair trappingを起こし，胸壁を支持する呼吸筋の持続的緊張，呼気時声門狭小化による上気道抵抗増加，などによってFRCを全肺気量（total lung capacity：TLC）のおよそ40％に維持している。吸入麻酔薬はそれらFRC保持機構を抑制する。さらに吸入麻酔薬は横隔膜筋緊張低下によってもFRCを減少させる。

呼吸は主に横隔膜，腹式呼吸によって行われる。腹圧を上昇させる操作，腹部膨満により横隔膜運動が抑制され，容易に呼吸が障害される。

b. 麻酔回路

小児回路は，① 死腔が小さい，② 回路抵抗が小さい，③ 呼気の再呼吸が少ない，ことが望まれる。

ほとんどの場合，小児用の軽量で細い蛇管を用いた半閉鎖循環式回路でよい。しかし，麻酔器の性能差は著しく，使用する麻酔器の性能限界を把握する必要がある。一方向弁の電子制御，ピストンポンプ駆動式のドレーゲル社製CATOは回路抵抗が小さく呼気の再呼吸も少ない。1回換気量20ml以上からの設定が可能で，新生児から成人まで使用することができる。ベローズトップ式麻酔器ではベローズの重みが呼気終末陽圧（positive end-expiratory pressure：PEEP）として呼気抵抗になる。ベローズを小児用の小さいサイズに変えて使用する。旧式の麻酔器では呼気抵抗が大きく，再呼吸が多く，1回換気量200ml以上が使用条件とされるものがある。そのような麻酔器で小児麻酔の呼吸管理を行うことは困難である。そのような場合はMapleson D circuit（Jackson-Rees）回路として手動で呼吸管理を行う。

c. 呼吸設定

小児呼吸管理，間欠的陽圧換気（intermittent positive pressure ventilation：IPPV）および従圧式換気（pressure control ventilation：PCV）の初期設定を**表3，4**に示す。

1回換気量の少ない小児では解剖学的死腔および麻酔回路による機械的死腔量増加（圧縮容積）の影響が大きい。圧縮容積は麻酔器や麻酔回路によって規定される要因と，患者呼吸器コンプライアンスによって規定される2つの要因に左右される。麻酔

表3　IPPVの初期設定

	乳児（5kg）	幼児
呼吸回数	20-30/min	15-20/min
I：E比	1：2	1：2
最高気道内圧	＜20 mbar	＜20 mbar
PEEP	3 mbar	3 mbar
1回換気量	10-15 ml/kg	10-15 ml/kg

（Rupp K, Holzki J, Fischer T, et al. Ventilation in pediatri anethesia. In：Rupp K, editor. Pediatric anesthesia. Lübeck：Dräger Medical；1999. p.60-119.より引用）

表4　PCVの初期設定

	未熟児（2kg）	幼児（5kg）	幼児
呼吸回数	30-60/min	20-30/min	15-20/min
I：E比	1：2	1：2	1：2
最高気道内圧	16-18 mbar	25 mbar	25 mbar
PEEP	2 mbar	2 mbar	2 mbar
吸気流速	4-6 l/min	4-8 l/min	4-12 l/min

（Rupp K, Holzki J, Fischer T, et al. Ventilation in pediatri anethesia. In：Rupp K, editor. Pediatric anesthesia. Lübeck：Dräger Medical；1999. p.60-119.より引用）

　回路内容量が多いほど，患者呼吸器コンプライアンスが少ないほど，圧縮容積は増加し，実質1回換気量は減少する。したがって小児のIPPVの1回換気量は10-15 ml/kgと成人と比較して多く設定する必要がある。また，1回換気量に占める死腔（解剖学的死腔と圧縮容積の和）の比率が高い場合，患者コンプライアンスのわずかな変動で実質1回換気量が大きく変動する。したがって，コンプライアンスの変動しやすい胸腔内，上腹部手術では実質1回換気量は変動しやすく，状況の変化に応じた呼吸設定が必要になる。また，緊急手術では術前から急性呼吸促迫症候群（acute respiratory clistress syndrome：ARDS），上気道感染，喘息発作などを認める症例もある。このような場合では患者呼吸器コンプライアンスが著しく少なくなり，上記初期設定では管理が困難となることがある。患者呼吸器コンプライアンスが著しく低下した場合の呼吸管理方法は確立されていない。

　患者呼吸器コンプライアンスが通常の場合では，酸素化の改善，血中二酸化炭素濃度の低下は**表5**に示す手段により改善することが期待できる。

　患者呼吸器コンプライアンスが著しく低い場合，呼吸回数の増加は再呼吸および死腔換気量を増加させ，むしろ実質の肺胞換気量を低下させることもある。PEEPも同

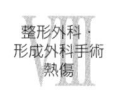

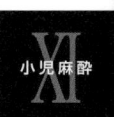

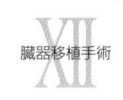

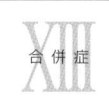

表5　酸素化改善および血中二酸化炭素濃度低下の手段

酸素化（PaO_2）の改善
 1．吸気酸素濃度（FIO_2）の増加による
 2．平均気道内圧増加による
  →PEEPの増加（IPPV/PCV）
  →吸気時間の延長（IPPV/PCV）
  →プラトー圧の増加（PCV）
  →吸気流速の増加（IPPV）

血中二酸化炭素濃度（PaCO_2）
 1．分時換気量の増加による
  →呼吸回数の増加
  →1回換気量の増加
  →適切な呼吸設定
   （適切なI：E比，適切な吸気流速）

（Rupp K, Holzki J, Fischer T, et al. Ventilation in pediatri anethesia. In：Rupp K, editor. Pediatric anesthesia. Lübeck：Dräger Medical；1999. p.60-119. より引用）

様に再呼吸および死腔換気量を増加させ，むしろ実質の肺胞換気量を低下させうる。通常ではI：E比は1：1から1：2の間で行われるが，ARDSなど患者呼吸器コンプライアンスが低下した場合はI：E比を2：1などに反転し，吸気流速を減じて行うことがある。平均気道内圧を増加させること，および吸気時間を十分に与えることにより，実質の肺胞換気量を増加させることを期待できる。患者呼吸器コンプライアンス低下による低酸素および高二酸化炭素血症は通常の手段では改善しにくい。

2）輸液管理

　輸液はその目的から①欠乏（術前の禁飲食など，輸液を始める時点での不足を補う），②維持，③補充（輸液中に生じる異常喪失を補う），の3つに分けられる。
　通常，欠乏輸液は維持輸液量×術前禁飲食時間で計算される。術前輸液に関して，定時手術の術前3-4時間の禁飲食に対しては規定の経口摂取制限分を術中に補えばよい。しかし，外傷，急性腹症などの小児緊急手術では脱水，電解質異常，アシドーシス，貧血などを認めることが多く，可能なかぎり補正してから麻酔を始める。ショック状態であれば乳酸リンゲル液，酢酸リンゲル液を急速輸液し，必要に応じて輸血をし，ショック状態を改善する。中等度および軽度脱水においても排尿や全身の改善を待ってから麻酔を開始するのが望ましい。肥厚性幽門狭窄症では脱水，電解質異常（低カリウムおよび低クロル血症）および代謝性アルカローシスを呈する。十分な

表6　術中輸液量

術中輸液の指針
最初の1時間（欠乏量の補給＋維持量＋補充量） 　　　　　　3歳以下：25ml/kg＋出血に対する補充 　　　　　　4歳以上：15ml/kg＋出血に対する補充 以降の1時間ごと（維持量＋補充量） 　軽度侵襲　（4ml/kg＋2ml/kg）　6ml/kg＋出血に対する補充 　中等度侵襲（4ml/kg＋4ml/kg）　8ml/kg＋出血に対する補充 　高度侵襲　（4ml/kg＋6ml/kg）　10ml/kg＋出血に対する補充

輸血剤は細胞外補充液を使用する．
出血に対する補充は等量の血液または3倍量の細胞外補充液で行う．

時間的余裕をもってこれを補正して手術を行ったほうが，手術成績が向上する。

維持輸液量は代謝率と相関し，1歳以下（6ml/kg/hr），1-5歳（4ml/kg/hr），6歳以上（2ml/kg/hr）であるが，麻酔中は簡略化して4ml/kg/hrとする。

補充輸液は，胃チューブおよびドレーンからの排泄，不感蒸泄，腹膜炎手術に伴う細胞外液の非機能相（third space）への移行などによる異常喪失を補充する。不感蒸泄，third spaceへの移行量は術前状態，術式，手術時間，腹膜炎程度などによって異なる。開腹の大きい手術ではthird spaceに移行する量は15ml/kg/hr程度とされる。腹膜炎の程度によってはそれ以上の喪失が予想される。

細胞外液補充液としては乳酸リンゲル液あるいは酢酸リンゲル液を用いる。糖を含まない輸液を行っても低血糖を来すことはまれである。2％ブドウ糖6ml/kgの糖投与で麻酔中血中濃度を生理的範囲内に維持でき，脂肪の動員を予防できるとされる。5％ブドウ糖濃度では術中高血糖になることが多い。ブドウ糖投与についての結論はまだ出ていない。術前の全身状態，年齢，手術侵襲を考慮してブドウ糖投与量を判断するべきである。

蛋白製剤投与の適応は定まっていない。新生児，あるいは急性腹症の開腹手術，術中に大量の輸液を行う場合，蛋白製剤の投与は循環血液量の維持の点からも好ましい。通常は血管内に水分を保持するために5％アルブミンとして投与する。

従来，輸血は出血したらその分投与するのが通常であった。しかし現在では輸血をなるべくしない傾向にある。体重あたり10-20ml以上の出血，あるいはHt 25-30％で輸血を行う目安としている。輸血をしない場合は出血量の3倍量の晶質液を投与する。

表6に術中輸液のガイドラインを示す。

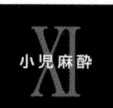

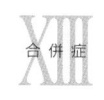

4 モニタリング

　小児はその解剖学的特徴から成人に比して予備力が少ない。短時間で状態が悪化する。したがって，緻密な監視とすばやい是正が必要になる。麻酔科医による絶え間ない皮膚，粘膜，血液の色の監視が重要であることはいうまでもない。また，経時的前胸部聴診は呼吸音，心音を経時的に把握できる基本的かつ重要である。モニターとして欠かせないものとして，心電図，非観血的動脈圧，パルスオキシメータ，体温計が必須である。装着するのが望ましいものとしてカプノメータ，換気量モニターが挙げられる。必要に応じて中心静脈圧，筋弛緩モニターを装着する。

1）パルスオキシメータ

　パルスオキシメータは，簡便かつ非侵襲的に早期に低酸素症を発見できるという点において，小児麻酔のモニターとしてきわめて重要であることは疑いないところであろう。パルスオキシメータのプローブは手指に装着することが多いが，指での測定は誤差が大きい，反応が遅い，アーチファクトが多いとされる。低体温，低心拍出量症候群，末梢血管抵抗上昇，シバリング時では特に誤差が大きくなる。

2）観血的動脈圧測定

　大量出血が予想される症例，急性腹症の開腹手術などでは観血的動脈圧測定は特に有効なモニタリングとなる。波形のnotchは正常では頂点から1/3に存在する。循環血液量減少（hypovolemia）時には波形が急峻となり，notchが不明瞭となって低血圧および頻拍を呈する。あるいは，末梢血管抵抗上昇を伴うhypovolemia時にはnotchが低下する。呼吸性の変動もhypovolemiaの判断の指標となる。急性腹症の開腹手術では不感蒸泄およびthird space移行による喪失量が予想以上に多いことがある。通常の補充輸液ではhypovolemiaとなることが多く，観血的動脈圧測定を行うことにより，適切な輸液管理を可能とする。

3）カプノメータ

　カプノメータは成人では正確な測定が容易であり，Pa_{CO_2}とET_{CO_2}の強い相関関係が認められる。しかし，小児では少ない肺胞換気量，高い死腔換気量比，気管チューブからのリーク，などの要因によりET_{CO_2}は肺胞レベルよりもかなり希釈されている

可能性を考慮しなければならない。特に，新生児など気管チューブ内径2.5，3.0，3.5を使用している際のPa_{CO_2}とET_{CO_2}の相関関係はよくない。気管チューブ内径4.0以上を使用している場合はPa_{CO_2}とET_{CO_2}の相関関係はよいとされる。また，肺コンプライアンスが低い症例では死腔換気量比が高くなり，Pa_{CO_2}とET_{CO_2}の値が大きく解離するようになる。ET_{CO_2}が適正値だからといって適切な呼吸管理ができているとはかぎらないことを留意すべきである。

私の経験

症例

3カ月男子，体重4kg，小腸イレウスにて開腹イレウス解除術が予定された。術前の所見で腹部膨満を認めたが，その他異常所見を認めなかった。

迅速導入で経口挿管を行った。聴診上，呼吸音に左右差を認めなかった。麻酔維持はセボフルラン，フェンタニルおよびベクロニウムで行った。ドレーゲル社製CATO麻酔器を用い，呼吸初期設定を1回換気量40ml，最高気道内圧設定（プレッシャーリリース設定）25torr，呼吸回数20/min，I：E比1：2，呼気終末陽圧（PEEP）3torrで間欠的陽圧換気（IPPV）を開始した。換気モニターで1回換気量は20-30mlしかなく，ET_{CO_2}は20mmHg程度のプラトーを形成しない低い山型を示した。IPPVを開始して間もなく動脈血酸素飽和濃度（SpO_2）が90％以下まで低下した。酸素100％とし，手動換気でさまざまな換気を試みたが，SpO_2は92-95％程度までしか改善しなかった。片肺挿管などチューブトラブルを疑い，再度聴診にて左右の呼吸音を確認した。さらに喉頭鏡でチューブ位置を確認したが，チューブ位置は適切だった。誤嚥の可能性を考え，気管内を吸引したが異常所見を認めなかった。

さまざまな呼吸設定を試し，最終的にpressure control ventilation 27torr，呼吸回数20/min，I：E比1.5：1，呼気終末陽圧（PEEP）0torrとしたところ，1回換気量が40mlとなり，ET_{CO_2}はプラトーを形成して50torr以上にまで増加し，SaO_2は98-99％まで改善した。

手術終了後，筋弛緩薬を拮抗して自発呼吸が出現すると呼吸状態は改善し，抜管して問題なく帰室した。

解説

自発呼吸が出現すると呼吸状態は著しく改善したことから，本症例でSpO_2が低下した原因は，横隔膜の筋弛緩により腹圧が肺を圧迫したためと考えられる。

小児は肺コンプライアンスが低いが，このような症例ではさらにコンプライアンスが低下する。初期設定時のET_{CO_2}波形はプラトーを形成しない低い山型だったが，これはコンプライアンスが低下したことにより，死腔換気の影響が大きくなり，実質の肺胞換気が低下したことを示している。

実際に設定した呼吸条件で適切に換気が行われているか否かの判断は観血的動脈血採血によって可能である。しかし，全例に観血的動脈血モニターを行うわけではなく，本症例でも観血的動脈血モニターを行っていなかった。

麻酔回路内容量と比べて換気量が著しく少ない小児麻酔では，麻酔器の精度，換気量センサーの信頼性が十分とはいえない。実質の肺胞換気量が十分であればET_{CO_2}波形はプラトーを形成するはずである。したがって，ET_{CO_2}波形がプラトーを形成し，SpO_2が改善する呼吸条件を探した。本症例に対し，呼吸数増加およびPEEP増加は無効であった。吸気時間の延長（I：E比の逆転），吸気気道内圧増加（pressure control ventilation 27mmHg），PEEPオフが有効であった。

注意点

本症例のように肺コンプライアンスが著しく低下した症例では通常の呼吸設定では適切な呼吸管理を行えないことがある。適切な換気の判定方法として，観血的動脈血採血だけでなく，カプノメータのET_{CO_2}波形は有用な情報といえる。

【文 献】

1) Badgwell JM, Hall SC, Lockhart C. Revised label regarding use of succinylcholine in children and adolescents. Anesthesiology 1994：80：243-5.
2) Goudsouzian NG. Recent changes in the package insert for succinylcholine chloride： should this drug be contraindicated for routine use in children and adolescents? Anesth Analg 1995：80：207-8.
3) Sloan MH, Lerman J, Bissonnette B. Pharmacodynamics of high-dose vecuronium in children during balanced anesthesia. Anesthesiology 1991：74：656-9.

〈平林　剛〉

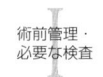

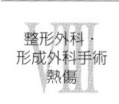

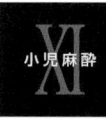

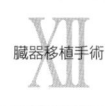

XII 臓器移植手術の緊急麻酔

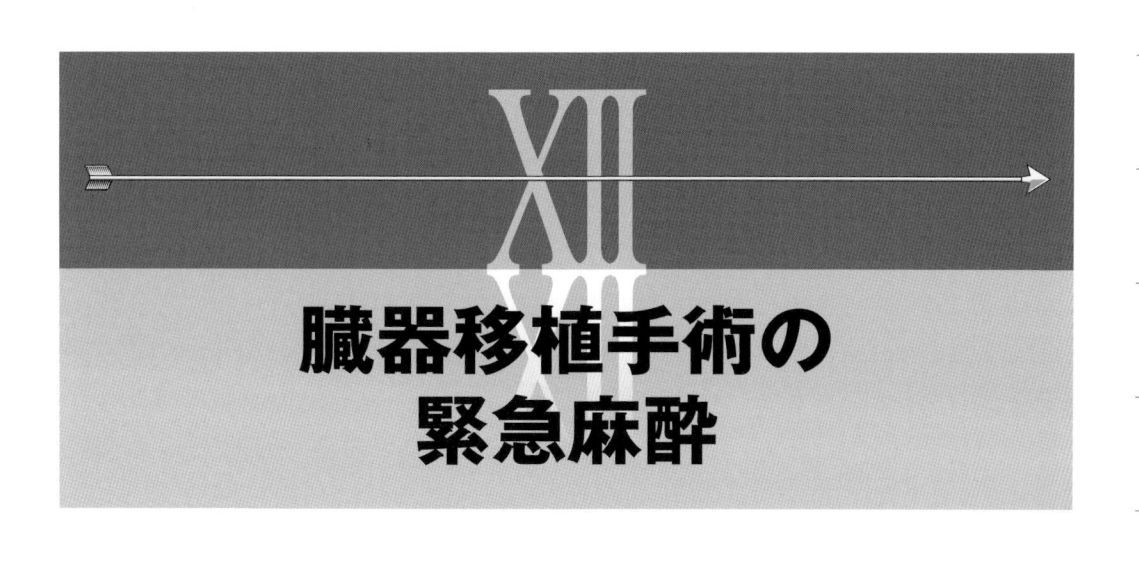

A 肺移植について

── はじめに ──

　肺移植は，表1に挙げられるような高度な肺実質病変，肺血管病変を持つ患者に対する有効な治療法である。脳死肺移植と生体部分肺移植，さらに人工心肺（cardiopulmonary bypass：CPB）の使用の有無も含め4つの手術手技により麻酔管理は異

表1　肺移植術が適応となる疾患

原発性肺高血圧症（PPH）
特発性肺線維症
肺気腫
気管支拡張症
肺サルコイドーシス
肺リンパ脈管筋腫症
アイゼンメンジャー症候群
間質性肺炎
閉塞性細気管支炎
じん肺
肺好酸球性肉芽腫症
びまん性汎細気管支炎
慢性血栓塞栓症性肺高血圧症
多発性肺動静脈瘻
α_1アンチトリプシン欠損型肺気腫
囊胞性線維症

なるため，個々の症例について術式，術前の状態，移植肺の特徴も考慮した麻酔計画を立てる必要がある。日本では脳死ドナーの絶対数不足という問題から生体部分肺移植が多く行われているが，これは原則として予定手術として行われるため，緊急麻酔という観点から本稿では主に脳死ドナーからの肺移植，特にCPBを用いた手術の麻酔管理について述べる。周術期麻酔管理の重要なポイントは麻酔導入法，CPBや膜型人工肺（extracorporeal membrane oxygenation：ECMO）の適応と管理，虚血再灌流傷害や早期グラフト機能不全の予防と治療，呼吸不全肺と移植肺の呼吸管理，肺高血圧症などに対する循環管理，術後疼痛管理，肺理学療法，そして感染対策である。

1 術前評価と術前準備

　移植決定，レシピエントとなる患者決定から手術開始までの時間がたいへん短いため，限られた時間の中で麻酔の準備と並行してレシピエントの最新情報を迅速に把握，評価する。多くの場合，移植のリストに登録されたときよりも患者の病態はさらに悪化している。血液検査や心臓超音波検査（心機能評価，肺高血圧症の有無）などできるかぎりの検査を行い，これらを総合的に判断して麻酔導入法，CPBや経皮的心肺補助（percutaneous cardiopulmonary support：PCPS）の必要性の有無などを決定する。脳死肺移植においてCPBを最初から計画する病態は，①原発性肺高血圧（primary pulmonary hypertension：PPH）や心奇形を伴う肺高血圧症，②心奇形の修復を必要とする場合，③重篤な呼吸器感染などにより酸素化や換気の維持が困難な場合，④循環の維持が困難な場合，が挙げられる。CPBを使用すれば多くの晶質液が負荷されヘパリン使用によって出血量も増加する。また好中球・補体の活性化や血小板機能異常により虚血再灌流傷害の増悪の懸念もある。心内修復を伴う場合は肺摘出後，心停止下に手術を行う。

　最近の喀痰培養の結果や投与薬物，出血・凝固系の異常の有無も確認する。感染性疾患では十分に気管支拡張薬を使用し，肺理学療法を併用して喀痰排出に努めておく。肺高血圧症に対してプロスタグランジン（prostagrandin：PG）E_1やPGI$_2$，一酸化窒素（nitric oxide：NO）をすでに使用している場合はCPB開始まで継続し肺動脈圧の急上昇を避ける。

　また，移植の最終決定はドナー肺の摘出直前や摘出時に行われるため，移植決定から肺が到着するまでの限られた時間の中で麻酔導入から各種モニタリング，開胸操作，CPB，疾患肺摘出までを行う必要がある。グラフト肺の虚血許容時間（摘出→移植→再灌流）は最大8時間とされるが3時間以内であることが望ましい[1]。またCPBを必要最小限の時間にとどめることも虚血再灌流傷害防止に重要となる。これらを考慮し，臓器の到着予測時刻の約3時間前をレシピエントの入室時刻とする（図1）。この限ら

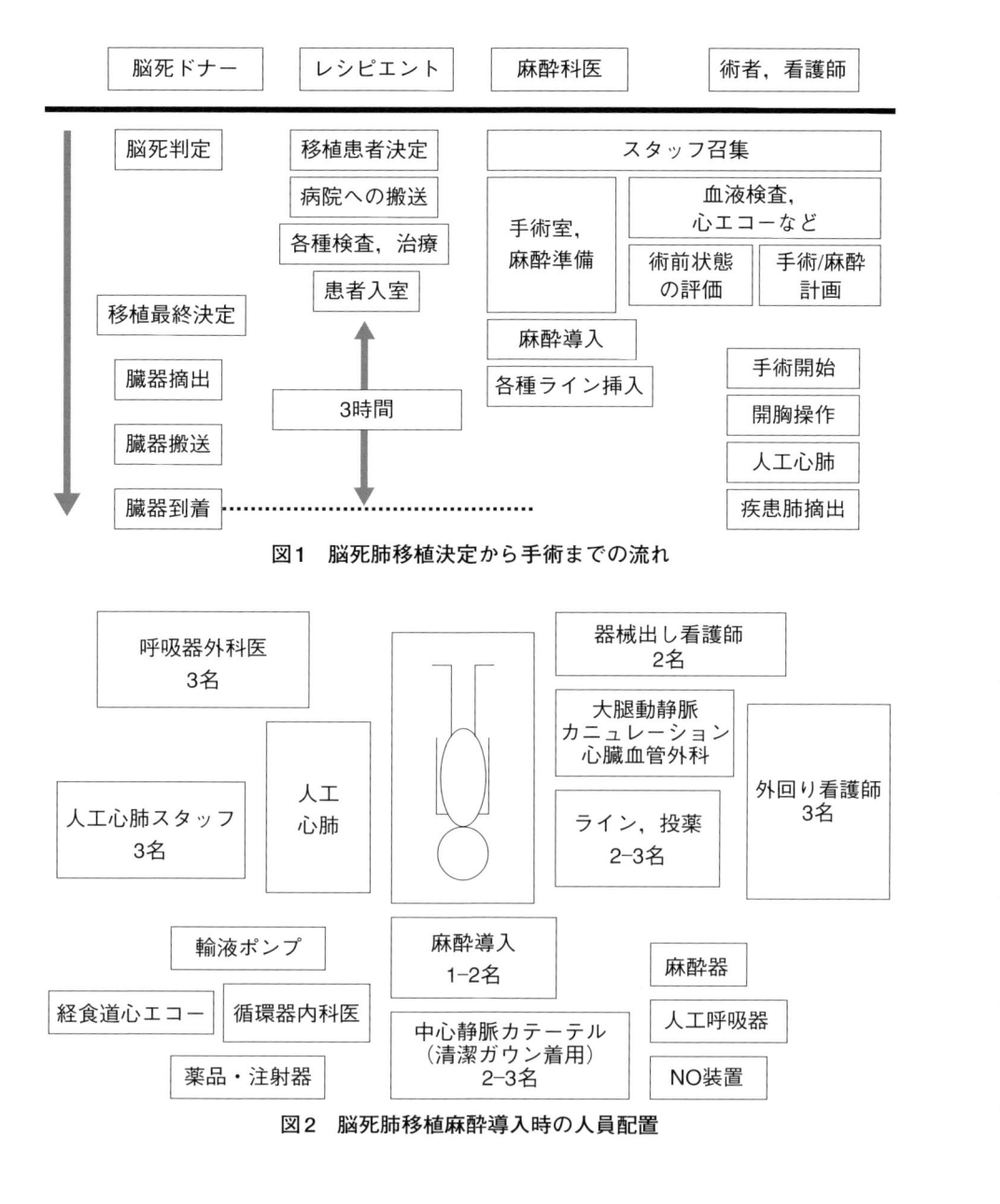

図1　脳死肺移植決定から手術までの流れ

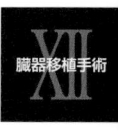

図2　脳死肺移植麻酔導入時の人員配置

れた時間の中で外科医，麻酔科医，人工心肺スタッフ，看護師などすべてのスタッフが連携し，同時進行的に一連の操作を行うことが重要なポイントとなる（図2）。

2 前投薬は？

患者は急に決定した移植に対して不安，躊躇，恐怖を強く抱いている。しかしながら前投薬として用いるものはどれも呼吸や循環への影響が少なからずあり，肺移植を必要とするような極限状態の患者にはあえて投与する必要はない。手術の手順や術後

の管理についてていねいに話し不安や恐怖を少しでも取り除くよう努める．PPHの患者では過度の精神的緊張により肺血管抵抗が上昇し右心不全の増悪する危険性があり，モルヒネやヒドロキシジンの前投薬が有用な場合があるが慎重に使用すべきである．

3 麻酔法は？

循環動態の安定を図るためフェンタニル，ミダゾラムを主体とした静脈麻酔を選択する．原則全例でCPBかPCPSをスタンバイしておく．通常は分離肺換気が行えるようダブルルーメンチューブを気管挿管するが，体格の小さい患者や小児ではシングルルーメンチューブを使用する．硬膜外麻酔に関してはCPBを用いる症例が多く，また用いない予定の症例でも状態の変化によってはCPBやPCPS/ECMOを使用するため，ほぼ全例で抗凝固薬を使用する可能性がある．また多くの肺移植レシピエントは意識下で側臥位となることは不可能であるため，硬膜外カテーテルを術前に挿入することはない．

4 麻酔導入時のコツ

麻酔導入時と人工呼吸開始時は循環虚脱の可能性が高く（特にPPH症例），また換気不全から急速に低酸素血症，高二酸化炭素血症に陥る場合もあるため，前述のとおり全例CPBかPCPSをスタンバイしておく．循環虚脱や換気不全の可能性が予想される症例では，麻酔導入前に局所麻酔下に大腿動静脈の血管確保を目的にテーピングもしくはカニュレーションを行う．重症例ではPCPSを装着したのちに麻酔導入を行うが，体外循環のために使用する抗凝固薬が，開胸，疾患肺の摘出剥離の際に出血量を増加させるためその適応については慎重に検討する．

麻酔導入はフェンタニルを主体にして循環系の安定を図り，ミダゾラム，ベクロニウムを用い慎重に導入を行う．亜酸化窒素は肺血管抵抗を上昇させ気腫やブラを増悪させるため使用せず吸入酸素濃度は100％とする．PPHでは特に導入時の危険性が高いため大量フェンタニル（50-100μg/kg）を用い，ドパミンやノルアドレナリンの持続投与により体血圧を維持する．ミダゾラムなど末梢血管抵抗を下げる可能性のある薬物は原則として使用しない．

5 モニタリング

心電図，観血的動脈圧，経皮的酸素飽和度のモニターはもちろんのこと，肺動脈カテーテルによる肺動脈圧測定や中心静脈圧測定は必須である．麻酔導入時に循環変動

がもっとも大きいため，可能なかぎり麻酔導入前に意識下（局所麻酔使用）で挿入する。長時間起坐位が続いていた患者では体位をとることがきわめて難しい場合もある。ほかには心拍出量，混合静脈血酸素飽和度，1回換気量，気道内圧，呼気終末二酸化炭素分圧，体温，尿量の測定を行う。経食道心エコー（transesophageal echocardiography：TEE）は術中の心機能評価，卵円孔の有無の確認，移植後の肺静脈閉塞の診断[2]などに不可欠である。またフェンタニルを主体とした静脈麻酔となるため，麻酔深度のモニターとしてBIS（bispectral index）モニターを使用する。

6 術中管理

1）術中管理

　麻酔維持は導入に引き続きフェンタニルを主体にミダゾラム，ベクロニウムの持続静注も行い，麻酔深度のモニターとしてBISを使用する。PPH以外の呼吸器系疾患で循環が比較的安定している場合は補助的にセボフルランなどの吸入麻酔薬を併用する場合もある。吸入麻酔薬は低酸素性肺血管収縮反応（hypoxic pulmonary vasoconstriction：HPV）に対して不利に作用するが，肺移植手術における影響に関しては議論が分かれており[3)～5)]，今後の検討が必要である。なお，肺気腫患者などに対してCPBを使用しない片肺移植を行う場合は肺容量減少手術（lung volume reduction surgery：LVRS）に準じた麻酔方法が選択され，フェンタニル，プロポフォールによる全身麻酔に硬膜外麻酔を併用する。

2）術中管理の工夫

　原則として病的肺摘出までは病態に応じた呼吸管理を行う。低酸素血症のため一側肺換気を行うことがきわめて困難な場合も多い。慢性閉塞性肺疾患（chronic obstructive pulmonary disease：COPD）やPPHでは最高気道内圧を可能なかぎり低く設定するが，感染性肺疾患や拘束性肺疾患では非常に高い気道内圧でも換気不能となる場合がある。COPDでは呼気時間を延長させる。肺高血圧症は低酸素血症と高二酸化炭素血症により急性増悪しやすく無気肺や肺の過膨脹も一因となる。移植後は吻合部の保護，エアリーク防止のため最高気道内圧を極力低く設定する。肺の過膨脹や過換気はグラフト機能不全を惹起するので，吸気圧，1回換気量を可能なかぎり低く保ち肺保護に努める[6)]。移植肺は虚血再灌流傷害のために血管透過性が亢進しリンパ管も破綻しているため肺水腫を起こしやすい。このため呼気終末陽圧（positive end-expiratory pressure：PEEP）（4-10cmH$_2$O）を用いる。PEEPの使用により肺

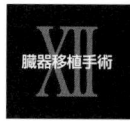

胞を開存させることで酸素化能が改善し吸入酸素濃度を低くできることも期待できる。片肺移植の場合，特にCOPD患者では両肺を同じ換気条件で人工呼吸すれば換気血流不均衡，一側の過膨脹などがみられるため，2台の人工呼吸器を用いた分離肺換気を行う。

　循環管理としては術後の肺水腫を回避するため，晶質液投与を制限し低アルブミン血症を避けヘマトクリット値を25-30％以上に保つ。新鮮凍結血漿（fresh frozen plasma：FFP）と血小板は必要量のみ投与する。ドパミン，ドブタミンを通常使用するが，心拍出量の過度な上昇は虚血再灌流傷害を生じやすい移植肺で肺水腫の原因となりうる。肺血管抵抗上昇の予防にはPGE$_1$，ニトログリセリン，NOを使用する。低血圧，右心不全を伴う肺高血圧にはNO吸入が第一選択となる。低カルシウム血症，低マグネシウム血症，低カリウム血症などの電解質異常は重症不整脈の原因となるため積極的に電解質を補正する。しかしカリウムに関しては逆に，移植肺の再灌流時にはカリウムが放出され高カリウム血症を来すことがある。特にCPBを使用しない両肺移植の症例では2回目の再灌流時に急激な高カリウム血症から心停止の危険性があり，グルコース・インスリン療法などで対処する。

　また，手術手技や周術期管理の進歩により術後生存率は上昇しているが，依然として術後死亡の主原因はグラフト機能不全と感染である。術後は拒絶に対する免疫抑制療法が不可欠であるため術中から感染予防に努め，可能なかぎり清潔操作を徹底させる。

7 輸液管理

　前述のとおり，術後の肺水腫を回避するため，晶質液投与を制限し，低アルブミン血症を避け，ヘマトクリット値を25-30％以上に保つよう適切に輸液，輸血を行う。

8 術後ICU入室の注意点

　移植された肺は本来の神経，循環系が切断されるため表2に示すような病態を生じる。咳嗽反射消失により自力での喀痰排出が困難となる。術後の動脈血酸素分圧は通常早期に正常化するが二酸化炭素に対する換気応答の回復は遅れることが多い。

　術直後は肺の状態が急激に変化しやすいため頻繁に動脈血液ガス分析を行い，12時間ごとに一般血液検査や胸部X線撮影を行い異常の早期発見に努める。吻合部の保護やエアリーク防止のため最高気道内圧は極力低く設定する。肺の過膨脹や過換気はグラフト機能不全を惹起するため，吸気圧および1回換気量をできるだけ低く保ち肺の保護に努め，必要ならば意図的な低換気（permissive hypercapnia）も行う。PPHに代表されるような術前より肺高血圧を呈した患者は心機能も低下しているため循環

表2 移植肺の病態

1. 迷走神経遮断（denervation）
   咳嗽反射の消失
   気道粘膜線毛クリアランスの低下
   気管支収縮拡張反応の低下
2. 二酸化炭素上昇に対する反応性の低下，麻薬に対する換気応答の低下
3. 反回喉頭神経損傷
4. リンパ管系消失による肺内への水分貯留
5. 気管吻合部の虚血による狭窄，壊死
6. 虚血再灌流傷害による肺水腫，呼吸不全
7. 肺高血圧症
8. 肺静脈血栓症または狭窄
9. 片肺移植時の縦隔偏位

系の安定を待ったのち（術後72時間），慎重に人工呼吸器からのウィーニングを行う。迷走神経遮断（denervation）による咳嗽反射の消失は気管支末梢の喀痰貯留を来し無気肺と感染の原因となるので，気管支鏡による吸痰を行い同時に吻合部の観察も行っておく。

　術後も引き続き観血的動脈圧，中心静脈圧，肺動脈圧，心拍出量，尿量などをモニターする。気管支動脈の血流を保つため体収縮期圧は80mmHg以上を維持する。通常ドパミンやドブタミンを持続投与する。術中と同様に過度な血圧上昇は術後の肺水腫増悪の原因となる。移植肺の虚血再灌流傷害やCPBの影響，NO産生低下などにより移植後も肺高血圧を呈することはまれではない。PGE_1やニトログリセリンの持続投与，NO吸入を行う。免疫抑制療法に用いるシクロスポリンやタクロリムスは腎動脈収縮により尿量減少を来すが，これにはヒト心房性ナトリウム利尿ペプチド（human atrial natriuretic peptide：hANP）の持続投与が有効である。

　肺移植では術直後に抜管する症例は少なく，麻薬の静脈内投与を中心とした術後鎮痛を計画する。術後数日たち人工呼吸器離脱の時期になれば硬膜外カテーテルを挿入し積極的に鎮痛を図るとともに肺理学療法も進めていく。非ステロイド性抗炎症薬は腎機能低下を来しやすいため，できるかぎり使用しない。CPBを用いない片肺移植などでは術当日から硬膜外カテーテルを挿入し人工呼吸器からの早期離脱を目指す。

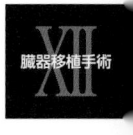

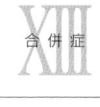

COLUMN

虚血再灌流傷害(ischemic reperfusion injury)と早期グラフト機能不全

　移植に伴う急性肺傷害の多くは再灌流時に生じる。虚血再灌流後に好中球が集積し、フリーラジカルや各種の炎症性メディエータにより再灌流後10分以内に肺血管内皮細胞、肺胞上皮細胞の傷害が発生する[7]ため、酸素化障害、無気肺、肺水腫、肺高血圧症などの移植早期グラフト機能不全が発生しやすい。虚血時間[8]、人工心肺（CPB）、移植後の肺高血圧症、過度の輸液やカテコラミン投与、心不全などが肺水腫の増悪因子となる（図A）。もともと肺は保存が困難であり、移植肺は正常な肺リンパ管系が破綻しているため肺内へ水分が貯留しやすく退出しにくい。このため移植肺の急性機能不全は心移植に比べて発生頻度が高い。移植後72時間以内の広範囲な肺浸潤影と極度の低酸素血症が起こればグラフト機能不全を疑う。虚血再灌流傷害はひとたび発症すると低酸素血症、肺水腫、肺高血圧症など、重篤な症状を呈し（図B）、あらゆる治療を行っても救命することはたいへん難しい。このため<u>虚血再灌流傷害は何よりも術中からの予防と対策が重要である</u>。虚血から再灌流までの時間を短縮し、CPBからの離脱時には緩徐に肺動脈血流を増加させ肺動脈圧を低く保つ。肺再灌流30-60分前に再灌流傷害軽減と肺動脈圧コントロールを目的に、メチルプレドニゾロン（20-30mg/kg）の静注、PGE_1（0.01-0.1μg/kg/min）やニトログリセリン（0.5μg/kg/min～）の持続静注を開始する。移植肺はNOの産生が低下しており、NO吸入により肺血管抵抗減少、酸素化能改善が期待されるため[9]、再灌流直前から吸入を開始する（10-20ppm）。肺過膨張、不必要な高濃度酸素投与は避ける。

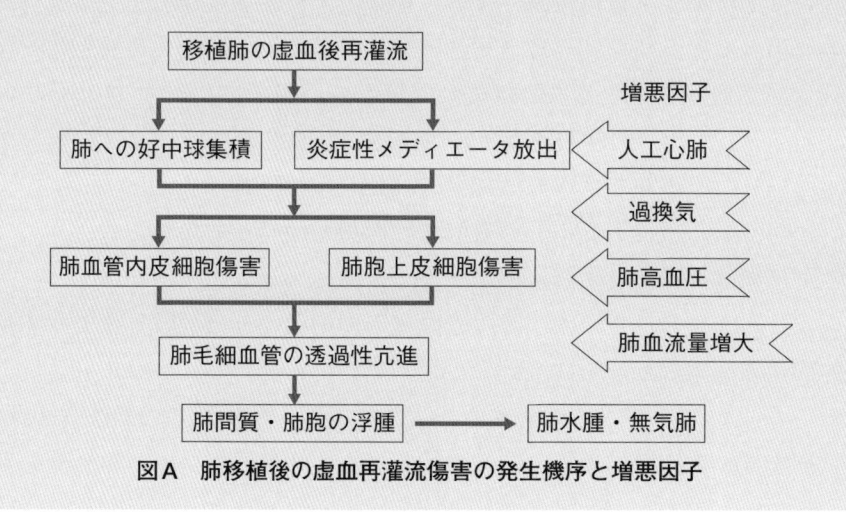

図A　肺移植後の虚血再灌流傷害の発生機序と増悪因子

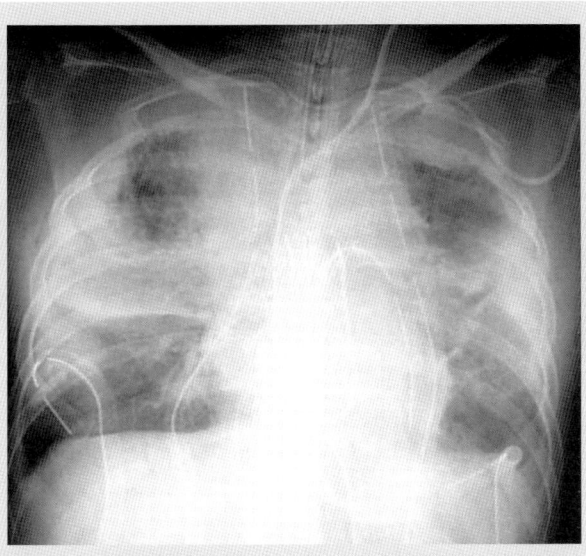

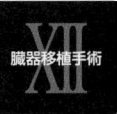

図B 虚血再灌流傷害からグラフト機能不全，肺水腫，低酸素血症を呈した症例の胸部X線写真

COLUMN

マージナルドナーからの肺移植

　1997年の臓器移植法施行後，脳死判定されたドナーからの臓器移植50例のうち肺移植は30例にとどまっている（2006年12月末現在）。絶対的な脳死ドナー不足に加え，肺炎や長期人工呼吸による障害でドナー肺が移植に適さないと判断されるケースが多い。このため近年，以前ならば移植に適した状態かどうかの判断が境界線上にあった，いわゆるマージナルドナーの肺を使用せざるを得ないケースが多くみられる。従来は移植可能な肺が得られるのは脳死患者のうち2-3割とされていたが，現在では日本で約半数の脳死患者の肺が使用されており，欧米でも同様の傾向である。この場合，肺が使用可能かどうかの判断材料はX線所見，気管支鏡所見，動脈血液ガス分析のみである。マージナルドナーからの肺を使用することにより移植後に再換気・再灌流後の肺傷害が重篤となる危険性が高くなり，麻酔および術後管理が困難となることが予想される。実際にわれわれも，脳死判定前に菌血症の経過を有する患者からの肺移植で，再灌流直後から激しい肺水腫を来した症例を経験している。臓器摘出の時点で肺炎を合併しているケースも多く，術後の免疫抑制療法により感染が増悪すれば致死的となるため術中から十分な感染対策を実施しなければならない。

【文　献】

1) Winton TL, Miller JD, de Hoyos A, et al. Graft function, airway healing, rejection, and survival in pulmonary transplantation are not affected by graft ischemia in excess of 5 hours. Transplant Proc 1993 ; 25 : 1649-50.
2) Leibowitz DW, Smith CR, Michler RE, et al. Incidence of pulmonary vein complications after lung transplantation : a prospective transesophageal echocardiographic study. J Am Coll Cardiol 1994 ; 24 : 671-5.
3) Barth J, Petermann W, Entzian P, et al. Modulation of oxygen-free radicals from human leukocytes during halothane- and enflurane-induced general anesthesia. Acta Anaesthesiol Scand 1987 ; 31 : 740-3.
4) Liu R, Ishibe Y, Ueda M. Isoflurane-sevoflurane administration before ischemia attenuates ischemia-reperfusion-injury in isolated rat lungs. Anesthesiology 2000 ; 92 : 833-40.
5) Nielsen VG, Baird MS, McAdams ML, et al. Desflurane increases pulmonary alveolar-capillary permeability after aortic occlusion-reperfusion in rabbits : evidence of oxidant-mediated lung injury. Anesthesiology 1998 ; 88 : 1524-34.
6) 五藤恵次, 平川方久. 外科系患者の集中治療. 呼吸器外科. ICUとCCU 1999 ; 23 : 417-25.
7) Bhabra MS, Hopkinson DN, Shaw TE, et al. Critical importance of the first 10 minutes of lung graft reperfusion after hypothermic storage. Ann Thorac Surg 1996 ; 61 : 1631-5.
8) Fischer S, Maclean AA, Liu M, et al. Dynamic changes in apoptotic and necrotic cell death correlate with severity of ischemia-reperfusion injury in lung transplantation. Am J Respir Crit Med 2000 ; 162 : 1932-9.
9) Adatia I, Lillehei C, Arnord JH, et al. Inhaled nitric oxide in the treatment of postoperative graft function after lung transplantation. Ann Thorac Surg 1994 ; 57 : 1311-8.

（花崎　元彦，五藤　恵次，片山　浩）

B 肝臓移植について

── はじめに ──

　緊急に行われる肝臓移植としては，非代償性肝硬変患者の急性増悪，劇症肝不全などがある。肝硬変患者に関してはその病態は複雑であり，基本的には集学的治療により状態の改善を待って移植を行うべきであると考える。一方，劇症肝不全では肝移植が唯一証明されている治療法であり，早期に病因の決定・予後の評価を行い，緊急肝移植を考慮し肝移植のできる施設への転送が重要である。

　劇症肝炎は，急性肝炎のうち約1％にみられ，年間約1,000人が罹患すると推定されている[1]。内科的治療としては，血漿交換，免疫抑制薬，副腎皮質ステロイド投与，持続血液濾過透析などが行われているが，救命率は40％前後であり依然として予後不良の疾患である[2]。発黄後脳症の発現が7日以内の超急性型と，4週以内の急性型，それ以降の亜急性型に分類されるが[2]，特に亜急性型は予後不良であり肝移植を念頭に置いた治療が必要となる。また超急性型の場合は高率に脳浮腫を合併し病態が急激に進行するため，脳死肝移植では対処が困難であり救命のためには緊急の生体肝移植が必要となる可能性が高い。

1 術前評価と術前準備

1) 劇症肝不全の術前評価

　ウイルス性劇症肝炎のほかに緊急肝移植の適応となる劇症肝不全としては，アセトアミノフェン中毒などの薬物性肝炎，Wilson病の急性増悪などが挙げられる。保険適応としては，肝硬変（非代償期），劇症肝炎（ウイルス性，自己免疫性，薬物性，原因不明を含む）について，以前は15歳以下の患者に限られていたものが，2004年1月1日より成人にも拡大された。当院で1996年から2006年末までに施行された生体肝移植159症例中，緊急で施行されたのは21例であり，その内訳は，B型劇症肝炎が6例，劇症肝不全（原因不明）が15例である。

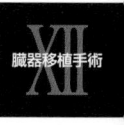

　当院での劇症肝不全に対する緊急生体肝移植システムを示す（図1）。当院では図に示すような迅速な適応の判断と術前の準備によって48時間以内に移植可能な体制が整っている。

　われわれの施設におけるアルゴリズムを図2に示す。劇症肝不全の原因検索と並行して，意識レベル，肝酵素，凝固系の変化をとらえることが重要である。肝酵素はあ

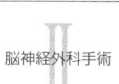

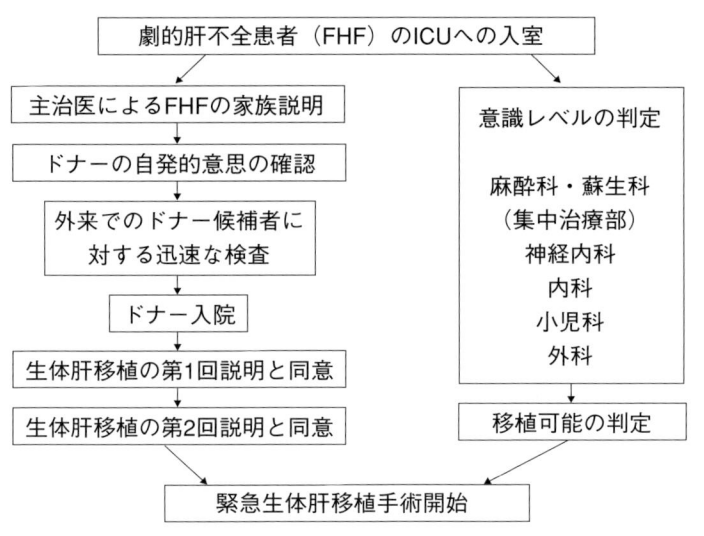

図1 岡山大学病院における緊急生体肝移植システム（48時間以内）

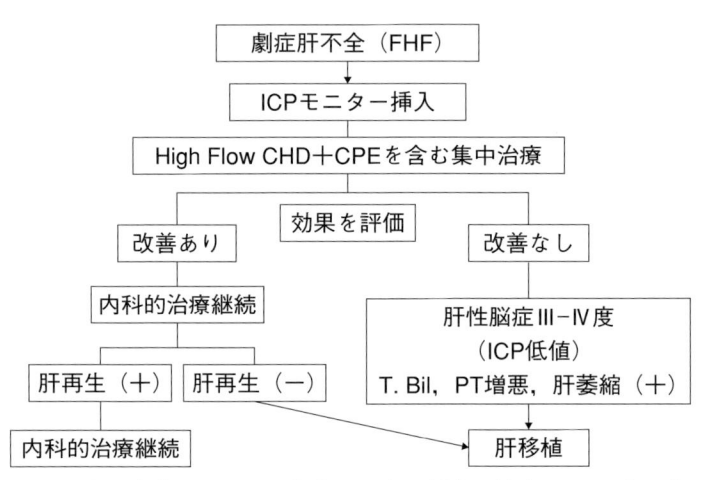

図2 岡山大学病院における劇症肝不全に対する治療のアルゴリズム

る程度の時期から上昇が頭打ちになる場合があり，そうなると凝固系と意識レベルの変化が重要となるため，この時点での鎮静は禁忌である．grade Ⅲ（stupor）あるいはgrade Ⅳ（coma）の脳症に進展した場合には，誤嚥性肺炎を起こすと肝移植ができなくなるため，気道確保の必要がある．脳症の分類を**表1**に示す．

われわれの施設では，術前患者はICUに収容し，grade Ⅲ以上の症例では，頭蓋内圧（intracranial pressure：ICP）の上昇を避け，不可逆的な脳浮腫の有無から移植の適応を判断するためにICPモニターを留置している．ICPモニター留置許容基準としてはプロトロンビン時間-国際標準正規化比（PT-INR）＜2，血小板＞5万/μl，および臨床的に有意な出血傾向がないことを挙げている．必要な場合には新鮮凍結血漿（fresh frozen plasma：FFP），血小板の投与を行っている．モニター挿入後は脳灌

表1 肝性昏睡度分類

昏睡度	精神症状	参考事項
I	睡眠〜覚醒リズムの逆転．多幸気分，時に抑うつ状態，だらしなく，気にとめない態度	後向きにしか判定できない場合が多い
II	指南力（時・場所）障害，物を取り違える，異常行動（お金をまく，化粧品をゴミ箱に捨てるなど）．時に傾眠傾向（普通の呼びかけで開眼し，会話ができる）．無礼な言動があったりするが医師の指示に従う態度を見せる	興奮状態がない 尿便失禁がない 羽ばたき振戦あり
III	しばしば興奮状態または譫妄状態を伴い，反抗的態度を見せる嗜眠状態（ほとんど眠っている）．外的刺激で開眼しうるが，医師の指示に従わない，または従えない（簡単な命令には応じうる）	羽ばたき振戦あり（患者の協力が得られる場合） 指南力は高度に障害
IV	昏睡（完全な意識の消失） 痛み刺激に反応する	刺激に対して，払いのける動作，顔をしかめるなどがみられる
V	深昏睡 痛み刺激にも全く反応しない	

（第12回犬山シンポジウム．1981より引用）

流圧（cerebral perfusion pressure：CPP）を50mmHg以上かつICPを20mmHg以下に維持することを目標に，利尿薬の投与，20°程度の頭高位，血圧の維持，軽度過換気，血液浄化法，バルビツレート投与などを行っている[3]。上記の治療を行っても，grade IVが遷延する症例，50mmHg以上のICPが持続する症例，CPPが2時間以上40mmHg以下であった症例は，不可逆的な変化が起こっている可能性があり，移植の適応とはならない[4]。

凝固系はPT％を指標として，40％程度を保つように管理する。入室後より血漿交換（FFP 40単位）を実施し，その後同量の血漿交換を24時間持続で行い，血小板の投与も適宜行う。これは肝移植が決定するまでに，脳出血，消化管出血などの出血性合併症を起こさないようにするためである。

持続血液濾過透析（continuous hemodiafiltration：CHDF）もICU入室時より開始する。われわれの施設では，血液流量120-150ml/min，透析液流量6,000-8,000ml/hr，濾過流量1,500-2,000ml/hrの高流量で施行している。肝性昏睡を引き起こす物質はアンモニア，メルカプトン，低級脂肪酸，芳香族アミノ酸などが考えられているが，これらの小〜中分子量物質だけでなく，大分子量物質も関与している可能性がある。高流量でCHDFを行うことによって，意識レベルの改善が期待でき，また肝性昏睡でも治療に反応する脳浮腫かどうかの判断が可能となり，劇症肝不全に対

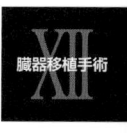

する移植適応判断において重要な治療となっている。

　劇症肝不全に対する内科的治療は現時点では対症療法でしかなく，移植への橋渡し的なものにすぎない。その生存率は高くても40％程度であり，肝移植の生存率65-80％には及ばない[4]。劇症肝不全治療中はその原因のいかんにかかわらず患者の状態の判断とその後の病状の進行の予測が重要であり，内科的治療で回復する見込みがあるかないかを速やかに適切に評価することが大切である。そのためには常に肝移植を念頭に置いて，集学的治療の中で適宜評価し緊急に対応することが求められる。

2）術前準備（手術室の準備）

a．輸血準備

　輸血準備は十分に行う。成人の場合，われわれは赤血球濃厚液40単位を準備している。劇症肝不全の場合には側副血行路が発達しておらず，肝萎縮も高度のため無肝期までの出血量はあまり多くない。末期肝不全患者では側副血行路が発達しており剝離時に大量に出血する場合もある。またいずれの場合も再灌流後には，線溶亢進から大出血の可能性があるので常に最低でも赤血球濃厚液20単位程度は手元に置く必要があり，術中適宜追加オーダーしている。FFPは術前のPT％が正常なら60単位準備する。術前からPT％が低値の症例ではさらに多めに用意して手術開始時から投与できるように入室前から解凍しておく。投与量が増えることが予想される場合には最初の数本は5単位のものを用意する。残り20単位になったら，手術の進行具合と出血の程度を考慮して術中に追加オーダーする。血小板は低値の症例がほとんどであるのですぐに20単位は輸注できるように準備し，必要に応じて術中に追加オーダーする。

b．ラインの準備

　大量出血時の大量輸血にも対応できるように，18G以上の太めの輸液ラインを2本確保しておく。門脈遮断による体循環血液量の減少，下大静脈クランプによる静脈環流量の低下が循環血液量不足・血圧低下の原因となるため，輸液ラインは上肢に確保する必要がある。われわれは5Frのショートシース（アーガイル，ウイニングシース®）を麻酔導入後に両肘静脈に留置して，急速輸液ポンプ（流量1-130ml/minまで変更可能）を2台使用して輸液・輸血を行っている。輸血を実施する場合には移植片対宿主病（graft-versus-host disease：GVHD）予防の目的で白血球除去フィルタを使用するが，急速輸血には抵抗となり，陰圧をかけると溶血が起こる。そのためわれわれの施設では事前に高カロリー輸液用のバックに白血球除去フィルタを通した血液をプールしておき，急速な輸血が必要になったときに備えている。また，大量の輸液によって体温低下が起こらないよう急速輸液ラインには加温装置（スミスメディカル，

HOTLINE®）を装着している．加温によってライン内に気泡が生じるため，患者輸注前にエアー除去用トラップを備えている．

c．薬物の準備

麻酔に使用する薬物は，通常の待機肝移植手術で使用するものと基本的に同様である．われわれの施設では肝移植専用の麻酔メニュー票を作成して，使用している（図3）．静脈麻酔薬（チオペンタール，プロポフォール，ミダゾラム），麻薬（フェンタニル），筋弛緩薬（ベクロニウム），抗生物質（セフェム系，ペニシリン系），昇圧薬（ドパミン，エフェドリン，エピネフリン），再灌流時に使用するステロイド（メチルプレドニゾロン），利尿薬（フロセミド），電解質補正剤（カリウム，マグネシウム，重炭酸），血管拡張薬（PGE$_1$），蛋白分解酵素阻害薬などを用意している．症例によってはATⅢ製剤や，hANPなども使用する．

d．検査の準備

導入後，無肝期，再灌流時，再灌流後など数か所で血液検査・凝固検査を施行する必要がある．その都度オーダーするのは時間効率が悪く手が離せない場合も考えられるので，あらかじめオーダーして試験管を用意しておく．血液ガス分析は最低でも1時間に1回は施行するため，シリンジを多めに用意しておく．また，活性凝固時間（activated coagulation time：ACT），TEG（thromboelastogram）も施行するため準備が必要である．

2 前投薬は？

劇症肝不全に対する移植手術では術前の意識状態が悪い場合も多い．出血傾向があるため筋注は避けるべきである．<u>基本的には前投薬は投与しない</u>．

3 麻酔法は？

フルストマックの症例では急速導入を行うが，通常は静脈麻酔薬（チオペンタール，プロポフォール）による導入，吸入麻酔薬（イソフルラン）・麻薬（フェンタニル）による維持で麻酔を行う．イソフルランは肝での代謝がもっとも少なく，肝臓に負担がかからないとされている[5]．予定手術でも同様であるが，亜酸化窒素は腸管ガスへの移行によって腸管の膨隆を引き起こし，また空気塞栓が起こった場合に塞栓が増大する可能性があるので使用しない．一般的に肝臓代謝の薬物は，肝機能低下と無肝期による代謝の消失により作用が増強・延長すると考えられるため薬物が過量とならな

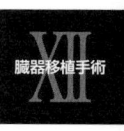

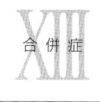

肝移植麻酔オーダー票（大人レシピエント）

手術日　　年　　月　　日
患者名　　　　　　　指示麻酔科医　　　　　準備者名

<u>末梢</u>　（　　）本
　　　5％アルブミン＋輸液セット＋活栓付延長＋（留置針16G or 18G）
　　　5％アルブミン＋輸液セット＋三活白（3）＋延長チューブ
　　　＋加温ライン＋エアー抜き＋活栓付延長＋<u>シース（5Fr）</u>
　　　　　　　　　　　　　　　　　　（左or両）肘静脈に留置

<u>中心静脈</u>
　　　3号液＋ポンプ用輸液セット＋三方活栓5連＋延長チューブ1m
　　　＋<u>（トリプルルーメンカテ）</u>

<u>圧ライン</u>　　　4チャンネル（Aライン2本，CVP，PAP）
<u>S-Gカテ</u>　　　シース　8.5Fr　　カテーテル　7.5Fr（CCO/VIP）

ルーチン		追加		
アトロピン	1A	☐塩化カリウム		ml
エフェドリン	1A	☐塩化カルシウム（追加）		A
ミタゾラム	1A	☐ATⅢ製剤		単位
ベクロニウム	10mg/10ml	☐メシル酸ナファモスタット		
塩化カルシウム	20ml×3本		mg/total	ml
フェンタニール	5A	☐PGE1	μg/total	ml
硝酸マグネシウム	40ml×2本	☐フロセミド		A
ベクロニウム 40mg/フェンタニール 20A		☐hANP	μg/total	ml
メチルプレドニゾロン	500mg	☐		
ウリナスタチン	30万単位	☐		
ファモチジン	20mg/10ml	＜抗生剤＞		
ドパミン	150mg/50ml	☐ペニシリン系	g/	ml
エピネフリン	0.2mg＋生食/20ml	☐セフェム系	g/	ml

　　＊1A/20mlを4ml吸ってTotal 20mlにする。（100倍）

温度計　膀胱・直腸・皮膚
バルン　精密尿量計300ml
その他　温風加温器上下肢用に2ヶ
　　　　温水加温器

図3　岡山大学病院における成人生体肝移植用麻酔メニュー

いようにモニタリングが必須である。

4 麻酔導入時のコツ

　肝不全状態では末梢血管が拡張した状態にあるため，麻酔薬の血管拡張作用による血圧低下は軽度であると考えられる．しかし，術前から脳浮腫対策で脱水気味に管理されている症例も多く，導入時に血圧低下がみられた場合には積極的な容量負荷で対応する．昇圧薬が必要な場合は少ない．腹水が多く腹圧の高い症例では，筋弛緩薬の使用によって横隔膜が上部に圧迫され，残気量の低下から酸素化低下が危惧される．麻酔導入前に十分に酸素化を行うことで対処する．特に劇症肝不全による脳圧亢進症例では，ICPを上昇させないために高二酸化炭素血症を避けなければならない．また術中の操作によって横隔膜が押し上げられ，気管内チューブの位置が深くなり片肺挿管にならないよう注意が必要である．小児では術後管理の利便性から経鼻挿管を行っている．

5 モニタリング

　心電図，経皮的酸素飽和度，呼気ガス分析，筋弛緩モニターは一般的な手術と同様に行う．観血的動脈圧測定は血行動態の変動が大きいため必須である．また頻繁の採血のためと緊急の場面で常に圧波形をモニターする必要があるため，当施設では両側橈骨動脈に挿入している．1本は術後に抜去するが，術後管理に使用する側は閉鎖回路を用いて採血時の清潔操作を心がけている．中心静脈圧（central venous pressure：CVP）は右室の前負荷・血管内容量の指標として有用である．通常，右内頸静脈から挿入する．肺動脈カテーテルは左室の前負荷・血管内容量の指標として有用であり，心拍出量の評価も可能であることからわれわれの施設ではルーチンに使用している．肝不全時には高心拍出量を呈することが多く，移植後には徐々に改善する．肺動脈カテーテルは心機能が不良でなければ術後早期に抜去可能なため，中心静脈ラインと同側にシースを挿入している．われわれが右側内頸静脈で上部から肺動脈カテーテル，下部から中心静脈カテーテルを挿入しているのは以下の理由による．両側内頸静脈を穿刺した場合に，動脈誤穿刺による血腫が起こったときには脳のうっ血，気道圧迫の危険が高い．まれではあるがこの合併症を避けるためである．ICPモニターは，ほとんどの場合術前から挿入されている．侵襲的なモニターではあるが，術中も脳灌流圧の指標として有用である．異常高値が持続する場合には術中の脳内出血，高度脳浮腫の可能性があり，浸透圧利尿薬の投与，過換気，頭高位，必要なら血液浄化法などの処置を行う．特に線溶亢進が起こった症例では，モニター挿入部からの出

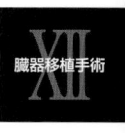

血が起こる可能性が高い。長時間の開腹手術の場合，低体温から末梢循環不全が生じ乳酸値の上昇がみられることがある。これは肝機能の低下による変化と鑑別が必要となるため，中枢温・末梢温を連続的にモニターすることは重要である。また，低体温時には凝固能が抑制され出血傾向を増強する可能性があるため，術前から四肢を弾力包帯で巻いて保温し，さらに上下半身を保温ブランケットで保護するなど体温を正常範囲に調節するよう努める。肝機能の低下，肝代謝の消失によって薬物の作用延長が考えられるため，筋弛緩モニターを使用してTOF（train-of-four）で2回反応がみられた時点で筋弛緩を投与するようにしている。またBIS（bispoctral index）モニターも装着し50以下を目標として，吸入麻酔薬・麻薬の投与量を調節している。

6 術中管理

1）術中管理

　術中の管理は，緊急手術でも予定手術でも同様に行う。麻酔は前述のように吸入麻酔薬を主体とし麻薬を適量用いたバランス麻酔で行っている。重要なのは，生体恒常性を維持することである。体温，血管内容量，電解質などに異常があれば，凝固系，肝血流に影響を及ぼし，最終的には移植肝への悪影響が考えられる。そのため，前無肝期からいかにレシピエントの状態を安定させておくかということに主眼をおいて管理を行っている。以下にそれぞれの手術期における注意点を述べる。

　前無肝期には術前からの凝固障害から大量出血の可能性があるため，その補正に努める。血管内容量を適切に保ち（CVPで5-10cmH$_2$O），尿量を維持する。腹水がある症例が多く開腹による流出の補正も必要となる。

　無肝期には線溶亢進が起こりうる。血液検査などから凝固系の異常を補正し，再灌流に備えて血管内容量・電解質を適切に維持する。症例によってはアシドーシスの補正も必要になる場合がある。また再灌流前にはステロイド（メチルプレドニゾロン10mg/kg）を投与する。

　再灌流時には血圧の低下に注意する。出血・血管床の増加から血管内容量が少なくなりがちであるため，再灌流前からCVPを5-10cmH$_2$Oに維持する。

　後無肝期には線溶亢進がもっとも顕著になるため出血量の増加に注意が必要である。血糖値・乳酸値など血液検査データから，移植肝機能について判断し外科医にも情報を提供する。

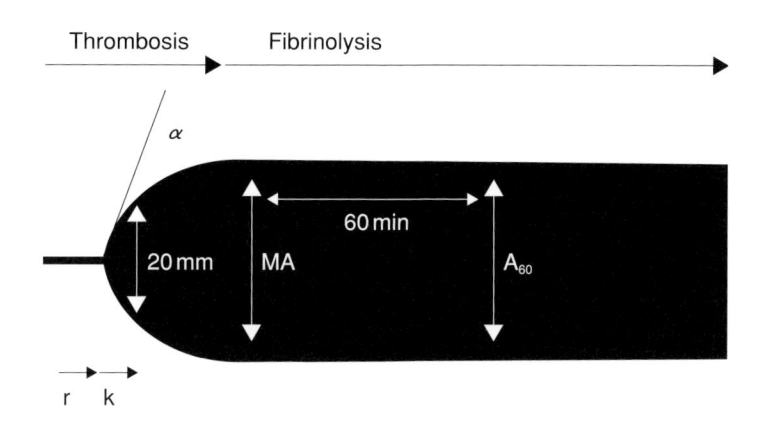

図4　TEGの各測定値とその指標

		指標	正常値
r	: reaction time	内因性凝固系	8-12分
r + k	: clot formation time	内因性凝固系	12-16分
a	: clot formation rate	フィブリノーゲン	>50°
MA	: maximum amplitude	血小板，I，XIII	50-70mm
A_{60}	: clot lysis rate	線溶活性	>85%

(Luddington RJ. Thrombelastography/thromboelastometry. Clin Lab Haematol 2005；27：81-90より一部改変引用)

2) 術中管理の工夫

　劇症肝炎の場合，側副血行路が少ないため出血量が少なく，また肝臓は萎縮しており摘出までの出血量が少ない．門脈・体循環シャントからの灌流量が少ないため無肝期に容量負荷が必要となる．生体肝移植ではグラフトが小さい場合が多く，肝機能の立ち上がりに時間を要する．特に凝固系よりも線溶系の亢進がみられ，大量出血の可能性がある．線溶亢進は，出血量が増加する・今まで止まっていたところから再度出血するなど，術野からの情報で気づくこともあり，血液検査データからは判断できない．TEGは手術室において線溶亢進を診断できる唯一の方法であり，われわれの施設でもルーチンに使用している．術前・無肝期・再灌流後・術後と経過を追って測定しているが，凝固系の状態を非常に鋭敏に反映しており有用な検査であると考えている（図4）[6]．

　術中の移植肝機能の指標としては，肝臓の血流エコー，胆汁の流出の確認，血糖値の上昇，アシドーシスの改善などがあるが，われわれは乳酸値を重視している．乳酸値は，その他の検査と違って血液ガス分析装置で簡単に迅速に測定でき，肝機能が良好なら時間とともに低下傾向となる．よって乳酸値が再灌流後も10mmol/l以上の高値で推移した症例では，肝臓の低灌流・超急性拒絶などなんらかの異常がある場合がある．

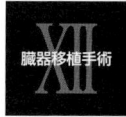

7 輸液管理

基本的にはCVPなどを指標に，酢酸リンゲル液・5％アルブミン液を中心として行う．輸血はHbで8g/dlを目標に行う．PT％，TEGなどで凝固因子が足りないと判断した場合にはFFPを積極的に使用し，PT％で50％以上を保つように管理する．これには出血など術野からの情報も重要である．血小板は5万/μl程度を維持する．もっとも避けるべき状態は循環血液量減少による肝臓の低灌流であり，肝臓を一番と考え容量負荷は十分に行うが，再灌流時などに低血圧から大量の容量負荷が必要で再灌流後に循環血液量過多となり，肝静脈圧が上昇し肝臓が低灌流となる（アウトフローブロック）場合や，肺うっ血から酸素化が著しく低下した場合には瀉血を行うこともある．

8 術後ICU入室の注意点

術後管理は予定手術と同様に行う．呼吸管理は，通常の予定手術では早期の気管内チューブ抜去を行うが，術前から意識レベルの低下した劇症肝不全症例では，まず意識レベルの回復を確認したのち，人工呼吸からの離脱を開始する．次に輸液管理であるが，われわれの施設では術後早期の出血・腹水（ドレーンからの排液）に対しては全量補正を行っている．具体的には2時間のすべてのドレーンからの流出量の半量を1時間あたりの流量として5％アルブミン液と5％糖液の混合液を投与し，また2時間後に流量を変更する．その他にHb 8g/dlを維持するように赤血球濃厚液を，PT％の50％以下の延長があればFFPを，血小板が5万/μl以下になれば血小板製剤を適宜投与している．水分バランスについては，まずは肝臓を優先するため，胸水があって酸素化が悪いからといって血管内容量を減少させるような管理は行わない．肝臓に十分な血流が得られる血行動態で，血液ガスが悪ければ胸水を抜いたり再度気管挿管して人工呼吸管理をしたりすればいいという考え方である．電解質に関しては，まずナトリウムの過剰投与に注意が必要である．カリウムは術後早期には細胞内への取り込みから低下する．その後は免疫抑制薬による腎機能低下から上昇に注意が必要となる．特にタクロリムスによる腎機能低下を予防するため，マグネシウムは正常上限に維持するようにし，尿量減少時にはフロセミド，ヒト心房性ナトリウム利尿ペプチド（human atrial natriuretic peptide：hANP）の投与を行う[7]．

血管合併症管理上，もっとも重要な肝血流の良悪は経皮ドプラーエコーで評価している．術後早期には1日2回，門脈・肝静脈・肝動脈の三血流をチェックしている．これにより急性拒絶反応によるたいていの変化はとらえることができるが，肝酵素や

乳酸値の上昇が継続する場合には腹部CTで評価を行う必要がある。抗凝固療法としては，原則的にヘパリンの投与は行わず，蛋白分解酵素阻害薬・ATⅢ製剤（80％以上に維持）の投与を行っている。血液濃縮を予防するため，Hb値は8g/dl程度の低めで維持する。

　拒絶反応の管理として，免疫抑制薬はタクロリムス，ステロイドを基本に使用している。タクロリムスは毎日血中濃度を測定し投与量を決定する。術後5日目からはステロイドミニパルス（メチルプレドニゾロン10mg/kgを1日1回3日間）をルーチンで施行する。エコーなどで拒絶反応が疑われた場合にはステロイドパルスを行い，他の免疫抑制薬を投与する。症状がはっきりとしない場合には腹部CTや生検を行う場合もある。

　感染症の管理も重要である。感染症は移植後の死亡原因の30-60％を占めるとされており[8]，その予防が重要で適切な抗生物質の投与が必要である。術後早期には免疫グロブリンを投与し，その後もサイトメガロウイルス（*Cytomegalovirus*：CMV）・カリニ・真菌などに対する薬物を投与継続する。

　術後1週間程度の期間，血液検査は朝・夕2回施行し肝酵素・凝固系・感染症についてチェックを行う。

　肝移植の周術期管理は予定手術でもたいへん複雑で困難な部分もあるが，一方で非常にやりがいのある分野でもある。麻酔科医の役割は薬物投与だけでなく，術中の全身管理・集中治療であり非常に重要なものとなっている。種々のモニター・血液検査値などから患者の現在の状態を常に正確に把握し，移植肝機能が立ち上がるよう生体恒常性を保つことが求められるため，緊急手術の場合でも万全の準備で臨む必要がある。

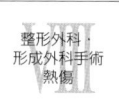

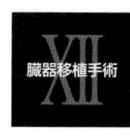

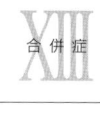

C・O・L・U・M・N

post reperfusion syndromeを起こした場合の処置について

　一般的にpost reperfusion syndromeとは門脈開放時に起こる低血圧・徐脈・心拍出量低下・電解質異常などの総称である[9]。しかし阻血時間が短くグラフトが小さい生体肝移植ではまれである。もっとも頻度が高いのは低血圧であり，これは灌流液の流入，血管床の増加，電解質異常や，吻合部出血・狭窄などの外科的な問題などによるものと考えられている。対策としては再灌流前に電解質・アシドーシス・血管内容量の補正，体温維持を行うことである。低血圧時には通常容量負荷で対応可能であるが，まれに昇圧薬の投与が必要となる。われわれの施設では再灌流時には吸入麻酔薬投与を中止し，100％酸素投与とし，輸液負荷とカルシウム製剤の投与を行い，必要ならまずエフェドリンから投与するようにしている。

【文　献】

1) 野本健一, 西崎　隆, 内山秀昭ほか. 劇症肝炎に対する肝移植の適応と術前術後管理. 集中治療1999；11：633-9.
2) O'Grady JG, Schalm SW, Williams R. Acute liver failure：redefining the syndromes. Lancet 1993；342：273-5.
3) Toftengi F, Larsen FS. Management of patients with fulminant hepatic failure and brain edema. Metab Brain Dis 2004；19：207-14.
4) Sass DA, Shakil AO. Fulminant hepatic failure. Liver Transplantation 2005；11：594-605.
5) 折井　亮. 肝移植の麻酔―（2）生体部分肝移植―. 花岡一雄, 真下節, 福田和彦編. 臨床麻酔学全書.（下巻. 第一版.）東京：真興交易医書出版部；2002. p.389-400.
6) Luddington RJ. Thrombelastography/thromboelastometry. Clin Lab Haematol 2005；27：81-90.
7) 藤井洋泉, 賀来隆治, 大橋一郎ほか. 移植術後の免疫抑制薬による急性腎機能障害に対してヒト心房性利尿ペプチド（hANP）が著効した3症例. 日集中医誌2001；8：355-9.
8) Shimizu T, Tajiri T, Akimaru K, et al. Postoperative management and complications in living-related liver transplantation. J Nippon Med Sch 2003；70：522-7.
9) Paulsen AW, Valek TR, Blessing WS, et al. Hemodynamics during liver transplantation with veno-venous bypass. Transplant Proc 1987；19：2417-9.

（賀来　隆治，松三　昌樹，片山　浩）

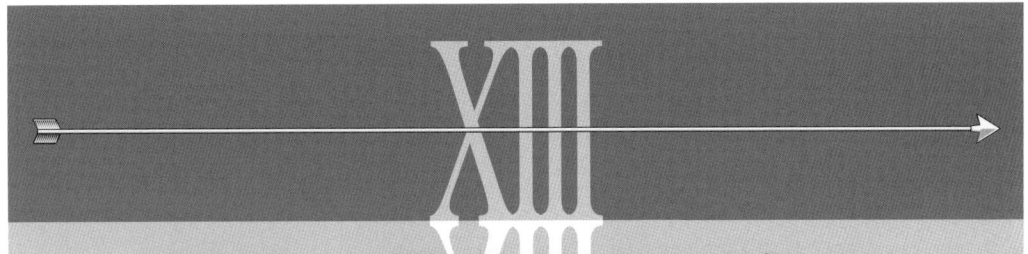

XIII 術前・術中起こりうる合併症に対する対処のしかた

1 敗血症性ショック患者の麻酔管理

1 症 例

年齢：72歳，男性。
既往歴：心房細動でジゴキシン，ワルファリン，アスピリンを内服中。
現病歴：朝より刺すような激しい腹痛と嘔吐がみられたため，救急車にて来院した。
現症：冷汗著明，血圧76/42mmHg，脈拍115beats/min（不整），体温38.3℃，経皮的酸素飽和度91％（室内気下），呼吸数28beats/min，腹部膨満を認め，腸蠕動音は聴取しなかった。意識レベルはJCS I-2。
検査所見：血液生化学 WBC 25,000/μl，Hb 17.8g/dl，Plt 9.8万/μl，CRP 22.4mg/dl，BUN 45mg/dl，Cre 2.5mg/dl，T.Bil 1.1mg/dl，PT-INR 1.84。動脈血血液ガス分析（O_2フェイスマスク6l/min）。pH 7.11，Pa_{O_2} 84mmHg，Pa_{CO_2} 28mmHg，BE −15，Lac 83mg/dl。
画像所見：腹部造影CTで，小腸ガス（イレウス像）と一部腸管に造影効果を認めなかった。上腸間膜動脈内に血栓がみられた。胸部CTでは，背側のconsolidationと少量の胸水を認めた。

2 経 過

上腸間膜動脈血栓閉塞症による腸管壊死に伴う敗血症性ショックと診断し，緊急開腹手術を行うことになった。

ショックに対して大量補液を行いながら，中心静脈カテーテルを留置し，中心静脈圧（central venous pressure：CVP）を10mmHg以上になるように輸液を行いながら，ドパミンを5μg/kg/minで開始し，収縮期血圧が100mmHg以上になるように調節した。

3 麻酔方法と考え方

1）術前評価

a．血管内脱水の評価
　敗血症性ショックの早期では亢進状態（hyperdynamic state）といわれるように，末梢血管抵抗の低下による血圧低下が初期にみられるが，それに加え発熱・発汗・末梢血管拡張・血管透過性亢進による前負荷の低下に伴う心拍出量の低下を合併する。

　そのため，敗血症性ショックではまず細胞外液系晶質液の大量輸液を行い，血管内容量を確保する。重症敗血症治療ガイドライン（surviving sepsis campaign guidelines：SSCG）[1]ではearly goal-directed therapyとして，敗血症性ショックの早期には大量補液を行い，CVPを10mmHg以上とし，$S\bar{v}_{O_2}$またはScv_{O_2}を75％以上になるように輸液と昇圧薬の使用を推奨している。

　また，血管内容量のモニターとしてCVPのほかに，腹部超音波検査が可能であれば，比較的容易に測定できる下大静脈径を観察する。呼吸性変動がなく，内径が15mmぐらいあれば，十分な血管内容量と考えられる。敗血症性ショックの循環管理として，まず十分な血管内容量を確保したうえでドパミンやノルエピネフリンなどの昇圧薬を使用すべきである。

b．多臓器不全
　多臓器不全の進展を防ぐために，まずできることは血圧と十分な酸素運搬量を確保することである。酸素運搬量の評価法として，<u>酸素需給バランスの指標である乳酸値を重視し，これを基に前述の血管内容量の確保と昇圧薬を調製する</u>。

　乏尿性腎不全か非乏尿性腎不全のいずれにしても，腎不全を合併している場合，循環の安定具合により，血液透析または持続血液浄化を行う。

　また血小板数・凝固系検査の経時的変化を見たうえで，術中に凝固障害が起こる可能性を踏まえて新鮮凍結血漿製剤，濃縮血小板製剤を用意するべきかを決める。

　呼吸不全については，動脈血ガス分析と通常の胸部X線写真を確認しておく。症例によっては腹部CTにて肺底部まで撮像されていることがある。腹腔内感染では，直接的に横隔膜を障害する作用と血流を介したメディエータの作用により，血流の多い

背側の換気が障害されていることがあるので確認しておく。

2) 麻酔法は？

　基本的に経口気管挿管による全身麻酔を選択する。本症例のようにイレウスを合併していると考えられる症例ではフルストマックとして準備する。また，血液ガス分析も頻繁に必要になることと，麻酔導入時の低血圧をモニターするために，できるだけ導入前に動脈路を確保する。
　敗血症性ショックでは，さまざまな炎症性メディエータが大量に放出され，血管透過性は亢進している。そのため通常の腸切除に比べて容易に血管内脱水に陥りやすいので，大量補液を行うために2本以上の末梢静脈路を確保しておくとよい。
　ショックでDICによる出血傾向があれば，硬膜外麻酔は禁忌である。

a. 麻酔導入

　緩徐の導入により循環の破綻を防ぐ。またカテコラミンが持続投与されている場合は導入前から増量しておく。
　敗血症性ショックの状態では，麻酔薬の急速投与による末梢血管抵抗の低下から，さらに高度な血圧低下をもたらすおそれがある[2]。そのため，意識下気管挿管を選択するほうが安全である。
　本症例ではイレウスを合併しているため，気管挿管後は亜酸化窒素を併用せずに，セボフルランを1％程度から開始する。筋弛緩薬のベクロニウムは0.1mg/kgを静注する。
　筋弛緩薬投与後，急激に酸素化が悪化する症例がある。特に，前述した胸部CT上で背側consolidationに背側胸水貯留を合併している症例では，筋弛緩薬投与により，換気-血流比不均等分布の悪化と腹部臓器の圧迫，横隔膜運動の変化により急激に酸素化が悪化するため注意が必要である。

b. 麻酔維持

　麻酔維持は調節性の良い吸入麻酔薬を使用する。術中管理では循環管理と呼吸管理に重点を置く。動脈圧波形の呼吸性変動や脈圧をみて補液量を調節する。
　SSCG[1]では輸血については，通常Hb 7-8g/dlでよいとされている。しかし，F_{IO_2} 1.0でも十分な酸素化が得られなければ，酸素運搬を行うHbを増やす。SSCGではearly goal-directed therapyとして，ショック発症6時間以内に中心静脈血酸素飽和度≧70％を目標に，Hb 10g/dl程度まで赤血球輸血を行うことが推奨されている[1]。
　手術侵襲に合わせて，少量ずつフェンタニル追加投与や吸入麻酔薬濃度を上げて対

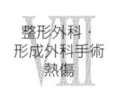

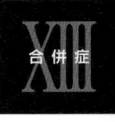

処する．また，本症例では壊死腸管切除後も呼吸・循環動態は不安定であることが予想されたため，抜管せずにICUに入室した．

c. 術後管理

手術終了後には筋弛緩薬は使用せずに，早期に自発呼吸を回復させる．筋弛緩使用後に生じる低酸素血症は，自発呼吸に戻し，圧補助換気を加えて換気量を確保することで，酸素化は改善することが多い．

術中の循環動態が不安定だったり，利尿薬に反応しない乏尿・無尿であれば，術後の血液浄化法としてエンドトキシン吸着療法（PMX-DHP），持続血液濾過透析（continuous hemodiafiltration：CHDF）などを考慮する．

―― おわりに ――

敗血症性ショック症例の麻酔管理は，麻酔の質よりも循環管理法に重きを置いて考えるべきであり，敗血症性ショックに対する循環管理について理解しておく必要がある．

2 フルストマック（充満胃）症例の緊急麻酔

1 術前評価

1）緊急性と手術歴

緊急手術として依頼された場合，患者の状態によっては数時間から半日程度の猶予があれば，フルストマックのリスクを軽減するために待つことも必要である．

イレウスでは消化管通過障害があるため，時間によって区別することはできない．よって，フルストマックとしての対処が必要になる．

特殊な事例として食道癌手術後，胃癌全摘術後，食道アカラシアのように噴門部の逆流防止機構を失っている症例もフルストマックとして対処する[3]．

2）循環・気道の評価

緊急手術の中には多発外傷や敗血症性ショックによるものがある．そのため以下のように大別される．
① 循環動態が不安定か，不安定になりつつある症例

②定期手術と同様に安定している症例

　①の症例では，意識を消失させるのに必要な麻酔量は低下しているが，それ以上に循環が不安定になっている。こういった症例では意識下気管挿管を選択する。ただし，体動が激しく，患者の協力が得られない場合は，昇圧薬を併用しながら急速導入を行うこともある。

　②の症例では輪状軟骨圧迫下（セリック法）の急速導入気管挿管を選択することが多い。循環が安定していても，マスク換気が困難な症例や口腔内・鼻腔・上咽頭損傷の症例や，短頸・猪首・小顎・前歯が突出といった挿管困難が予想される症例では意識下気管挿管を選択する。

　さて，頸椎損傷の可能性のある症例や環軸椎に異常がある慢性関節リウマチ患者の症例では，フルストマックのほかに頸椎にも注意を払わなければならない。このような症例では意識下にスタイレットスコープ，ブラード喉頭鏡，経口または経鼻ファイバースコープ挿管が必要になる。

　また，ほかにもさまざまな特殊なデバイスを用いた挿管方法もあるが，本稿では割愛する。

2 麻酔導入法

　これまでに紹介した方法のうち，ここでは3つの方法を紹介する。意識下ファイバースコープ挿管については，解剖学的・手技的に経鼻的アプローチのほうが行いやすいため，本稿では経鼻ファイバースコープ挿管を紹介する。

1) 輪状軟骨圧迫を併用した急速導入法による気管挿管

① 喉頭鏡の電球の確認・気管チューブの準備を行う。また，太めの吸引チューブをいつでも使用できるように用意する。
② まず患者の口腔内に異物や貯留物がないか確認し，あれば除去する。また，挿管しやすい頭位・高さを調節しておく。
③ 患者にマスクをしっかりフィットさせて，100％酸素を3-5分吸入させる。この間にプレキュラリゼーションとして，ベクロニウム0.5-1mgを投与してもよい。
④ プロポフォール2-2.5mg/kgまたはチオペンタール3-5mg/kgとスキサメトニウム1.5-2mg/kgを静注する。
⑤ 入眠後に輪状軟骨を圧迫する（cricoid pressure）。原則としてマスク換気は行わない。薬物投与から約1分後に足関節の筋攣縮を認めたら，気管挿管を行う。
⑥ 気管内に確実に挿管されたことを確認し，カフを十分に膨らます。

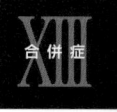

⑦ その後，胸郭の挙上の目視，呼吸音の聴診，呼気終末二酸化炭素分圧（end-tidal CO_2：ET_{CO_2}）モニターの確認を行い，確実に気管挿管されていることを確認し，輪状軟骨圧迫を解除する。
⑧ 食道挿管の場合はただちにチューブを抜去し，輪状軟骨圧迫を継続したまま再度挿管を試みる。SpO_2 が90％以下に低下したときはマスク換気を行う。最終的に胸部X線写真を撮影し，気管チューブの位置を確認する。

2）意識下気管挿管

① 意識下挿管の必要性と患者の協力が必要であることをよく説明する。
② 健忘作用と鎮静作用を期待してミダゾラム0.5-1.0 mgずつと，鎮痛作用を期待してフェンタニル25-100 μgずつを患者の状態に合わせて静注し，舌，咽頭，喉頭蓋周囲にリドカインスプレーを噴霧する。
③ 喉頭鏡で軽く喉頭展開を行いながら患者に深吸気を促し，そこにリドカインスプレーを噴霧して声門周囲の表面麻酔を行う。
④ 次に，喉頭鏡で十分に喉頭展開を行う。チューブを口腔内に用意したうえで，患者に再度深吸気を促し，気管内に気管チューブを挿入し，カフを十分に膨らませる。
⑤ 確実に挿入されたことを確認するために，すみやかに麻酔回路に接続し，患者の自発呼吸によるバッグの収縮・膨張，胸部聴診，ET_{CO_2}モニターにより確認する。
⑥ 静脈麻酔薬を患者の状態に合わせて投与し，入眠させる。

3）気管支ファイバー下の意識下経鼻気管挿管

① 意識下挿管の必要性と患者の協力が必要であることをよく説明する。そのうえで，頸椎の保持が必要なため，介助者は尾側より用手的に固定する。また潤滑油を塗布した気管支鏡に細めの気管チューブ（成人男性なら内径7mm，成人女性6.5mmのチューブ）をあらかじめ通して，チューブを滑りやすくしておく。
② 健忘作用と鎮静作用を期待して，ミダゾラム0.5-1.0 mgずつと，鎮痛作用を期待してフェンタニル25-100 μgずつを患者の状態に合わせて静注する。このとき，薬物の効果がでないうちに追加投与すると，挿管するころには意識を消失してしまうので注意する。
③ まず，鼻腔内を消毒薬と血管収縮薬を含ませた綿棒で消毒する。細径の経鼻エアウェイを挿入し，そこから吸気に合わせて咽頭内にリドカインスプレーを噴霧する。さらに経鼻エアウェイを徐々に太くする。この間，酸素マスクで十分に酸素

化しておく。
④ 経鼻エアウェイを抜去し，鼻腔内に気管支ファイバーと気管チューブを挿入する。
⑤ 気管支ファイバーで声帯を確認したら深吸気を促し，気管支鏡から深吸気に合わせてリドカインスプレーを1-2cc程度噴霧し，声門から気管にかけて表面麻酔を行う。
⑥ 次に，再度深吸気を促し，声門が開大したところで気管支鏡を気管内に挿入し，さらにリドカインスプレーを1cc程度噴霧しつつ気管チューブを気管内に挿入する。気管チューブ挿入時にも深吸気を促す。
⑦ 気管チューブ挿入後，カフを膨らませ，自発呼吸によるバッグの収縮・膨張を確認し，静脈麻酔薬を投与し入眠させる。その後，聴診して確認する。

3 抜 管

太めの胃管を入れて，胃内容物を十分に吸引しておく。しかし，胃管の先端の位置により十分に吸引できないことが多い。

抜管時にも誤嚥の危険性は残っており注意する必要がある。そのため，完全覚醒を確認してから抜管すべきである。

抜管時の嘔吐が時々みられる。誤嚥早期の胸部X線写真は大量の誤嚥でなければわからないため，誤嚥が疑われるときは再挿管を行い，気管支ファイバーを行い，誤嚥物質を可及的に吸引除去することが大切である。

3 気管支喘息発作中の緊急麻酔

―― はじめに ――

喘息発作は頻度の高い術前合併症のひとつであるが，風邪気味のときの咳嗽発作から，重積発作で入院が必要になるものまで多彩にある。その病態は，気道の慢性炎症性疾患であり，気道過敏性が亢進しているため，種々の刺激により気管支平滑筋の収縮，気道粘膜の浮腫と分泌亢進などが起こり，重症化すると死亡する危険性もある。

一般的に気管支喘息発作中には緊急手術以外は延期する。緊急手術では十分な準備を行う時間は限られているが，できるだけ準備をしたうえで麻酔を行うべきである。

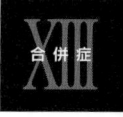

1 術前準備

1) ステロイド

　ステロイドは炎症を抑制し，β刺激薬の効果を増強する。短時間の全身投与は創感染と創の治癒の遅延を起こさない[4]ため，ヒドロコルチゾン2mg/kgを麻酔開始1-2時間前に静脈内投与し，4時間ごとに追加する。喘息症状が中等度以上（苦しくて横になれない，動作がかなり困難）の場合には，ヒドロコルチゾンは200-500mgか，メチルプレドニゾロン40-125mgを静注し，以後ヒドロコルチゾン100-200mgか，メチルプレドニゾロン40-80mgを必要に応じて4-6時間ごとに静注する[5]。

2) β_2刺激薬

　気管支拡張のためにβ_2刺激薬を定量噴霧吸入器（metered dose inhaler：MDI）で吸入させる。最初の2分間で4度吸入させたのち，息切れなどの症状が改善するか，振戦や頻脈などの合併症が出現するまで1分ごとに1度吸入させる。必要があれば20-30分ごとに吸入を繰り返す[4]。β_2刺激薬の貼付剤を使用する場合，麻酔導入の4時間前に貼付することが効果的である。

3) キサンチン製剤

　アミノフィリンはβ_2刺激薬で効果がないときに投与を試みる。テオフィリンはできるだけ血中濃度を測定し，8-20μg/ml（小児では15μg/ml以下）にて管理して中毒を避ける。
　まず，徐放性テオフィリンを内服していないことを確認し，テオフィリン（テオドリップ注® 200mg/200ml），あるいはアミノフィリン（ネオフィリン点滴用バッグ® 250mg/250ml）を同等の効能として考え，まず半量を最初の15分で点滴投与し，残りの半分を45分程度で投与を継続する。
　徐放性テオフィリン600mg/day内服している症例，あるいは血中濃度が8μg/mlを超える場合には，アミノフィリンあるいはテオフィリンの量を半量以下で使用する。点滴の途中で副作用と考えられる頭痛，悪心，嘔吐，動悸，不整脈などが出現したら投与を中止する[6]。

2 麻酔方法選択と呼吸管理

1）麻酔法は？

伝達麻酔は気管挿管による機械的刺激を避けられる利点がある。一方，脊髄くも膜下麻酔や硬膜外麻酔でTh5以上の交感神経が遮断されると，気管支収縮が悪化する危険がある。

2）麻酔導入

全身麻酔が必要な手術の場合，麻酔深度を深くすることにより，挿管に伴う機械的刺激や手術操作による気道の反射性収縮を抑制できる。麻酔導入は，血圧を下げたいときはプロポフォール，上げたいときはケタミンを用いて行い，気管支拡張作用を有するセボフルランまたはイソフルランの吸入で麻酔深度を深くしてから気管挿管する。

ラリンジアルマスクの使用が可能であれば，気道刺激性が少ないラリンジアルマスクのほうがよい。

3）麻酔維持

麻酔維持は気管支拡張作用のある吸入麻酔薬（セボフルランまたはイソフルラン）にて維持する。

筋弛緩薬の問題点

喘息発作中に筋弛緩を行ったうえで陽圧換気を行うことは，以下のような問題が生じやすい。
① 換気-血流比分布を悪化させるので，さらに低酸素血症になりやすい。
② 呼気延長による肺の過膨張と圧外傷
③ 胸腔内圧増加による静脈還流低下から血圧・心拍出量が低下しやすい。
④ 粘稠な分泌物の排出障害と無気肺を形成しやすい。

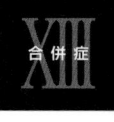

そのため，呼吸器の設定も重要であり，pressure control modeが使えなければ，1回換気量を少なめにし，呼気相が延長するように設定し，auto PEEP (positive end-expiratory pressure) の増加，圧外傷 (barotrauma) の発生を防止する。血液ガス分析で高二酸化炭素血症を認めても，高二酸化炭素血症を許容 (permissive hypercapnia）とする。

4）術中管理

全身麻酔中は気道内圧の上昇に注意する。pressure control modeでは1回換気量の変化に注意する。

5）術後管理

　筋弛緩薬の拮抗薬であるコリンエステラーゼ阻害薬は気管支収縮作用があるため，コリンエステラーゼ阻害薬を投与せずに，筋弛緩効果が消失するまで待つことが望ましい。嘔吐の危険性が少ない場合，抜管は気道反射が麻酔で抑制されている間に行う。または，ラリンジアルマスクに入れ替えて，気道確保を行いながら抜管する[7]。覚醒時の喘息発作に対しては術中の処置と同様の方法で改善を試みるが，不成功であれば麻酔薬を使用して十分に鎮静してICUでの呼吸管理へ移行する。また，無事抜管できた場合も術前に喘息発作が起こっていたことを考慮して，ICUなどの十分な患者観察が可能な病室へ入室させることが望ましい。

6）術後鎮痛

　喘息患者の10％程度に消炎鎮痛薬による喘息発作（アスピリン喘息）が出現するため，術後鎮痛目的での非ステロイド系抗炎症薬の使用は慎重に行う必要がある。また，フェンタニル，モルヒネも喘息発作を誘発することがあるため，注意が必要である。

　使いやすいものとしては塩基性消炎鎮痛薬とペンタゾシン，ブプレノルフィンがある。

4　術中，気管支喘息発作が起こった症例

1 人工呼吸中の喘息発作

術中（人工呼吸中）の気管支喘息発作を疑う所見として，
① 従量式換気を選択しているときには，最高気道内圧の上昇がみられる（従圧式換気を選択している場合には，1回換気量の減少がみられる）。

② カプノグラムでは気道閉塞に特徴的な所見（右上がりの波形）がみられる。

これらの所見をみたときには肺野の聴診を行い，喘鳴音（wheezing）があれば，喘息の疑いがあるとして鑑別診断を行う。ただし，重篤な発作ではsilent asthmaといわれ，気道を通過する量が少ないため，ほとんど呼吸音が聞こえないことがあるので注意する。

2 気管支喘息との鑑別

気管支喘息と鑑別すべきものとして，① 気管チューブの狭窄・屈曲，② 気管支挿管，③ 誤嚥，④ 肺水腫，⑤ 緊張性気胸，⑥ アナフィラキシーが挙げられる。この中で迅速な対処が必要なものは，チューブの異常（狭窄・屈曲・気管支挿管）と緊張性気胸であり，これらをまず除外しなければならない。

圧外傷が起こる可能性は低いと考えられるが，1回換気量が減る場合には，気管支攣縮か緊張性気胸，気道内分泌物による閉塞，気管チューブ屈曲の可能性をまず考える[8]。

誤嚥については気道確保の方法によっては考慮しなければならない。肺水腫とアナフィラキシーと気管支喘息の鑑別は，既往歴・術中使用薬物・輸液量・血圧・皮膚所見などから総合的に判断する。

また診断的治療として気管支拡張作用を有する吸入麻酔薬（セボフルランまたはイソフルラン）を開始，または増加させる。そのうえで，聴診，気道内圧の変化やカプノグラムの波形変化を観察する。

3 喘息発作の治療

喘息発作，または発作の悪化に関して，可能であれば手術を一時的に中止し，吸入麻酔薬濃度を2-3MACまで高める。重症でない場合は症状の改善が認められる[8]。

しかし，改善しない場合は短時間作用性β_2刺激薬を吸入させる。このときスペーサーを用いると，気管挿管された患者の麻酔回路内に簡単に効率よく投与できる。しかし，患者自身の吸気による吸入と比べると，その投与効率は悪いと考えられており，推奨される1回投与量の2倍量程度が初回量として適当とされている。MDIで噴霧吸入の操作を少なくとも4-6回行う。投与量は頻脈などのβ_1作用が現れるまで，症状に応じて増やすことができる。

ステロイド投与については効果発現までに少し時間がかかる[8]が，β刺激薬の効果を上げることと，術中・術後の発作予防のため投与する。

これらの治療法はアミノフィリン静注に比べ，効果発現が速く，より効果的である。

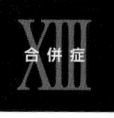

しかし，以上の治療にもかかわらず病状が不変または悪化する場合には，アミノフィリンの静注を試みる。ただし，アミノフィリンの有効血中濃度域は狭く中毒症状を呈しやすいため慎重な投与が要求される。

さらに悪化し，換気不能になりチアノーゼや血圧低下，徐脈がみられる場合には，$β_2$作用による気管支拡張と$α$作用による粘膜浮腫の軽減を目的にエピネフリンを0.1 mgずつ静注する。さらに膜型人工肺（extracorporeal membrane oxygenation：ECMO）による体外循環の準備を行う。

5 術中，悪性高熱症が疑われた麻酔

1 悪性高熱症とは

常染色体優性遺伝の薬剤性疾患のひとつで，リアノジン受容体の異常により，カルシウム遊離チャネルからのカルシウム放出速度が異常に亢進しているため，誘発薬に曝露されると，筋細胞線維質内カルシウム濃度が異常高値となる。この細胞内カルシウム濃度の上昇はさらなる筋小胞体からのカルシウム放出を来し，過剰なカルシウムの筋収縮蛋白質との結合によって骨格筋の持続性収縮が出現する。ミトコンドリアも活性化され，細胞内代謝が異常に亢進する。このため，多量のアデノシン三リン酸の消費に伴い過剰な熱産生がみられる。

常染色体優性遺伝のため，術前の問診で手術歴，家族歴から疑うことができることもある。しかし，問診で聴取しなくても，症状をみたときには疑わなければならない。特に体温が41℃を超えると死亡率は50％以上になるため，早期の適切な診断と積極的治療が不可欠である。

2 悪性高熱症の初期徴候と多彩な臨床像

スキサメトニウム投与後の咬筋硬直（開口障害）による喉頭展開困難は悪性高熱の初期徴候のこともある。さらに頻脈，低酸素血症，代謝性・呼吸性アシドーシス，体温上昇など代謝亢進状態となる（表1）[9]。原因不明の頻脈，不整脈や血圧変動の出現，ET_{CO_2}上昇は初期徴候であり，体温上昇（15分間に0.5℃以上，または1時間に2℃以上，あるいは体温が40℃以上）は遅れて現れ[10]，チアノーゼや発汗が出現する。

さらに筋肉の硬直は全身に及ぶことがある。横紋筋融解による高ミオグロビン血症，ミオグロビン尿，CPK（creatine phosphokinase）やGOT（glutamic-oxaloacetic transaminase）などの筋由来逸脱酵素の上昇は後期の症状である。

表1 悪性高熱症の臨床所見

時期	臨床症状	モニターの変化	検査値の変化
早期	咬筋強直 ソーダライムの変色・発熱 頻脈 不整脈	ET_{CO_2}上昇 頻脈	Pa_{CO_2}増加 pH減少
中期	熱感 チアノーゼ 不整脈	心室性期外収縮 T波増高 体温上昇 Sp_{O_2}低下	高カリウム血症
後期	全身の筋硬直 出血傾向 褐色尿 無尿 不整脈	心室性期外収縮 T波増高	CPK増加 ミオグロビン血症 高カリウム血症

(Hopkins PM. Malignant hypertheramia：advaces in clinical management and diagnosis. Br J Anaesth 2000；85：118-28より一部改変引用)

3 治療

誘発因子の除去と冷却，ダントロレン投与の3つが治療の柱となる。そのほかには多彩な症状に対する緊急処置である。いくつかの緊急処置を効率よく進めるために，まず多くの人手を集める。

1) 誘発因子の除去

まず疑った時点で，吸入麻酔薬の中止と純酸素による換気，使用した麻酔器の交換である。この時点で手術を中止できるようであれば中止する。しかし，手術が行われている最中であれば，最小時間で閉創となるように術者に依頼する。

また純酸素の換気[10]とし，誘発しない静脈麻酔薬に変更する。一般的にはプロポフォール・ベクロニウム・フェンタニル・ベンゾジアゼピン・ケタミンは安全に使用できるため，麻酔方法を変更する。

麻酔器の交換は，ソーダライムの交換や純酸素10l/mimで10分以上のエアレーションが必要であり，人手と時間を要する。そのため，酸素ボンベとジャクソン・リース回路による用手換気とし，その間にICUの人工呼吸器を手術室で準備する方法もある。

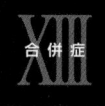

2）冷　却

　41℃以上の体温がみられると死亡率が急激に増加することから，さまざまな方法で冷却を開始する。

　38℃以上の高熱，発汗では大量の水分が失われており，脱水を避けるために冷却した輸液を大量投与する。

　また，開創中の場合は，術創を冷却した生理食塩液で洗浄することを術者に依頼する。胃管・尿道カテーテルからも冷却した大量の生理食塩液で，胃洗浄や膀胱洗浄を行う[10]。

　さらにはwater-blanketやice packなどを用いて，体表・頸部・鼠径部・腋窩の冷却を行う。

　目標体温を38℃として冷却する。それ以下に体温を冷却するとシバリングを起こし，かえって酸素消費量を増加させるため注意する必要がある。

3）ダントロレンの投与

　ダントロレンはカルシウム遊離チャネルでのカルシウム遊離を抑制するため，悪性高熱症の原因療法とされている。症状が安定するまでダントロレン2-3mg/kgを5-10分間隔で静脈内投与する。最大量は10mg/kgである[10]。溶解しにくいため，1バイアル20mgを60mlの蒸留水で溶解する。

　ダントロレンは24-48時間まで6時間ごとに1mg/kgを静注する。

4）その他

　多彩な症状に対する対処療法を行う。

　心室性不整脈に対しては，リドカイン，プロカインアミドの静注を行う。また，不整脈の原因として高カリウム血症や代謝性アシドーシスが原因であることが多く，それらの対処療法を行う。発熱・発汗による脱水に対して十分な輸液を投与したうえで1ml/kg/hr以上の尿量を確保する。また頻脈に対して，カルシウム拮抗薬はダントロレンとの併用により心室細動や循環虚脱の可能性があるため投与しない。

4 術後管理

　症状が改善しても再燃，ミオグロビンによる腎不全，播種性血管内凝固（disseminated intravascular coagulation：DIC）の発生の可能性があるため，ICUに

収容して24-48時間ぐらいは全身状態の観察を行う。

6 術中,空気塞栓症に対する麻酔管理

1 空気塞栓症とは

　術中空気塞栓症は,手術により切断された静脈の断端から空気が流入することにより生じる。特に,陰圧でも虚脱しない骨髄内静脈で,手術部位が心臓より高い位置にある場合に生じやすく,坐位の患者では大きな問題となる。

　静脈に入った空気は肺動脈でとらえられ,肺動脈圧の代償的上昇を伴いながら排泄される。大量の空気が急速に入ったときには,肺動脈圧がさらに上昇し,右室の駆出が減少し,心拍出量が低下する。心拍出量の低下と肺胞死腔の増大が呼気二酸化炭素分圧の低下をもたらし,血中二酸化炭素分圧が上昇する。さらに肺血流シャントの増加により低酸素血症が生じる。流入する空気の量が多く,流入速度が速いほど症状は重篤であり,循環虚脱・低酸素血症に陥る。呼気二酸化炭素分圧の急激な低下をみたときは,空気塞栓を想起すべきである。

　しかし,適切なモニターが使用され空気の流入を防ぐ手段が講じられていれば,臨床的に問題となる空気塞栓はまれである。

2 モニタリング

1) 呼気終末二酸化炭素分圧モニター

　現在,呼気終末二酸化炭素分圧（ET_{CO_2}）モニターは必須のモニターであり,静脈空気塞栓の鋭敏なモニターである。肺血管床に空気が引っかかると肺胞死腔を作り出す。もし死腔が十分に大きければ二酸化炭素の拡散障害が増える。その結果,Pa_{CO_2}の上昇とET_{CO_2}の低下が起きる[11]。

　ET_{CO_2}は,0.25-0.5ml/kgの空気が肺に引っかかったとき顕著に低下し始める。欠点としては,空気塞栓以外のものにET_{CO_2}値が影響を受ける点である。その重要な例としては低血圧がある。

2) 経食道心エコー

　経食道心エコーは,直接心腔内を描出できることから,空気の量的評価,位置確認

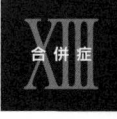

のほか，左心系の観察から奇異性空気塞栓の有無の評価にも有用である．しかし，高い感受性のため，バイタルサインにほとんど問題を生じない程度の微量の流入空気までも感知する．

3) 経胸壁超音波ドプラー，スワンガンツカテーテル

経胸壁超音波ドプラーは0.25mlの空気でも検知でき，もっとも鋭敏なモニターである．しかし，大部分の検知された空気は臨床的に重要でない[11]．また流入した空気の量を知るという点では信頼できないため，現在ではあまり使用されていない．

肺動脈圧は空気塞栓により上昇する．しかし，肺動脈圧が上昇する病態は左心不全・過剰輸液などによっても上昇することと，ET_{CO_2}に比べて感度が劣ることや，経済性という点で一般的ではない．

3 術中空気塞栓症を疑ったときには

空気塞栓を疑ったときには亜酸化窒素を止め，100％酸素で換気し[11]，低酸素血症を回避する．亜酸化窒素は閉鎖腔内の容積を拡大させるので，空気塞栓症のリスクのある坐位の開頭術などの手術においては注意を要する．しかし，空気塞栓症の予後は，亜酸化窒素の吸入患者と吸入しなかった患者で差はない．

治療は，血管内への空気の再流入を防ぐことが大切である．そのために術野に温めた生理食塩液を散布し，さらに空気流入を起こしている部位に対する処置を術者に依頼する．また，静脈圧を上げるために輸液負荷を行う．

また循環虚脱があれば，輸液やカテコラミンで循環虚脱を回復させる．中心静脈カテーテルや肺動脈カテーテルが留置されていれば，とりこまれた空気を血液とともに脱気することが理論的には可能であるが，通常は十分な効果を期待できない．

呼気終末陽圧（positive end-expiratory pressure：PEEP）については，胸腔内圧を上昇させるため，空気塞栓の予防に有効とも考えられている．しかし，空気塞栓が起こっている状況では，PEEPにより右房圧が左房圧より高くなり，右房内の空気が残存卵円孔を介して，左房内に入る奇異性空気塞栓の可能性があるため，PEEPの負荷については意見が分かれている．

治療のモニタリングとしては，Pa_{CO_2}-ET_{CO_2}分圧の較差が治療効果によって減少してくるため，経時的に動脈血血液ガス分析を行う．

術後は透過性亢進型肺水腫が起こりうるのでICU管理が望ましい．

7 術中, 予想外の大量出血を来した症例の管理

―― はじめに ――

大量出血に対して, ① 出血のコントロール, ② 大量輸液・輸血が大きな柱である。そのために, まず人・物を集めることが必要である。

1 予想外の大量出血にどう対処するか

まず術者に出血による低血圧があることを報告し, 術野で圧迫などにより一時的にでも止血ができるのであれば止血してもらう。

また, 大量補液についてはあらかじめ複数の輸液ルートや動脈路が確保されていればよい。しかし実際には, 末梢静脈路1本という場合で, 四肢が術野から出せない場合などでは, 静脈路確保が難しいことが多い。軽度頭低位として外頸静脈や内頸静脈を確保する。また, 大量出血時には内頸静脈の穿刺が困難な場合があり, エコーで静脈を確認してから行うのが安全である。静脈の確認が困難なときには, 内頸静脈の穿刺は断念し, 術野の一部を犠牲にして, 大腿静脈や骨髄内輸液を含めた血管確保を優先したほうがよい。

腹腔内手術では, 動脈系の出血であれば, 遮断鉗子や血管閉塞用バルーンなどで下行大動脈を一時的に遮断し, 出血をコントロールする。これにより脳・心臓の灌流を維持しつつ止血処置を行うことができる。

モニタリングのために橈骨動脈, 足背動脈にカニュレーションを行い, 観血的動脈圧をモニタリングする。困難であれば, 術野から大腿動脈にカニュレーションを行うこともある。

2 出血性ショックの治療目標

1) 末梢循環を回復させる

血圧は心拍出量と末梢血管抵抗の積であり, 末梢循環を反映するわけではない。SpO_2モニターの波形が安定しない場合は, 末梢循環が悪いことが原因のこともある。
出血性ショック時に心拍出量を増やすためには前負荷を増やすことが最優先であり, 輸液・輸血により循環血液量を回復させる。HbやHtの値からは輸液が十分に行われていなければ推定できないため, 症状やバイタルサインから推定する (**表2**)[12]。

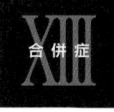

表2 出血量と症状

	Class I	Class II	Class III	Class IV
出血量（ml）* （%血液量）	＜750 （≦15）	750–1,500 （15–30）	1,500–2,000 （30–40）	＞2,000 （40≦）
脈拍数（/min）	＞100	100–120	120–140	＞140 あるいは徐脈
血圧	不変	収縮期血圧→ 拡張期血圧↑	収縮期血圧↓ 拡張期血圧↓	収縮期血圧↓ 拡張期血圧↓
脈圧	不変/増大	減少	減少	減少
尿量（ml/hr）	＞30	10–30	5–10	痕跡
精神症状	軽度不安	不安	不安・不穏	不穏・無気力
輸液法	細胞外液輸液	細胞外液輸液	細胞外液輸液 輸血療法	細胞外液輸液 輸血療法

*体重70kgを想定
（American College of Surgeons Committee on Trauma Evaluation And Management (TEAM). "Program for Medical Students. Instructor Teaching Guide". Chicago, 1999より一部改変引用）

また出血性ショック時には安易にカテコラミンを開始するべきではない。

2）酸素運搬量を維持する

出血によるHbの低下は酸素運搬に影響を与える。動脈血酸素含量（CaO_2）は下記の式で表される。

$CaO_2 = 1.34 \times Hb \times SaO_2 + 0.0031 \times PaO_2$

つまり，CaO_2の変化はHbとSaO_2に影響を受ける。また，酸素運搬量（$\dot{D}O_2$）はCaO_2と心拍出量との積で規定されるため，出血性ショックではCaO_2・心拍出量の両面から$\dot{D}O_2$の減少が起こる。

そのため，Hbと心拍出量，SaO_2の維持が大切である。

組織における酸素代謝を知るためのモニターがいくつか知られているが，動脈血ガス分析による塩基欠乏や乳酸値が，出血性ショックの治療効果の判定に簡便でもっとも役立つ。

3 出血性ショックにおける輸液と輸血の実際

循環血液量の回復を図ること，適切なHb量を確保することが，出血性ショック治療の柱となる。

輸血・輸液中は血圧・脈拍数などのバイタルサインや尿量・心電図・血算，さらに血液ガスなどの所見を参考にして必要な血液成分を追加する。高血圧を合併した患者ではさらに高めに管理する。

Hbは10g/dl以上であれば輸血の必要性はまれであり，急性出血で6g/dl未満となれば通常必要となる。<u>Hb 6-10g/dlの間は，酸素化や術前の冠動脈疾患・心疾患などに応じて輸血する。</u>

1) 輸　液

循環血液量の20％前後までの出血には通常晶質液だけで対処する。しかし細胞外液系晶質液のうち，血管内にとどまるのは1/4以下である。

だが実際の場面では晶質液の輸液は概算出血量の2倍程度を目標とし，それでも維持できなければ膠質浸透圧の維持を目的に人工膠質液を投与する。一般的には人工膠質液は血小板機能を低下させることから，1lまでの投与となっているが，大量出血に対して1l以上の投与が必要な場合がある。

これらの方針はバイタルサインと各種検査結果から経時的に病態を把握して治療方針を考えていく。

2) 赤血球濃厚液

循環の目的が酸素を組織に運搬することであるから，その最低限のHb量を維持しなければならない。その必要量の明確な基準はないものの，急性でHb 6g/dl未満であれば輸血を行う必要がある。投与量の決定については，**表3**に示す。

また，出血のコントロールができて，時間的に猶予がある場合には交叉試験済み血液を用意する。しかし時間的に猶予がない場合には，同型血液，次にO型Rho（D）陰性血液，O型Rho（D）陽性血液の優先順位ですぐに用意できるものを準備する。

3) 人工膠質液とアルブミン

循環血液量の20-50％までの出血量に対してはアルブミン製剤の併用が必要となる

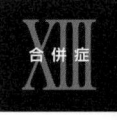

表3　血液製剤の使用量

赤血球濃厚液
　供血者血液のHbを15g/dlとすれば，MAP1単位あたり，ヘモグロビンは30g含まれていることになる．
　Hb予測上昇値
　循環血液量；70ml/kg＝0.7dl/kgのため，体重60kgとすると，循環血液量は42dlになる．MAP1単位投与するとヘモグロビンは30g投与されるので，循環血液量1dlあたり，30（g）/42（dl）＝0.71（g/dl）上昇することになる．
血小板濃縮液
　血小板濃縮液1単位あたり，血小板数は0.2×10^{11}個以上であるが，個々のパックに血小板数が記載されている．
　必要投与量

$$予測血小板増加数（/\mu l）= \frac{輸血血小板総数}{循環血液量（ml）\times 10^3} \times \frac{2}{3}$$

　投与された血小板の1/3は脾臓に捕捉されるため，2/3は補正係数
　体重60kgあたりで，血小板濃縮液5単位投与したとき，約16,000（/μl）増加すると予想される
新鮮凍結血漿
　循環血漿量；40ml/kgと見積もられ，凝固因子の最小血中活性値は，正常値の20-30%であるので，40ml/kgの20-30%は8-12ml/kgとなる．
　体重60kgあたりでは，480-720mlとなり，FFPの6-9単位となる．

（生垣　正，山本　健．出血性ショック患者の麻酔．稲田英一ほか編．麻酔科診療プラクティス7　周術期の危機管理．東京：文光堂；2002. p.42-7. より改変引用）

ことは少なく，膠質浸透圧を維持する必要があれば人工膠質液を使用する．

　アルブミン製剤はいずれも60℃10時間以上で加熱処理されており，B型肝炎ウイルス（hepatitis B virus：HBV），C型肝炎ウイルス（hepatitis C virus：HCV）やヒト免疫不全ウイルス（human immunodeficiency virus：HIV）の伝播の危険性はほとんどない．しかし，<u>A型肝炎ウイルス（hepatitis A virus：HAV），パルボウイルス（parvovirus）B19などの不活化は不十分であり，またプリオン感染の可能性もある</u>．

4）血小板と新鮮凍結血漿

　大量出血時で血小板減少と止血困難を伴えば血小板輸血の適応となる．血小板製剤は，保存期間が短く，適応があってもすぐに用意できることは少ないため，早めに準備する．
　新鮮凍結血漿（fresh frozen plasma：FFP）投与目的は，凝固因子の欠乏による出血傾向の是正である．FFPの適応は，プロトロビン時間（prothrombin time：PT）

の凝固因子活性（％表示）が30％以下に低下，またはPT-INRが2倍以上を示し，活性化部分トロンボプラスチン時間（activated partial thromboplastin time：APTT）が25％以下，またはその施設上限の2倍以上のとき[13]である。

実際には急速に進行している出血時には，凝固検査結果を待つ時間はない。生理的止血効果を期待するための凝固因子の最低血中活性値は，正常値の20-30％である。

血液製剤の適正投与量の計算方法については表3に示す[13]。

4 その他の注意点

そのほかに大量出血時には体温低下に注意すべきである。低体温は，① 酸素解離曲線の左方移動による末梢組織への酸素供給量低下，② 心機能低下，③ 血小板/凝固機能の低下による止血機能低下を来すため，輸液・輸血の加温，ブランケットによる保温を行い，低体温を防止する。

また，出血性ショックの大量輸血による輸血副作用が原因で，アナフィラキシーショックを合併していることがある。覆布が掛かっている状況で膨疹を発見することは難しい。出血量の割に輸液・輸血量が循環の回復に追いつかないときは，アナフィラキシーショックを考える必要がある。

外傷診療においては，代謝性アシドーシス，凝固障害，体温低下は予後不良因子であることが知られている。出血性ショックにおいても，この三徴候に至らないように管理する。

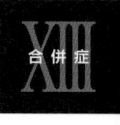

【文　献】

1) Dellinger RP, Carlet JM, Masur H, et al. Surviving Sepsis Campaign guidelines for management of severe sepsis and septic shock. Crit Care Med 2004；32：858-73.
2) Stelting RK, Dierdorf SF. Infectious diseases. In：Stelting RK, Dierdorf SF, editor. Anesthesia and Co-Existing Disease. 4th ed. Philadelphia：Churchill Livingstone；2002. p.551-84.
3) 今泉　均, 角田一真, 一宮尚裕ほか. アカラシア患者における麻酔管理　誤嚥防止法としてのCrash Induction. 麻酔と蘇生 1987；23：281-4.
4) Kabalin CS, Yarnold PR, Grammer LC. Low complication rate of corticosteroid-treated asthmatics undergoing surgical procedures. Arch Intern Med 1995；155：1379-84.
5) 宮本昭正監修. EBMに基づいた喘息治療ガイドライン2004. 東京：協和企画；2004.
6) 興梠博次. 救急・集中治療ガイドライン―最新の診療指針―成人気管支喘息の指針. 救急・集中治療 2006；18：659-60.
7) 吉村　速, 入田和男. 気管支喘息発作の既往を有する患者の麻酔. 岩崎　寛ほか編. 麻酔科診療プラクティス8　よくある術前合併症の評価と麻酔計画. 東京：文光堂；2002. p.52-4.
8) 川人伸次. 気管支痙攣, 喘息発作. 稲田英一ほか編. 麻酔科診療プラクティス7　周術期の危機管理. 東京：文光堂；2002. p.166-9.
9) Hopkins PM. Malignant hypertheramia：advaces in clinical management and diagnosis. Br J Anaesth 2000；85：118-28.
10) Stelting RK, Dierdorf SF. Diseases Presenting in Pediatric Patients In：Stelting RK, Dierdorf SF, editor. Anesthesia and Co-Existing Disease. 4th ed. Philadelphia：Churchill Livingstone；2002. p.687-737.
11) Stelting RK, Dierdorf SF. Diseases of the Nervous System. In：Stelting RK, Dierdorf SF, editor. Anesthesia and Co-Existing Disease. 4th ed. Philadelphia：Churchill Livingstone；2002. p.233-98.
12) American College of Surgeons Committee on Trauma Evaluation And Management (TEAM). "Program for Medical Students. Instructor Teaching Guide". Chicago, 1999.
13) 生垣　正, 山本　健. 出血性ショック患者の麻酔. 稲田英一ほか編. 麻酔科診療プラクティス7　周術期の危機管理. 東京：文光堂；2002. p.42-7.

（黒田　浩光, 今泉　均, 升田　好樹）

XIV 多発外傷手術の緊急麻酔

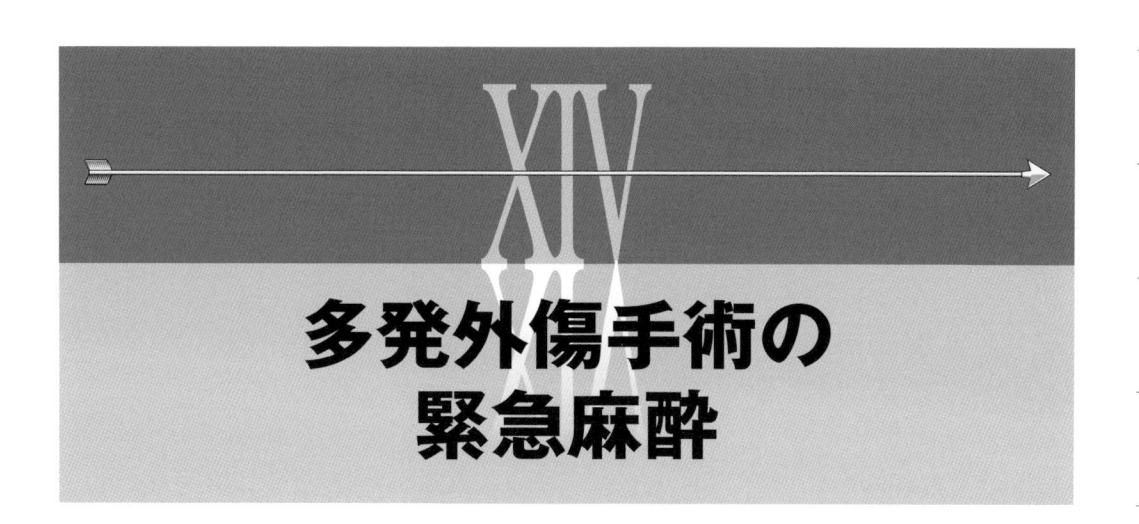

1 多発外傷とは

　多発外傷という単語は単独外傷の対照として用いられるが，国際的に統一された定義があるわけではない．一般的に多発外傷は身体区分の2か所以上に重症な損傷を有する外傷と定義されており，治療を進めていくうえでは，その重症度の評価は不可欠となる．重症度の評価法としては外傷重症度尺度スコア（Injury Severity Scale Score : ISS）があり，個々の損傷についての重症度スコアとしてAbbreviated Injury Scale（AIS）がある．AIS重症度スコアは1971年に初版が発表されて以来，改訂が加えられて1998年に発表されたAIS-90 update 98[1]が最新版で，重症度は1（minor）から6（maximum）に分かれている．ISSは身体を6区分（頭・頸部，顔面，胸部，腹部，四肢・骨盤，体表部）に分けてもっとも高い重症度の上位3部位のAISスコアを二乗して加える（例外としてAIS 6の損傷が1つでもあればISSは75となる）．多発外傷を論じるうえでその重症度をある程度統一することが必要となり，「AIS 3以上の損傷部位が身体区分の2か所以上にある」あるいは「2か所以上の身体区分に損傷がありISSが16以上」などが用いられることが多い．このほかにも，6身体部位を無視して上位AISの3損傷を計算する変則的な方法（NISS）も提唱されており，死亡率や多臓器不全（multiple organ failure : MOF）発症率がISSよりよい相関を示すと報告されている[2]．しかしながら，外傷の初期診療での治療優先順位決定で重要なことは，生理学的徴候を指標とした生命を維持する蘇生であり，華々しくみえる解剖学的重症度を優先しないことである．すなわちABCD & II（ダブルアイ）と表現されるように，呼吸循環の安定化とこれに引き続く頭蓋内圧亢進の回避を最優先し，これらの処置に引き続き，血行障害（ischemia）や炎症（inflammation）の原因となる損傷を見つけて治療することが重要である[3]．

多発外傷の特徴として，過剰な生体防御反応がある。生体防御反応としては，神経内分泌系，圧受容体，炎症反応性メディエータの分泌の3つがあるが，多発外傷ではこれら3つの反応が同時に起こるために，しばしば異常な適応反応を来すことがある。このことを認識することは，多発外傷の麻酔（全身管理）を行う際にきわめて重要である[4]。

2 緊急度の判断について

米国では早期から救急隊（Basic Trauma Life Support：BTLS, Pre-hospital trauma life support：PHTLS）や医師向け（Advanced Trauma Life Support：ATLS）に外傷初療の標準化研修を行い，搬送開始の決定および病院選定や手術の早期決断を教育している。わが国でも病院前救護のコース（Japan Pre-hospital Trauma Evaluation & Care：JPTEC）の普及活動が積極的に展開されている。また医師向けの初期診療ガイドライン（Japan Advanced Trauma Evaluation & Care：JATEC)[5]のコースも開発され，その普及活動が始まっている。

緊急度の判断は，JATEC™によれば生命を維持するための蘇生が必要か否かである。すなわち，緊急度の判断は，生理学的徴候を指標として呼吸循環の安定化が必要か，頭蓋内圧亢進の回避が必要かということであり，必ずしも損傷の解剖学的重症度には影響されない（ABCD & II）。繰り返しとなるが，生命を脅かす呼吸循環（ABC）の安定化を考え，引き続いて頭蓋内圧のコントロール（D），虚血の短縮（I）と感染も制御（I）の順番となる。ただし，個々の重症度によりケースバイケースで順位は変動することもある。以下にそれぞれの例を挙げる。

① 気道・呼吸の安定化を必要とする病態
　　通常の気道確保方法では気道を確保できない気管損傷
　　大量気道内出血を伴う肺破裂・肺挫傷
　　酸素化・換気量を維持できない気管子損傷・肺破裂・外傷性横隔膜ヘルニア
② 循環の安定化を必要とする病態
　　心タンポナーデの原因となった心血管損傷
・心嚢ドレーンから150ml以上の出血
　　圧迫では制御不能な外出血
　　大量内出血を伴う臓器損傷
・大動脈遮断カテーテルや開胸下に胸部大動脈や肺門遮断をしたときに心拍が保たれている場合
・ポンピングをしなければ循環を維持できない場合
・胸腔ドレーン挿入時に800ml以上の血性排液があったとき

③ 頭蓋内圧の制御を必要とする病態
　切迫するDを認める患者
　・呼吸循環が安定し，かつGCS≦8
④ 虚血の短縮と再灌流の軽減を必要とする病態
　阻血症候群を伴う動脈損傷
　筋区画症候群
　・組織内圧が30から40mmHg以上，ショックの症例では拡張期圧の－10から－30mmHgが持続するとき
⑤ 感染の制御を必要とする病態
　開放創（開放骨折，広範囲剥皮創，皮膚欠損）
　膵損傷
　管腔臓器損傷

（日本外傷学会，日本救急医学会監修．外傷初期診断ガイドライン．（改訂．）東京：へるす出版；2004より改変引用）

3 術前準備

1）感染防御

　外傷症例では血液・体液に曝露する可能性が高く，マスク，ゴーグル，手袋，ガウンによる感染防御が必要である（**図1**）。特に意識下気管挿管時では血液・体液を顔面に浴びる可能性が高く，特に目の保護には気をつけなければならない。ディスポーザブルでスタイル重視のゴーグルも見受けられるが，外傷，特に顔面外傷における気管挿管時には役に立たない。目の保護には周囲から入らないようなゴーグルやフィルター付きマスクを使用すべきである。

2）すべての損傷部位を把握する

　JATEC™にそって重症度および全身の損傷を評価し，複数損傷に対する治療の優先順位を決定するためには，初期治療から参加することが望まれるが施設によっては困難なところも多い。初期治療から参加できない場合は初期治療を行った医師とともに全身管理を行うべきである。

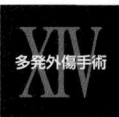

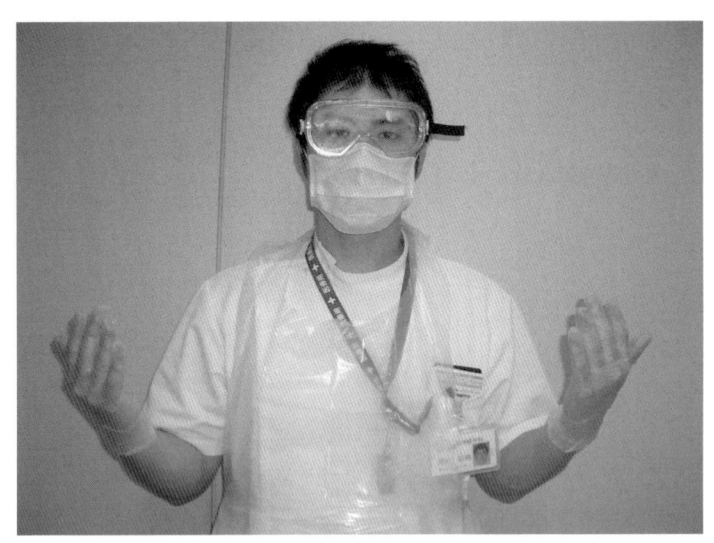

図1　感染防御

3）輸血の準備

　十分な輸血が確保されていることを確認しなければならない。必要に応じて型合わせのみで輸血せざるを得ないかもしれない。当院では，緊急輸血の申し合わせ事項として，型合わせのみの場合は輸血オーダーとともに検査当直に電話連絡をし，緊急度Ⅰのオーダーは生理食塩液法のみ，緊急度Ⅱのオーダーはクームス法までの実施としている。また，同型の輸血がない場合はユニバーサルドナーとしてO型RH$^+$を使用することもやむをえないが，使用した患者が女性の場合には妊娠に関する問題などを速やかに本人・家族に説明する必要がある。当院では緊急避難用にO型RH$^+$の濃厚赤血球6単位を救命救急センター内に常備している。

4）輸液・輸血ルート

　急速輸血・輸液ができるように18G以上のルートを2本必要とする。末梢ルート確保困難症例では中心ルートの確保も必要となってくる。大量の輸血・輸液は体温低下を来し，全身状態を悪化させるため，加温できる装置を用いるべきである（図2）。

5）気道確保の準備（外科的気道確保を含む）

　準備物品について。

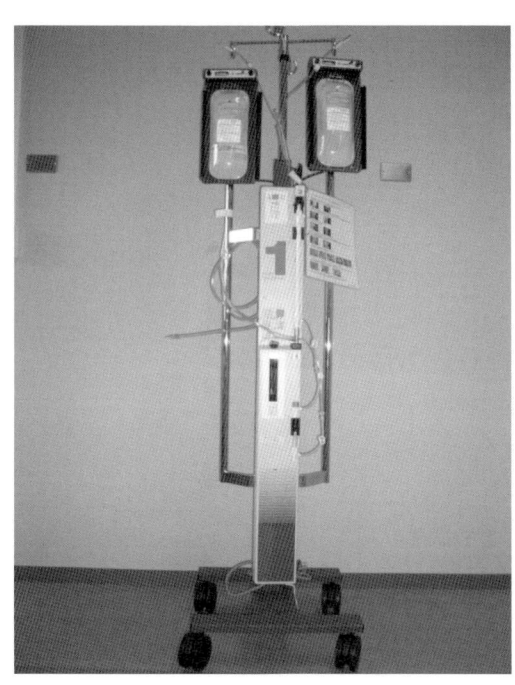

図2 輸血/輸液加温装置

a. 通常の挿管

酸素（バックバルブマスクを含む），吸引，喉頭鏡（ハンドル2種類，ブレード曲型，直型をそれぞれ2種類のサイズ），気管チューブ（成人男性8.0mm，成人女性7.5mmに加えて挿管困難に備えて小さいサイズも用意），スタイレット，カフ注射器，バイトブロック，固定用テープ。

これらに加えて，挿管用気管支ファイバースコープ，トラキライト™やビデオ硬性挿管用喉頭鏡（エアウェイスコープ™）など，挿管困難症に対応できる器材があれば有用である。

b. 輪状甲状靱帯穿刺[6]

消毒，血管留置針（14G），注射器，酸素チューブ。

c. 輪状甲状靱帯切開[6]

メス，曲ペアン鉗子，気管チューブまたは気管切開チューブ（サイズの小さいもの：5.0-7.0mm），消毒，穴あき覆布，バックバルブマスク，吸引。

6）インフォームドコンセント

多発外傷での麻酔（全身管理）は，救命のための蘇生の一部である。患者の状態が非常に悪いことは担当救急医や執刀医から説明がなされているはずであるが，突然の出来事に患者家族は理解できていない可能性が高い。したがって，担当麻酔科医からも再度，その危険性について説明する必要がある。術中死亡の可能性を説明することは最低限必要であるが，これに加えて，初期診療では発見できなかった損傷や合併損傷の増悪（脳出血の悪化による脳ヘルニアや血気胸の増悪による換気不全など）による状態の悪化についても説明しておく必要があると考える。

4 前投薬は？

多発外傷では麻酔前投薬を投与する猶予がない場合が多い。唾液分泌亢進や迷走神経反射が予測される場合には，アトロピン5-10μg/kgをゆっくり静注する。シメチジンやファモチジンなどのH_2受容体遮断薬は誤嚥予防のみならず，侵襲による急性胃潰瘍の予防にも有効と考える。

5 麻酔法は？

1）全身麻酔・局所麻酔

多発外傷の麻酔となれば，定義からも複数の重要臓器に損傷を受けている可能性が高い。意識レベルの問題ですでに気管挿管されていたり，出血傾向を伴っていたり，脊椎損傷やフレイルチェストのため硬膜外麻酔体位が保持できないなど，局所麻酔を併用することは困難なことが多く，全身麻酔の適応となる。逆に言えば多発外傷症例の初期に局所麻酔で行える手術はないということになる。

以下に麻酔薬，筋弛緩薬および麻酔導入・維持に用いられる薬物の特徴を記載する。多発外傷の病態は複雑であり，同じ部位に損傷を伴った症例でも個々の損傷部位の重症度の違いにより症例によって麻酔導入維持法は異なってくる。使用する薬物の作用・副作用と患者の病態を十分に理解して麻酔導入維持を行わなければならない。

2）各種麻酔薬および筋弛緩薬の特徴

a．ケタミン

交感神経刺激作用があり血圧が低下している場合にはよい適応であるが，副作用と

して脳圧亢進があるため，頭部外傷で頭蓋内圧亢進症例では避けるべきである。2007年からは麻薬と同様の扱いとなるため管理が煩雑となる。

b. ミダゾラム

健忘作用と鎮静作用があるが，心血管抑制作用があるので，ショック状態では使用に十分注意する必要がある。0.2-0.3mg/kgを循環に注意しながら分割して少量ずつ投与する。

c. バルビツレート

急速導入には適しているが，心血管抑制作用があるので，ショック状態では使用に十分注意する必要がある。また，気管支喘息の既往歴のある症例は避けなければならないので，急患で既往歴の聴取ができない場合は使用を避けるべきである。2-3mg/kgを循環に注意しながら分割して少量ずつ投与する。

d. プロポフォール

頭蓋内圧を上昇させず，喘息患者にも使用できるので有用である。ただし，卵や大豆にアレルギーがある場合は避ける。血圧低下を防ぐためには，十分な輸液投与後に少量（0.5mg/kg）から投与を開始し，総量2.0-2.5mg/kgとする。

e. フェンタニル

循環抑制が少ないことから心臓手術の麻酔にもよく用いられる。しかしながら，鎮静効果は少なく術中覚醒に注意しなければならない。術後の疼痛管理にも用いることができるが，麻薬指定であるため管理が煩雑となる。

f. スキサメトニウム

高カリウム血症，悪性高熱，脳圧亢進を来すので熱傷，広範囲外傷，クラッシュ症候群，脊髄損傷，脳卒中，破傷風，神経筋疾患症例では使用を避けるべきである。したがって，多発外傷症例も使用を避けるべき病態である。近年ではスキサメトニウムは喉頭痙攣時に使用を限るべきとの考えもある。

g. 非脱分極性筋弛緩薬

ベクロニウムは循環抑制や脳圧への影響が少なく，安心して用いることができる。また，比較的作用発現時間が短いため，プライミング法により急速導入にも用いられる。パンクロニウムは長時間作用性であるが，頻脈を来すことがある。

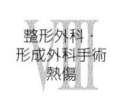

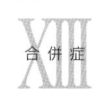

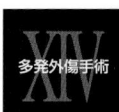

h. リドカイン

気管挿管時の気管支痙攣の反応や脳圧亢進を抑制するために用いる。投与量は1.5mg/kgとする。

i. 揮発性吸入麻酔薬

心血管抑制や用量依存性に脳血流増加作用があるため，低濃度から開始する必要がある。

j. 亜酸化窒素

体内閉鎖腔の膨張を来すので，気胸や外傷性仮性肺嚢胞が疑われる多発外傷では禁忌であり，顔面外傷や気脳症を伴っている場合も使用すべきではない。

6 麻酔導入時のコツ

多発外傷症例では，重症の意識障害（GCS 8点以下），ショック，酸素化不良などすでに初期治療の段階で気道確保をされていることも多いが，気道管理の専門家としてERへの応援依頼もあるであろう。麻酔導入時のコツとしては，気道確保とショック時の麻酔導入の2点となる。

1) 気道確保の注意点

気道確保の注意点は，以下の3点となる。

a. すべての外傷患者はフルストマックと考える

フルストマック時の気管挿管には意識下挿管とrapid sequence intubation（RSI）がある。

通常，意識下挿管とは，ニューロレプト麻酔（neuroleptic anesthesia：NLA）下や局所麻酔薬の噴霧によって患者の意識がある状態で気管挿管することを指すが，ここでは重症意識障害に対する鎮静薬や筋弛緩薬を用いない気管挿管法と位置づけるので詳細は割愛する。RSI[7]は意識消失および筋弛緩を得ることは通常の導入と同じであるが，異なる点は胃内容物の逆流による誤嚥を誘発しないように気管挿管終了までマスク換気をしないということである。このためには，麻酔導入薬使用開始から気管挿管終了まで無呼吸に耐えうることが必要となる。具体的には純酸素5分間投与法や8回深呼吸法による肺胞内窒素の洗い出しによる十分な酸素化が必要となる。十分な酸素化ができた段階で麻酔薬と筋弛緩薬の投与開始となる。麻酔薬の投与に際しては，

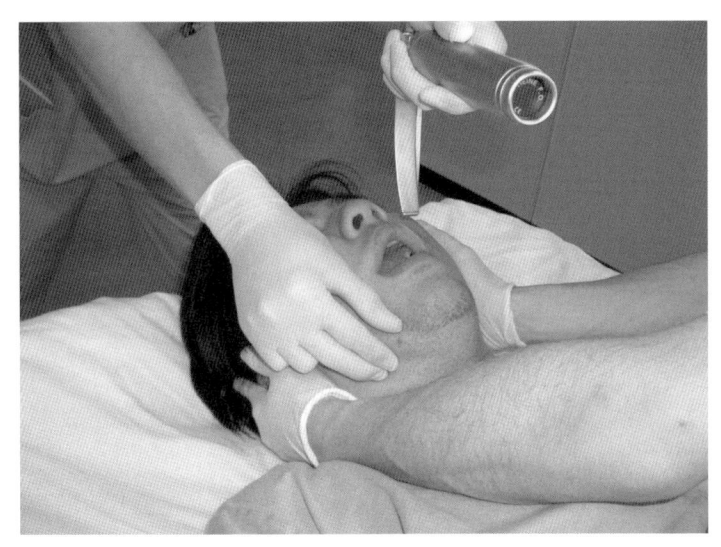

図3　頭部保持

　まず前処置としてリドカインとオピオイドの投与を行い，麻酔深度を深くする．続いて筋弛緩薬の投与となるが，通常の投与では気管挿管に必要な筋弛緩を得るのに時間がかかりすぎるので，プライミング法を用いる．プライミング法[8]は，非脱分極性筋弛緩薬の効果発現までの時間を短縮する方法である．具体的には，まずベクロニウム0.005 mg/kgを投与し，筋弛緩の効果が出るまえに患者の意識消失を得る必要があるので，数分後に長短時間作用性のバルビツレートやプロポフォールを使用して麻酔導入すると同時に0.15 mg/kgを追加投与する．追加投与から1-2分で気管挿管が可能となるので，十分な酸素化ができれば気管挿管までに人工換気を必要としない．ここでマスク換気をしないだけでは誤嚥を防げない可能性があるので，介助者が輪状軟骨を食道に向けて後方に圧迫し，胃内容物の逆流を防ぐSellick法が必要となる．気管挿管が終了したら，気管内の適切な位置にあることを聴診や胸部の挙上による一次確認および，食道挿管検知器（esophageal detector devices：EDD）や呼気ガスモニターによる二次確認を行う．ここで気管挿管チューブが気管内にない場合はただちに抜去し，Sellick法を施行しながら，十分な酸素化ができるまでマスク換気を行ってから再度トライしなければならない．

b．鈍的外傷では頸椎損傷の可能性を考える（図3）

　外傷症例では気管挿管の際には，頸椎頸髄損傷の可能性を念頭に置かなければならない．無症状でも頸椎の亜脱臼を呈していることもあるし（図4），意識障害を伴った症例では自覚症状も確認できない．また，重度頭部外傷など，頭部に大きなエネルギーが加わった可能性のある症例では頸椎にも大きなエネルギーが加わった可能性が

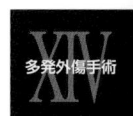

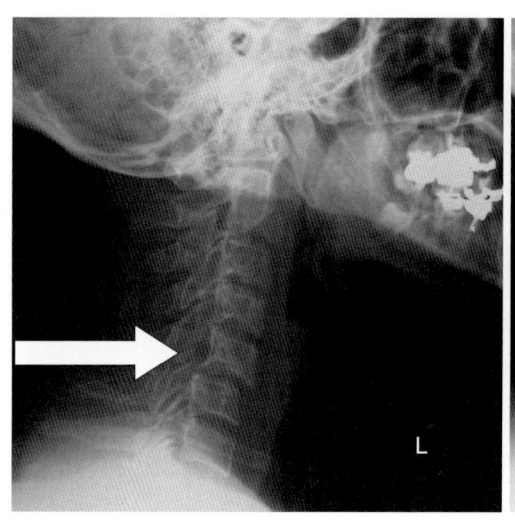

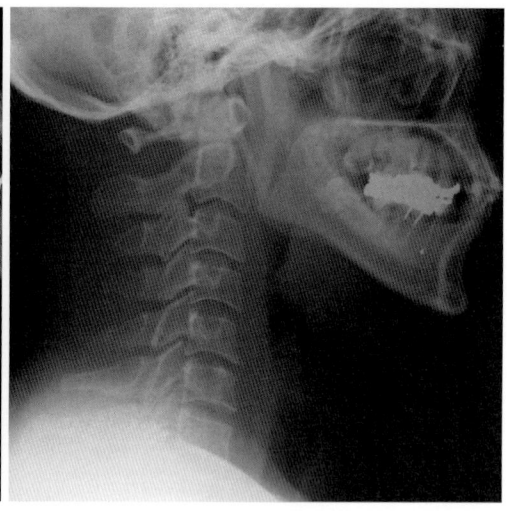

(受傷時：前方亜脱臼)　　　　　　　　　(牽引整復後)

図4　頸椎亜脱臼

36歳，男性：トラック助手席乗車中に左側から来た乗用車が衝突し受傷．意識清明．麻痺などの自覚症状なし．

あるので注意を要する．頸椎2方向を撮影する時間的余裕があれば，気管挿管前に必ず確認すべきである．ただし，酸素化が保てず，緊急の気道確保が必要な症例に対しては頸椎損傷があるものとして対応し，頸椎のX線撮影のために時間を浪費してはいけない．

c．外傷による気道閉塞

外傷による気道閉塞には顔面外傷や頸部の血腫による上気道の問題と，下気道の問題として頸部・胸部外傷に伴う喉頭損傷，頸部気管損傷がある．受傷機転は鋭的損傷と鈍的損傷に分けられる．外傷による気道閉塞では外科的気道確保の適応となることも少なくない．詳しくはアメリカ麻酔科学会の気道確保困難時のアルゴリズム（図5）など[9)10)]を参照いただきたい．また，日本麻酔科学会などでは気道確保困難症例の管理技術（difficult airway management：DAM）実践セミナーが開催されているので，麻酔・救急にかかわる医師は参加することが望まれる．

補足：外傷患者での注意点＜異物＞（図6）

歯牙損傷，歯槽骨骨折，軟組織損傷がある場合は，挿管時の損傷拡大と脱落した歯牙などの回収や，出血が続く場合は圧迫止血（歯槽のパッキング）が必要．病院搬入時すでに義歯や脱落した歯牙が喉頭に落ちている可能性もあるので注意を要する．

1. 基本的な気道管理上の問題の発生見込みと臨床上の重要度を評価する
    A. 換気困難
    B. 挿管困難
    C. 協力や承諾を得るのが困難な患者かどうか
    D. 気管切開困難
2. 気道確保困難時でも積極的に酸素投与を行う
3. 選択した管理方法の損失を考える
    A. 意識下挿管　　　　　vs　全身麻酔導入後の挿管
    B. 非外科的手技　　　　vs　外科的手技　　　（最初に行う挿管手段として）
    C. 自発呼吸を止めない　vs　自発呼吸を止める
4. 最初の方針とそれがダメな場合の代替えの方針をたてる

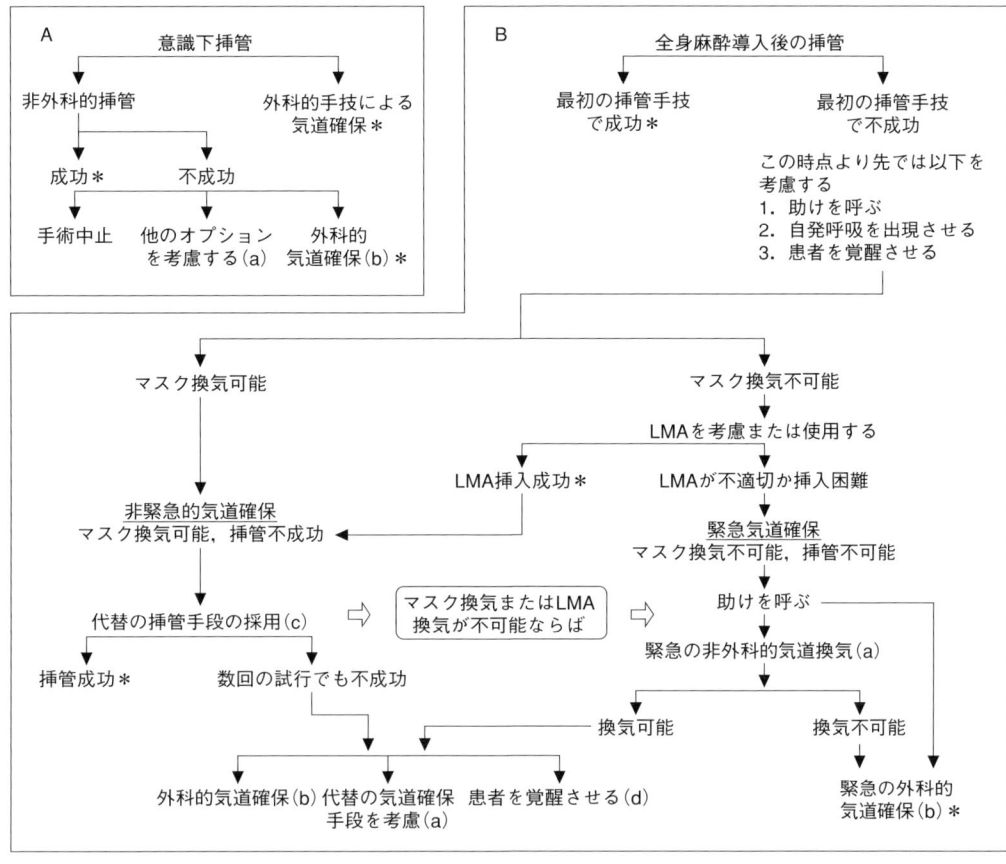

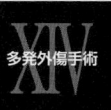

A 意識下挿管

非外科的挿管 / 外科的手技による気道確保＊
- 成功＊ → 手術中止
- 不成功 → 他のオプションを考慮する(a) / 外科的気道確保(b)＊

B 全身麻酔導入後の挿管

- 最初の挿管手技で成功＊
- 最初の挿管手技で不成功
  この時点より先では以下を考慮する
  1. 助けを呼ぶ
  2. 自発呼吸を出現させる
  3. 患者を覚醒させる

マスク換気可能 / マスク換気不可能

マスク換気不可能 → LMAを考慮または使用する
- LMA挿入成功＊
- LMAが不適切か挿入困難 → 緊急気道確保　マスク換気不可能, 挿管不可能

マスク換気可能 → 非緊急的気道確保　マスク換気可能, 挿管不成功
→ 代替の挿管手段の採用(c)
→ 挿管成功＊ / 数回の試行でも不成功

マスク換気またはLMA換気が不可能ならば → 助けを呼ぶ → 緊急の非外科的気道換気(a)
- 換気可能
- 換気不可能 → 緊急の外科的気道確保(b)＊

外科的気道確保(b) / 代替の気道確保手段を考慮(a) / 患者を覚醒させる(d)

＊気管挿管時やLMA挿入時には呼気二酸化炭素で確認すること
(a) 他のオプションは, マスクまたはLMA麻酔下, あるいは局所浸潤麻酔や区域麻酔下で手術を行う.
(b) 外科的または経皮的な気管切開術か輪状甲状間膜切開術による侵襲的気道確保.
(c) 挿管困難時の次の非侵襲的オプションには, 異なるタイプの喉頭鏡ブレードの使用, 挿管用LMA, ファイバー誘導挿管, スタイレットかチューブ交換具 (tube exchanger), 光源付スタイレット, 逆行性挿管, 盲目的経口または経鼻挿管がある.
(d) 意識下挿管を再度試みるが, 手術中止を考慮する.
(e) 緊急非外科的気道確保のオプションは硬性気管支鏡, コンビチューブ換気, 経気管ジェット換気である.

図5　アメリカ麻酔科学会（ASA）の気道確保困難時のアルゴリズム

(Practice Guidelines for Management of the difficult Airway. Anesthesiology 2003；98：1269-77より引用. 辻本三郎訳)

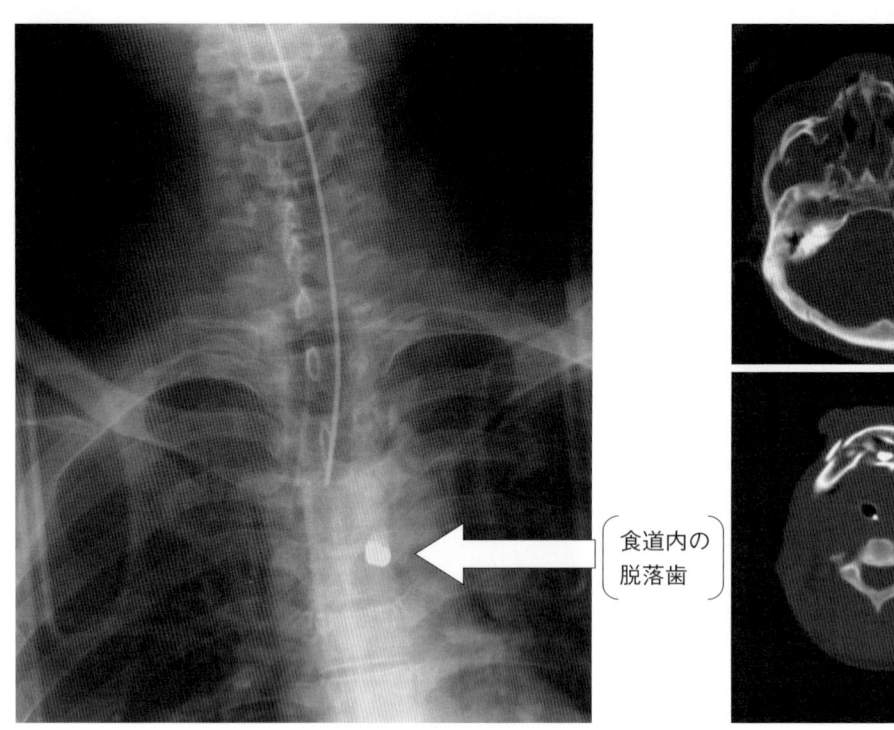

図6 顔面外傷による脱落歯
31歳，男性：7階からの堕落外傷．救急外来で気管挿管施行．

2) ショックバイタルの麻酔導入

　外傷性ショックでは，出血に加えて，侵襲による細胞外液の血管外移動により循環血液量が減少する．また，循環血液量減少に対する生体反応で臓器血流量は減少して，虚血となった各臓器から血管作動物質などの放出により臓器障害は進行していく（**表**）．

　外傷性ショックでは交感神経が緊張状態となって循環を維持している．麻酔導入に用いる薬物は心血管抑制効果を有しており，麻酔導入による交感神経の抑制はショックを助長することとなる．もっとも心血管抑制の少ないケタミンは頭蓋内圧亢進作用があるため，頭蓋内損傷のある症例では避けなくてならない．麻酔導入後のショックに対する予防は十分な輸液・輸血以外にない．しかしながら，麻酔導入後のショックを大量輸液で漫然と管理していると大きな落とし穴にはまることになる．それは，同時期に発症した非出血性のショック，すなわち緊張性気胸や心タンポナーデ，心筋挫傷である．特に麻酔導入後に気管挿管を施行し，陽圧呼吸を始めた場合には，気胸の悪化による緊張性気胸を念頭に置かなければならない．

表　外傷性ショックのstage分類

stage	生理的反応
I　代償期	頻脈；重要臓器への血液シャントを伴う末梢血管攣縮；止血と補液により完全回復可能
II　非代償期	虚血がトキシンの放出による細胞障害を引き起こし始めた過度状態
III　早期不可逆期	蘇生はできるが，虚血性トキシンによる多臓器不全症候群（MODS）により二次的な死が起こる
IV　晩期不可逆期	出血，アシドーシス，凝固障害が持続的に進行し，死に至る

(Johnson C, Ashley SA. Perioperative care of patients with shock and multiple trauma. In：Lake CL, Rice LJ, Sperry RJ, editors. Advance in anesthesia. Vol18. St. Louis Mosby；2001. p.235 より引用)

7 モニタリング

多発外傷症例でのモニターは蘇生を行うために必要であるが，モニターすることにとらわれてはならない。

a. 心電図

心筋挫傷での不整脈・伝導障害や急性心筋虚血によるST−T変化などを確認できる。

b. 観血的動脈圧（循環動態の変動）

開頭・開腹時や肺塞栓症などによる急激な循環変動に対応する。また，重要なデータとしての血液ガス分析を容易にする。

c. BIS（bispectral index）モニター

ショック状態の麻酔は，循環動態の安定のため麻酔深度が浅くなりがちである。もちろん，循環動態の安定を優先するが，可能なかぎり適切な麻酔深度を維持することは重要である。

d. 体温

死の三徴のひとつである低体温を避けて体温を保持するために必要である。

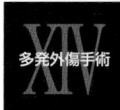

e. 尿道カテーテル

循環動態の安定の指標として尿量も重要な指標である。

f. 呼気終末二酸化炭素

多発骨折からの脂肪や空気による肺塞栓症の早期発見は必要不可欠となる。

g. 動脈血ガス分析

十分な酸素供給は重要であり，低酸素は絶対に避けなければならない。ほかにも脳保護のため適正な二酸化炭素分圧を保つことも必要である。アシドーシスは死の三徴のひとつであり，早急な補正が必要であり，末梢循環の指標としてラクテートも欠かせない。

h. 中心静脈圧

循環動態の変動は血管内血液量の減少によるものか，タンポナーデや心筋挫傷によるポンプ失調によるものかの判断が可能である。

i. 経食道心エコー

今後，左室用量・右心負荷などの評価により，循環動態変動の原因検索ができる。トレーニングは必要ではあるが，今後麻酔科医の大きな武器となるであろう。

j. 肺動脈圧モニター

心臓の機能を適切に判断できるが，使用の簡便さからは経食道心エコーを勝るとは思えないが，使用に慣れており中心静脈圧ラインよりも多くの情報を得ることができる。

8 術中管理の工夫

1) 総 論

外傷患者の周術期管理のポイントは呼吸循環管理を行い外傷死の三徴（deadly triad）を補正することである。外傷死の三徴とは外傷急性期の手術時に代謝性アシドーシス，低体温，出血傾向の3項目で，これらを呈すれば救命困難となる。この3項目を外傷における死の三徴と呼び，手術開始時にこの状況を認めればdamage control surgery（後述）の適応となる[11]。

アシドーシスを補正するためには肺動脈圧カテーテルを挿入し150 ml/min/m^{2}以上

の酸素消費量，または600 ml/min/m^{2}以上の酸素供給量を保つことが重要である[12]。また，凝固異常の補正には凝固因子および血小板の補充が不可欠である。しかし低体温が持続すれば末梢循環は減少してアシドーシスは増強し，凝固反応が抑制される。したがって外傷死の三徴において体温低下は，他の2項目の増悪因子と考えられ，積極的体温管理は外傷死の三徴の制御の要であり，きわめて重要である。

　熱量の産生が喪失を相殺する外気温はthermoneutral zoneと呼ばれ，一般に28℃とされている[13]。周囲の気温がthermoneutral zoneより低い場合やショックにより組織酸素消費量が低下しているときは熱量産生が熱量喪失を相殺できず，体温低下を来す[14]。つまり，積極的体温管理はアシドーシスや出血傾向の制御につながり，救急外来搬入時からさまざまな体温保護法を実施すべきである。また，救急隊員に対しても重症鈍的外傷においては救急車収容時から積極的に体温を保持するように助言していくべきである。

a．急速輸液輸血加温装置

　重度外傷においては体温低下を防ぐためにすべての輸液，輸血を加温することが重要である。しかしながら，出血性ショックに対する急速投与の際では従来のコイル加温器やアニメック^{TM}では加温が間に合わない。そこでHot line^{TM}あるいはシステム1000^{TM}（SIMS Level1 inc.）といった高速輸血が可能で，しかも静脈穿刺部での温度が40℃に保たれる加温装置が威力を発揮する（図2）。

b．手術室搬入後の加温

　開腹術中の復温は難しく，理論的にもDCSにおける開腹術許容時間は60-90分と推測されている[15]。手術室では引き続いてシステム1000^{TM}などを活用するとともに，温水マットや温風加温装置（図7）を用いて積極的に加温を図る。

c．麻酔法の影響

　麻酔法の体温に及ぼす影響についてはセボフルランやケタミンのほうがプロポフォールよりも中枢温の低下が少ないとの報告がある[16)17)]。セボフルランとケタミンの比較については報告がないが，低酸素性肺血管収縮（hypoxic pulmonary vasoconstriction：HPV）を阻害しない[18]という点ではケタミンが推奨される。

d．総合的体温保持戦略の効果

　温風加温装置に輸液加温を組み合わせたほうが温風加温装置のみよりも有意に復温が早かったが，end pointでの体温は両者とも36℃以上であったとの報告がある[19]。外傷性腎損傷患者では生存者のほうが死亡した患者よりも中枢体温が高いという報告

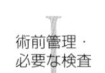

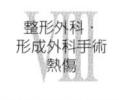

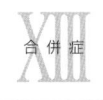

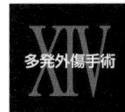

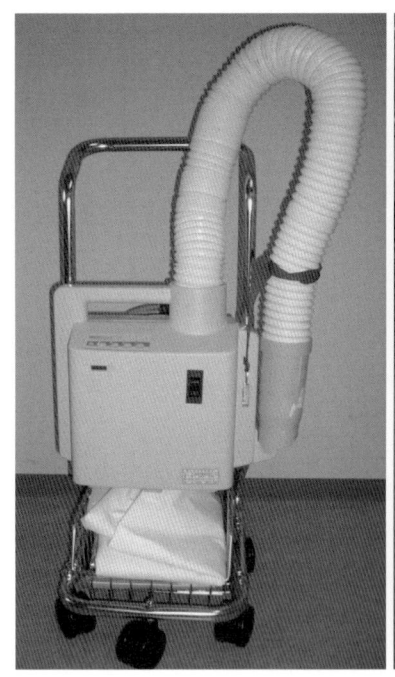

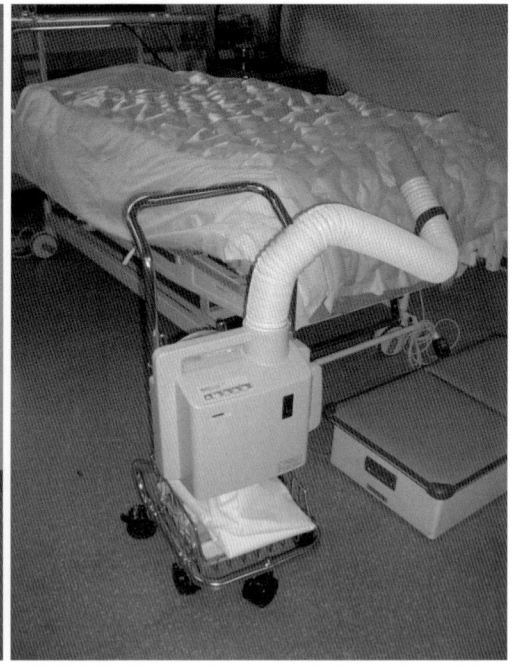

図7　温風加温装置

もあり[20]，積極的な体温保持は重要であると考える．

2) 各 論

a. 脳神経合併症

重症頭部外傷を合併した多発外傷症例では，二次的脳損傷を最小限にするための全身管理が必要となる．呼吸循環の安定させること，すなわち十分な酸素供給ができるように低酸素，低血圧，貧血を避けて二酸化炭素分圧を正常に保つことである．急性脳腫脹による脳ヘルニアを予見するために，経過中はGCSによる評価を行うべきであるが，<u>麻酔中は瞳孔の変化を頻繁に確認する</u>しかない．

b. 呼吸器合併症

多発外傷症例での術中管理では，陽圧換気により気胸の増悪（緊張性気胸）や外傷性仮性肺囊胞を伴うような肺挫傷では喀血を来すこともある．術前のCTなどで気胸を認めていれば，軽度でも胸腔ドレナージを施行して手術を開始すべきである．ここで問題となるのは，初期診療で気胸を認めていないにもかかわらず，陽圧換気により脆弱となっていた肺を損傷し，気胸が発生した場合である．緊張性気胸では呼吸音の左右差，頸静脈の怒張，気管偏位，皮下気腫の増大などが挙げられる．この場合は胸

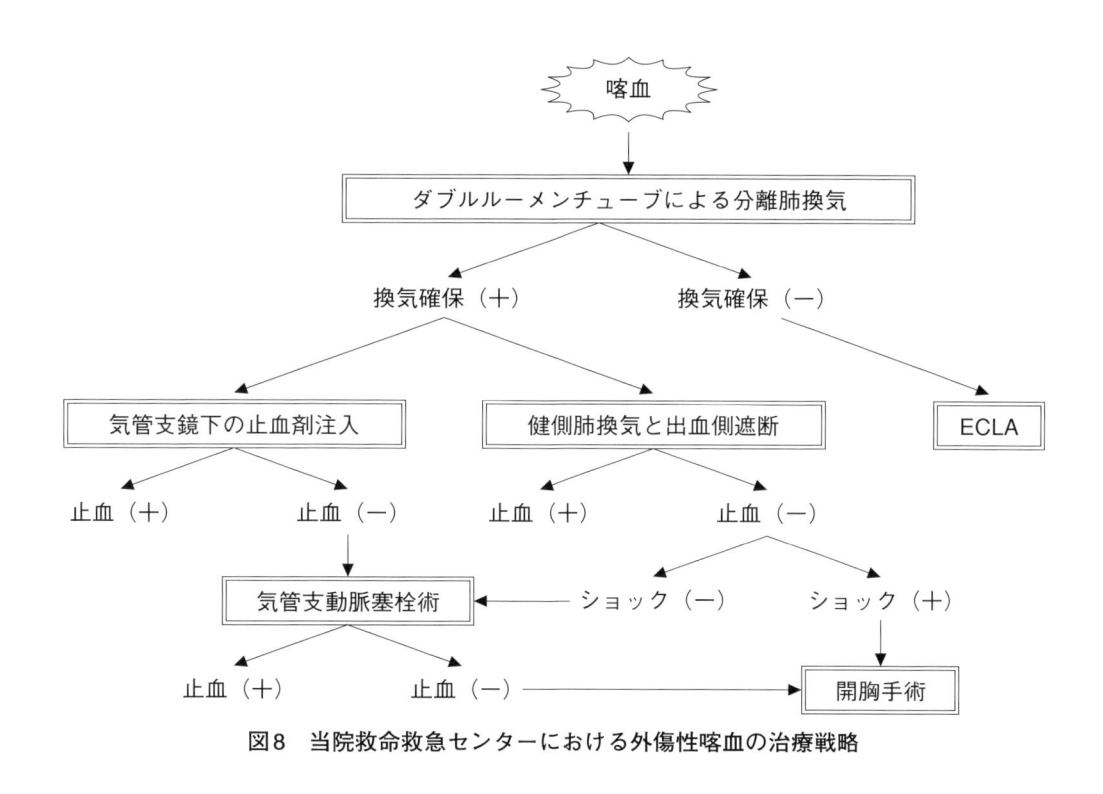

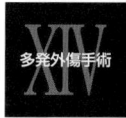

```
                        喀血
                         │
            ダブルルーメンチューブによる分離肺換気
                  ┌──────┴──────┐
              換気確保（＋）      換気確保（－）
           ┌────────┴────────┐          │
    気管支鏡下の止血剤注入  健側肺換気と出血側遮断  ECLA
       ┌────┴────┐      ┌────┴────┐
    止血（＋）  止血（－） 止血（＋）  止血（－）
              │              │    ┌────┴────┐
              └──→ 気管支動脈塞栓術 ←── ショック（－）  ショック（＋）
                   ┌────┴────┐                      │
                止血（＋）  止血（－）────────────→ 開胸手術
```

図8 当院救命救急センターにおける外傷性喀血の治療戦略

腔ドレナージよりも先に，太めのテフロン針を用いて第2肋間鎖骨中線を穿刺することで，緊張性気胸を一時的に回避する必要がある。肺挫傷による喀血で換気困難となった場合はダブルルーメンの気管挿管チューブより左右の気道を分離することが必要となる（図8）。この場合に出血側に呼気終末陽圧（positive end-expiratory pressure：PEED）をかけるとの意見もあるが，出血源の肺胞や仮性肺嚢胞と気道の交通を拡大し大量出血や空気塞栓を引き起こすので推奨できない[21]。

c. 循環器合併症

術中の循環動態の変動の原因としては，出血の増悪によるハイポボレミックショックや心タンポナーデ，心筋挫傷，肺塞栓症などが挙げられる。出血の増加によるショックは開腹や開胸の所見や貧血の進行により確認できる。また，頸静脈怒張，血圧低下，心音減弱（ベックの三徴）が認められれば心タンポナーデを疑うが，エコーにて確定診断ができれば，すぐに心嚢穿刺によるドレナージを行う。開胸による心損傷の修復術を必要とすることもある。心筋挫傷は明確な診断基準がなく，受傷後ゆっくりと進行することもあり，なかなか診断に至らない[22]。もっともスクリーニングに優れているのは12誘導心電図といわれているが，特異的な所見はなく，他の病態から説明できない洞性頻脈や，多発する心室性期外収縮，心房細動，ブロックなどの不整脈や，ST変化があれば心筋挫傷を疑う。近年では，心筋挫傷の診断における

integrated backscatter imaging systemの有用性なども報告されている[23]。心筋挫傷が原因の循環変動であれば，ポンプ失調による血圧低下であるからボリューム負荷よりもカテコラミンなどの心血管作動薬を必要とする。また，多発骨折を伴う症例では骨折部から遊離された脂肪による肺塞栓症を発症する可能性もある。肺塞栓症の心電図所見はSIQⅢ，右軸偏位，右脚ブロック，Ⅴ1-3の陰性T波である。心エコーでは右心負荷の所見を示す。多発外傷症例では，止血に至っていないので血栓溶解薬の使用は避けざるをえない。カテコラミンなどの心血管作動薬による循環動態の安定が得られれば，カテーテルによる塞栓子除去となるが，循環動態の安定が得られない場合は補助人工心肺の適応となる。判断が遅れては救命困難となるので注意を要する。出血性ショックを伴った心タンポナーデや肺塞栓症は頸静脈の怒張や右心負荷所見などが明らかでない場合もあり，診断に難渋することがある。

＜IABOについて＞（図9）

腹部外傷による出血性ショックは緊急開腹の適応であるが，開腹と同時に腹圧によるタンポナーデ効果の解除により，急激な血圧低下を来し，心停止に至る危険性もある。そこで開腹に先立って左開胸による下降大動脈遮断したのちに開腹することが推奨されている。しかし，出血性ショックの患者に対して開胸・開腹の侵襲は過大で救命率の上昇は望めなかった。そこで，大腿動脈から挿入したバルーンカテーテルによる大動脈遮断時間が考案された。バルーンの特性としては半遮断や，inflate，deflateを繰り返してもバルーン先端の位置が血圧によって押し戻されない機能が求められる。そこで金属ワイヤーの装填により半遮断や，inflate，deflateを繰り返しても血圧によって先端が押し戻されないようにし，またhigh complianceの円筒状バルーンを用いて低いinflate圧で完全に遮断できるようにした大動脈遮断専用のバルーンカテーテル〔アイシンブロックカテーテル™，㈱アイシンヒューマンシステムズ〕[24]が作成された。出血性ショックのために手術室へ直行する症例では18Gのテフロン針で左大腿動脈を確保し，手術室搬入後ただちにバルーンカテーテルを挿入し，執刀直前にバルーンをinflateする。以後，バルーンカテーテルを管理する専任医師を置き，術野とバイタルサインを監視しながらバルーン容量を調節する。専任医師を置くことは，バルーンのinflate時間を必要最小限にするために必須と考えている。hypoperfusionによるlactateの上昇を積極的に是正することで肝損傷の予後を改善するという報告もあり[25]，大まかな止血に成功した時点でバルーンをdeflateし，手術終了後はすみやかに抜去して可能なかぎり早期の末梢血流の再開を試みる。具体的な方法[26]については，今回は割愛させていただくこととした。

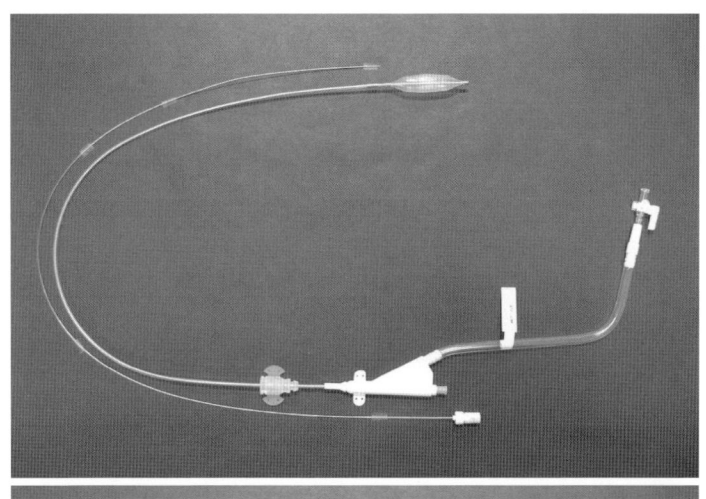

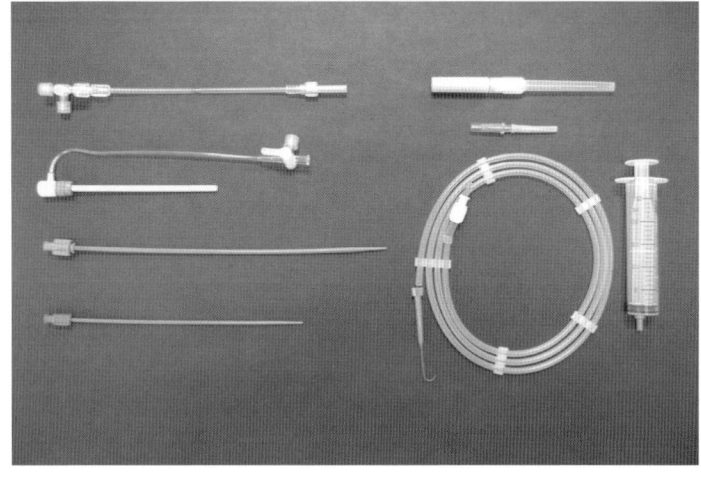

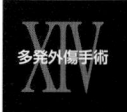

図9　IABO

9 輸液管理

1) 輸液管理

　多発外傷の輸液管理としては大量輸液・輸血による輸液管理（fluid resuscitation）が基本となるが，多臓器に悪影響を与えることもある。大量輸液・輸血は，頭部外傷症例に対しては脳浮腫を増悪させる可能性があるし，あらゆる症例で肺水腫や腸管浮腫を来す可能性があり，人工呼吸管理や腹部コンパートメント症候群に対する注意を必要とする。つまり，多発外傷の輸液管理では，さまざまな病態の存在下で治療に対する相互反応を考慮しなければならない。

　ここでは，頭部外傷を伴った多発外傷症例に対する輸液について述べる。外傷初期診療で用いられる輸液は，加温した晶質液（乳酸リンゲル液や酢酸リンゲル液など）

が中心となるが，晶質液は血管内に1/3程度しかとどまらず，残りはサードスペースに移行して浮腫の原因となる。頭部外傷を伴った出血性ショック状態の症例に大量輸液をすることで，循環動態の改善を得られた場合は，脳血管の自動調節能が傷害された状態で急激に血圧が上昇したことに加えて乳酸リンゲル液や酢酸リンゲル液が投与されたことで，脳浮腫や頭蓋内圧亢進を来す。ここで脳浮腫や頭蓋内圧亢進を抑制するためには少量の輸液で循環維持が可能な晶質液を用いる必要がある。このような晶質液として高張ナトリウム溶液がある。高張ナトリウム溶液は乳酸リンゲル液や酢酸リンゲル液に比べて血管内にとどまる比率が高く，頭部外傷症例に対するfluid resuscitationとして期待されている[27]。

2）輸血戦略

　外傷患者における出血性ショックの循環管理においてもっとも重要なことは循環血液量の維持であり，続いて，ヘモグロビン濃度，凝固因子となる[28]。循環血液量が保たれていれば，かなりの血液希釈（Hct値18-22%）に耐えうるものである[28]が，虚血性心疾患，糖尿病，高血圧を有している患者ではHct値30%を目標とする[29]のがよい。しかし，出血性ショックに対する大量輸液療法は血液希釈によって凝固因子や血小板数を減少させ，低体温を来し，正常な生理機能を脅かす[30)31)]。外傷死の三徴を呈する多発外傷患者の死亡率は90%ともいわれており，早期の復温，凝固因子や血液の補給による凝固機能の正常化は重要である[31]。また，血液，凍結血漿や血小板の投与は酸素供給能を上げ，凝固能を正常化させる。投与の時期としては，検査上に凝固機能の低下や貧血が認められてからでは遅く，毛細血管性出血（oozing）など臨床的出血傾向や，臨床経験上危険であると判断された場合に投与を開始することが推奨されている[32]。通常輸血の実施にあたっては，副作用や合併症を回避するため入念な交差試験や照射を行うが，時間を争う出血性ショックにおいては，リスクと利益の兼ね合いからこれらの多くを簡略化することを余儀なくされる。

　出血性ショックを伴う外傷患者において照射は通常省略される。交差適合試験は生理食塩液法のみ行うか，さらに急がれるときは型合わせのみでの輸血となる。究極の局面においてはO型を盲目的に輸血することもある。欧米での外傷センターでは「O型RH$^-$」をuniversal donorと位置づけ，救急外来で保管しているところが多い。わが国ではRH$^-$血液は希少であるため，緊急避難としてはO型RH$^+$の投与もやむをえない場合があると考えられるが，2回目の輸血が危険であること，妊娠可能年齢の女性がその後妊娠すると危険であることなどの問題があるので，救命できたのちにそのことを説明しておかなければならない。

10 ダメージコントロール

　外傷は"disease of bleeding"と記載されている[33]ように出血とそれに伴う臓器損傷との戦いである。damage control surgery（DCS）は止血，汚染からの保護，二次損傷の回避を目的とし，外傷患者管理の観点から手術を蘇生の一部と考え，生理学的異常の回復を目的とする一連の治療戦略である[32]。

　damage controlは第1段階：abbreviated laparotomy，第2段階：secondary resuscitation，第3段階：definitive surgeryの3段階で構成されている。damage controlをいかに成功させるかは受傷現場，救急搬送や初期診療の開始時点で受傷機転や生理学的徴候から重症化を予測し，手術開始までの時間を短縮することにかかっている。近年このフェーズをground zeroと称し，早い時期からDCSの適応を予測すべきであるとしている[34]。

　外傷急性期の手術時に出血傾向，低体温，代謝性アシドーシスを呈すれば救命は困難となる。この3項目を外傷における死の三徴と呼び，手術開始時にこの状況を認めればDCSとなる[30]。DCSの適応は諸説さまざま[31)35]であるが，簡単にまとめると以下のようになる。

① 患者の生理学的予備力の限界：重傷外傷，低血圧，低体温，アシドーシス，凝固異常。
② 患者の基礎要因[36]：高齢，肝硬変，虚血性心疾患，糖尿病など。
③ 臓器の損傷形態：穿通性腹部外傷，大量腹腔内出血を伴う鈍的腹部外傷や閉鎖性骨盤骨折，開放性骨盤骨折など。
④ 腹部以外の合併症：門脈損傷や下行大動脈損傷，肺挫傷に合併する気管内出血，骨盤骨折に合併する内腸骨動脈損傷など。
⑤ 手術中の要因：標準的止血が困難，修復すべき損傷が多い，術者の技量・経験不足，手術チームの疲労が強いなど。
⑥ 施設の体制：設備の乏しい医療機関[37]での初回手術，戦陣・災害現場。

　全身管理をうかがっている麻酔科医は状況を掌握し，DCSの必要性を判断して術者に伝えなくてはならない。また，DCSの適応となるような重症外傷では，手術手技のみならず，重症外傷の病態生理に基づく積極的な全身管理が必要である[38]。

11 術後ICU入室の注意点

1) 腹部コンパートメント症候群になる可能性

　腹部外傷のICUでの管理上，種々の合併症の原因となる腹部コンパートメント症候群（abdominal compartment syndrome：ACS）[39)40)]は避けて通れない。近年，Barkerら[41)]は創部を持続吸引することで体液および血液を排出する方法（vaccum pack technique）が出血量の確認と腹腔内圧の減少に有効であると報告している。当院では比較的非侵襲的な方法として腹腔内にカテーテルを留置し，一定の圧（15-20cmH$_2$O）を上限として，この圧を超えた場合に腹腔内の体液および血液を持続的に体外へ排出するよう管理している。具体的には膀胱内圧が20cmH$_2$O前後になり腹部膨満感，呼吸困難感，麻痺性イレウスなどの症状が認められた時点でエコーガイド下に腹腔内にカテーテルを挿入留置する。カテーテルの抜去は感染の危険性を回避するためなるべく早いほうがよい。挿入期間は2，3日とし，排液量が減少した時点で抜去する[38)]。

2) 再手術について

　以下の場合には再手術となる。

a. 体温と凝固異常の正常化が保たれているにもかかわらず，大量の輸血や輸液を必要とする場合

　この場合は初回手術で完全な止血が得られていないことになり再手術となる。しかしながら，ここでdamage controlとして縮小手術とした場合には，再手術の侵襲を考慮して動脈塞栓術を選択する場合がある。動脈塞栓術の適応でない静脈からの出血で，腹腔内であればタンポナーデ効果による止血を期待し，その後ACSの管理へと移行する。

b. ACSが発症した場合

　大量出血による腹部外傷では大量輸液輸血のために腸管浮腫を来し，腹腔内圧の上昇を認めることがある。あらかじめ，筋膜縫合をせずに皮膚のみの閉創や人工物による閉腹ができている場合でも膀胱内圧測定による腹腔内圧の評価は重要である。

c. 頭部外傷の手術後

経過観察の頭部CTで反対側の再出血や血腫増大は，しばしば経験することである．

d. 初回手術とは別の手術の必要性

正確にはcもこの範疇に入るが，実際には頭部の緊急手術後に腸間膜損傷による腹腔内出血の持続や遅発性の消化管穿孔による緊急手術の必要性など，外科系各科による手術が必要になることもある．

3) 血液浄化の適応

阻血症候群を伴う動脈損傷や筋区画症候群に対する手術後には，横紋筋融解による腎障害を来しクラッシュ症候群が認められることがある．高カリウム血症，高CPK血症，褐色尿などが認められれば，血液浄化の適応となる．循環動態が安定していれば人工透析となるが，不安定な場合は持続的血液濾過透析とすべきで，術後あるいは受傷後早期の適応となるため抗凝固薬はメシル酸ナファモスタットを使用する．

汎発性腹膜炎を伴う下部消化管損傷に対する緊急手術後は，PMX-DHPの良い適応となる．多発外傷では，その侵襲のため異常適応反応をとることも多く，敗血症への移行も多い．PMX-DHPは敗血症性ショックに対する適応であるが，近年では早期開始の有効性が確立しつつある[42]．グラム陰性菌のみならず，グラム陽性菌に対する循環改善や酸素化の改善[43]など広く用いることができる．この場合も他の血液浄化同様，抗凝固薬はメシル酸ナファモスタットを使用する．

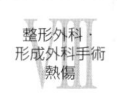

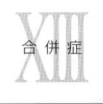

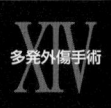

私の経験

● 症例

　56歳，男性。深夜道路横断中に乗用車にはねられ受傷。来院時，意識レベルGCS11点（E3 V4 M4），呼吸数は20回とやや頻呼吸であったがリザーバー付きマスクで酸素10 l/min投与下にSpO₂は100%であった。血圧80/45mmHg，心拍数112とショック状態であった。右胸部に動揺と圧痛を認めた。迅速簡易超音波検査法（FAST）ではモリソン窩にエコーフリースペースを認める以外に異常は認められなかった。1,000mlの急速輸液により血圧100/60mmHg，心拍数100と循環動態の改善を認めたのでCT撮影を行った。CTにて外傷性くも膜下出血，右多発肋骨骨折，右気胸（軽度），肝損傷（Ⅲb）および腹腔内出血を認めた。ICU入室後，血圧80/40mmHgと再度血圧低下を認めたため，肝損傷に対する緊急開腹止血術を予定した。ショック状態が持続するため，末梢点滴ルート追加，気管挿管，右胸腔ドレーン挿入術施行するとともに，右大腿動脈からIABOを挿入した。手術室入室し，麻酔維持はフェンタニルを中心にプロポフォールを少量から開始して適宜増減した。輸液・輸血は急速加温輸液装置を用いて，上半身に温風式加温装置を用いて体温低下を予防した。外科医による開腹直前にIABOのバルーンを膨らませた。開腹後も大きな循環動態の変動はなかった。肝損傷の止血終了後，IABOのバルーンを抜気したが，血圧の低下はなかった。手術時間4時間，総出血量2,000ml，総輸液量3,000ml，濃厚赤血球14単位，新鮮凍結血漿10単位であった。人工呼吸管理のままICU帰室となった。ICU帰室後，循環動態が安定していたので頭部CTの再検を行ったが，頭蓋内出血の増悪は認められなかった。

● 解説

　本症例は頭部・胸部・腹部に損傷のある多発外傷である。頭部に関しては救急外来搬入時の意識レベルから気管挿管の適応もなく，CTによる精査でも手術適応はなかった。胸部については多発肋骨骨折と薄い気胸を認めたものの呼吸状態はある程度保たれていたので保存的加療でよいと考える。肝損傷については循環動態が保たれていたならば，経カテーテル動脈塞栓術（TAE）の適応と考えるが，急速輸液に対して安定が得られなくなったので緊急手術の適応である。ショックのためにすでに気管挿管はICUにて施行されていた。右胸腔ドレーン挿入は術中の陽圧人工呼吸による気胸の悪化を考慮して施行されている。IABOの挿入は開腹によりタンポナーデ効果がなくなることで循環虚脱となることを防ぐためである。麻酔薬の選択は頭蓋内病変があるためケタミンや吸入麻酔薬を避けてフェンタニルとプロポフォールを選択した。術中は急速加温輸液装置や温風式加温装置で体温の保持に努めた。また，頭蓋内出血を伴っていたので術中は瞳孔径の左右差や散大に注意した。出血量に見合った輸血を投与した。大量出血に対する大量輸液・輸血のため術後は人工呼吸管理とした。

● 注意点

①気道確保：本症例はすでに気管挿管されていたわけであるが，頭部外傷を伴って

おり，頸椎に大きな力が加わった可能性が大きい。したがって頸椎/頸随損傷に注意しながら気管挿管する必要がある。
② 軽度気胸の存在：肺の虚脱が著しい気胸であれば，すぐに胸腔ドレナージとなるわけであるが，軽度の気胸の場合は経過観察という可能性もある。そこで，様態が急変して気管挿管/人工呼吸管理となれば，手術室に入室するころには気胸が悪化して緊張性気胸となっているかもしれない。気管挿管/人工呼吸管理が必要となった場合には軽度の気胸でも胸腔ドレナージを施行すべきである。
③ 頭蓋内出血：麻酔導入や維持に用いる薬物には脳血流を増加させたり，脳圧を上昇させるものがあり，頭蓋内病変がある症例では避けなければならない。また，術中の頭蓋内病変の増悪を早期に発見するために瞳孔径の変化や左右差を注意深く観察する必要がある。
④ 体温保持：温めた輸液の使用，温風式加温装置，急速加温輸液装置などを用いて外傷死の三徴である低体温を防がなければならない。
⑤ 開腹時の血圧低下：腹腔内出血ではタンポナーデ効果により止血および血圧の維持ができているが，開腹によって急激な血圧低下を来す。これを予防するためにIABOを使用する。止血できたら，ただちにIABOのバルーンを抜気して腸管虚血時間を最短としなければならない。また，止血が困難の場合にはガーゼによるパッキングを行い，damage control surgery（DCS）へ移行するよう術者に伝えなければならない。

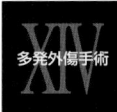

COLUMN

緊急の多発外傷手術麻酔を行う際の麻酔科医の哲学
―多発外傷は初療から参加しよう―

　緊急の多発外傷手術の麻酔では，ショックバイタルの麻酔導入，顔面外傷や気道損傷などによる気道確保困難，大量血胸などでは分離肺換気，守られるはずのない絶飲食や腹部打撲などによる蠕動低下によるフルストマック状態，頭蓋内出血による頭蓋内圧亢進状態，現れない手術承諾書にサインすべき人，隠れたエホバの信者など，まさに全身管理のオーケストラである。これぞ麻酔科の出番とばかりに血湧き肉躍る場面に際し，多くの麻酔科は手術室で腕を組んで待っている。非常にもったいないことである。救急医全員が全身管理，気道管理やルート確保のプロであるか？　答えはNOである。救急専門医の中には循環器内科，一般外科，脳神経外科などのスペシャリティーを持った医師たちがいる。つまり，JATECでいうところのABCDのA（気道の管理）のプロである保証はない。しかも全国の救急医療，特に夜間の救急を担っている多くの医師は救急専門医ではない。マンパワー不足が社会問題となっている昨今であるが，麻酔科医は，救急外来あるいはプレホスピタルの現場へ出向くべきである。麻酔科医が持てる技術とノウハウを手術室の中だけに温存することはその宝を十分に活かせていないと思う。突然の心停止に直面しても，いささかも動じないクールさを持つ麻酔科医であるが，内に秘めた情熱を手術室の外でも十分に発揮してもらいたいものである。

【文 献】

1) 日本外傷学会, 財団法人日本自動車研究所監訳. AIS90 (The Abbreviated Injury Scale 1990 Revision) Update 98 日本語対訳版. 東京：へるす出版；2003.
2) Balogh ZJ, Varga E, Tomka J, et al. The new injury severity score is a better predictor of extended hospitalization and intensive care unit admission than the injury severity score in patients with multiple orthopaedic injuries. J Orthop Trauma 2003；17：508-12.
3) 横田順一朗. 今一度, "多発外傷" を考える. 救急医学 2006；30：499-503.
4) 葛西　猛. 多発外傷とダメージコントロール. 救急医学 2006；30：529-32.
5) 日本外傷学会, 日本救急医学会監修. 外傷初期診療ガイドライン. (改訂.) 東京：へるす出版；2004.
6) 田中礼一郎. 輪状甲状靱帯穿刺・切開. 救急医学 2006；30：1153-60.
7) 井上哲生ほか訳. 緊急気道管理マニュアル. 東京：メディカル・サイエンス・インターナショナル；2003. p.9-17.
8) 鈴木　太編ほか. 筋弛緩薬の臨床. 東京：克誠堂出版；1994. p.45.
9) 井上哲生ほか訳. 緊急気道管理マニュアル. 東京：メディカル・サイエンス・インターナショナル；2003. p.19-31.
10) 井上哲生ほか訳. 緊急気道管理マニュアル. 東京：メディカル・サイエンス・インターナショナル；2003. p.184-90.
11) Eddy VA, Morris JA, Cullinane DC. Hypothermia, coagulopathy, and acidosis. Surg Clin North Am 2000；80：845-54.
12) Thomas S, Liscum K. The logistics of damage control. Surg Clin North Am 1997；77：921-28.
13) Gentilello LM. Advances in the management of hypothermia. Surg Clin North Am 1995；75：243-56.
14) Bowley DM, Barker P, Boffard KD. Damage control surgery；concepts and practice. J R Army Med Corps 2000；146：176-82.
15) Hirshberg A, Sheffer N, Barnea O. Computer simulation of hypothermia during "damage control" laparotomy. World J Surg 1999；23：960-5.
16) Ikeda T, Sessler DI, Kikura M, et al. Less core hypothermia when anesthesia is induced with inhaled sevoflurane than with intravenous propofol. Anesth Analg 1999；88：921-4.
17) Ikeda T, Kazama T, Sessler DI, et al. Induction of anesthesia with ketamine reduces the magnitude of redistribution hypothermia. Anesth Analg 2001；93：934-8.
18) Nakayama M, Murry PA. Ketamine preserves and propofol potentiates hypoxic vasoconstriction compared with the conscious state in chronically instrumented dogs. Anesthesiology 1999；91：760-71.
19) Smith CE, Desai R, Glorioso V, et al. Preventing hypothermia；convective and intravenous fluid warming versus convective warming alone. J Clin Anesth 1998；10：380-5.

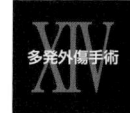

20) DiGiacomo JC, Rotondo MF, Kauder DR, et al. The role of nephrectomy in the acutely injured. Arch Surg 2001；136：1045-9.
21) 須山豪通. 喀血と肺実質損傷. 石原　晋編. 実践外傷初療学. 大阪：永井書店；2005. p.91-7.
22) 須山豪通, 津野信輔, 竹吉　悟ほか. 胸部鈍的外傷の緊急手術中に発見された心筋挫傷の1例. 麻酔と蘇生 1997；33：41-3.
23) Inoue Fumitaka, Tohma Yoshiki, Shiono Shigeru, et al. 心筋挫傷症例における心筋超音波組織特性（Myocardial Ultrasonic Tissue Characterization In A Case Of Myocardial Contusion）. 日本救急医学会雑誌 2003；14：307-14.
24) 石原　晋, 加藤節司. 動脈遮断用バルーンカテーテル. 救急医学 1995；19：1222-4.
25) VClaridge JA, Young J. A Successful multimodality strategy for management of liver injuries. Am Surg 2000；66：920-6.
26) 安達普至, 石原　晋. 大動脈バルーンオクルージョン. 救急医学 2006；30：273-6.
27) White H, Cook D, Venkatesh B. The use of hypertonic saline for treating intracranial hypertension after traumatic brain injury. Anesth Analg 2006；102：1836-46.
28) Stene JK, Grande CM. Anesthesia for trauma. In：Miller RD, editor. Miller's Anesthesia. 5th ed. Philadelphia：Churchill Livingstone；2000. p.2157-72.
29) Ham AA, Coveler LA. Anesthetic considerations in damage control surgery. Surg Clin North Am 1997；77：909-20.
30) Eddy VA, Morris JA, Cullinane DC. Hypothermia, coagulopathy, and acidosis. Surg Clin North Am 2000；80：845-54.
31) Shapiro MB, Jenkins DH, Schwab W, et al. Damage control；collective review. J Trauma 2000；49：969-78.
32) Bowley DM, Barker P, Boffard KD. Damage control surgery；concepts and practice. J R Army Med Corps 2000；146：176-82.
33) Scalea TM. Trauma, a disease of bleeding. in massive transfusion and control of haemorrhage in the trauma patient. In：Smith CE, Rosenberg AD, Grande CM, editor. Baltimore：International Trauma Anaesthesia and Critical Care Society Seminar；1998. p.3-5.
34) Johnson JW, Gracias VH, Schwab CW, et al. Evolution in damage control for exsanguinating penetrating abdominal injury. J Trauma 2001；51：261-71.
35) 葛西　猛, 関　蘭子, 早野大輔ほか. 重傷型肝損傷におけるdeadly triadの再評価. 日外傷会誌 2000；14：257-81.
36) Morris JA Jr, Eddy VA, Blinman TA, et al. The staged celiotomy for trauma：Issues in unpacking and reconstruction. Ann Surg 1993；217：576-86.
37) Feliciano D, Moore E, Mattox K. Trauma damage control. In：Mattox K, Feliciano D, Moore E, editor. 4th ed. Trauma. New York：McGraw-Hill；2000. p.907-31.
38) 須山豪通, 石原　晋. ダメージコントロールの周術期管理. 島崎修次監修, 村田厚夫編. ダメージコントロール. 大阪：メディカルレビュー社；2003. p.151-8.
39) Raeburn CD, Moore EE, Biffl WL, et al. The abdominal compartment syndrome is a morbid complication of postinjury damage control surgery. Am J Surg 2001；182：542-

6.
40) Offner PJ, de Souza AL, Moore EE, et al. Avoidance of abdominal compartment syndrome in damage-control laparotomy after trauma. Arch Surg 2001 ; 136 : 676-80
41) Barker DE, Kaufman HJ, Smith LA, et al. Vacuum pack technique of temporary abdominal closure ; A 7-year experiemce with 112 patients. J trauma 2000 ; 48 : 201-7
42) 須山豪通, 金子高太郎, 安達普至ほか. 早期PMX-DHP療法の導入はSIRS指標を改善する. ICUとCCU 2006 ; 30 : 293-8.
43) 須山豪通, 川崎祐子, 三木竜介ほか. DICの状態がPMX-DHP療法による酸素化改善に及ぼす影響. エンドトキシン血症救命治療研究会誌 2006 ; 10 : 46-51.

〔須山　豪通，石原　晋〕

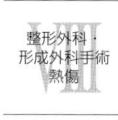

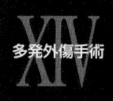

索　引

和　文

あ
悪性高熱症 2, 11, 220
亜酸化窒素 224
アスピリン喘息 218
圧外傷 217
圧補助換気 212
アドレナリン 66
アナフィラキシー 3, 219
アプロチニン 81
アミノフィリン 216, 220
アミノフィリン静注 219
アメリカ麻酔科学会（ASA）の
　気道確保困難時の
　アルゴリズム 241
アメリカ麻酔科学会 3
アルブミン 128
アルブミン製剤 227

い
意識下気管挿管 211, 213, 214
意識下経鼻気管挿管 214
意識下挿管 59, 214
医事訴訟 7
胃洗浄 222
イソフルラン 201, 217, 219
1回換気量 218
一酸化窒素 188
インフォームドコンセント .. 1, 7

う
エピネフリン 201, 220
エフェドリン 201
塩基性消炎鎮痛薬 218
炎症性メディエータ 211
エンドトキシン吸着療法 212

お
横紋筋融解 220
オートグラフト 130

か
外頸静脈 225
開口障害 220
外傷死の三徴 121, 244
外傷初期診療ガイドライン .. 118
外傷性喀血の治療戦略 247
外傷性の急性呼吸促迫症候群
　.. 136
開放性眼球外傷 51
海綿静脈洞の切除 18
過換気 30
下大静脈径 210
片肺換気 91
褐色細胞腫 11
褐色尿 221
活性化部分トロンボプラスチン
　時間 229
カプノグラム 219
過膨張 217
カリウム遊離 132
カリニ 207
カルシウム拮抗薬 222
カルシウム放出速度 220
カルシウム遊離チャネル 220,
222
カルペリチド（ハンプ） 83
眼圧 45
眼圧を下げる処置 49
眼科的治療薬 50
換気-血流比分布 217
眼球心臓反射 46, 49
観血的動脈圧測定 203
肝性昏睡 199
間接型肺損傷 125
感染期 122
感染継続期 122
眼内圧 45

き
奇異性空気塞栓 224
気管支拡張 219, 220
気管支拡張作用 217
気管支収縮 217
気管支収縮作用 218
気管支挿管 219
気管支平滑筋 215
気管支攣縮 219
気管切開 60
気管損傷 92
気管チューブの狭窄・屈曲 .. 219
キサンチン製剤 216
気道過敏性 215
気道刺激性 217
気道内圧 218, 219
急性陰嚢症 159
急性腎不全 122
急速導入気管挿管 213
急速導入法 213
吸入麻酔薬濃度 219
胸腔内圧 224
凝固因子活性 229
局所脳酸素飽和度 27
局所麻酔 10
局所麻酔薬アレルギー 6
虚血再灌流傷害 188
虚血性心疾患 76
虚血耐性 23
拒絶 190
拒絶反応 207
筋弛緩モニター 204
筋弛緩薬 61, 132
緊張性気胸 91, 219
筋由来逸脱酵素 220

く
空気塞栓 201, 223
空気塞栓症 223

空気塞栓モニター..................26
グラスゴー昏睡尺度................15

け

経胸壁超音波ドプラー..........224
経食道心エコー............191, 223
頸椎損傷.............................213
頸動脈内膜剥離術................14
経尿道的膀胱腫瘍摘出術......163
経費−利得バランス................10
経皮的心肺補助...................188
経皮的心肺補助装置..............58
劇症肝不全..........................197
ケタミン...............................217
血圧低下時...........................77
血液ガス分析......................201
血液脳関門............................16
血管透過性..........................211
血管透過性浮腫...................123
血漿交換.............................199
血小板凝集抑制薬...................6
血小板減少..........................228
血小板輸血..........................228
血糖値..................................24
原発性肺高血圧...................188

こ

高位精巣摘除術...................160
抗凝固薬...............................6
咬筋強直.....................221, 220
高血糖..................................36
膠質液輸液について.............128
膠質浸透圧..........................227
高張食塩液.....................28, 127
高二酸化炭素血症..........35, 217
高頻度ジェット換気法............58
硬膜外麻酔...............3, 5, 6, 145
硬膜穿刺後頭痛.............145, 150
高ミオグロビン血症..............220
抗利尿ホルモン不適正分泌症候
　群....................................34
誤嚥.....................142, 215, 219
誤嚥性肺炎..........................119

呼気延長.............................217
呼気終末二酸化炭素分圧......223
呼気終末二酸化炭素分圧（end-
　tidal CO$_2$：ETco$_2$）モニター
　......................................214
呼気終末陽圧.......................224
呼気相................................217
呼気二酸化炭素分圧............223
骨髄内静脈..........................223
骨髄内輸液..........................225
骨盤骨折.............................118
5％アルブミン液...................206
コリンエステラーゼ阻害薬..218
困難症...................................5

さ

再灌流................................204
再灌流障害............................19
細菌性心内膜炎.....................76
最高気道内圧.......................218
サイトメガロウイルス..........207
細胞外液系晶質液.................227
酢酸リンゲル液...................206
サクシニルコリン.................132
産科麻酔.............................139
酸素運搬量......................9, 210
酸素解離曲線の左方移動......229
酸素供給量低下...................229
酸素消費量.....................9, 222
酸素療法..............................72

し

子宮内胎児蘇生....................142
シクロスポリン....................193
止血機能低下.......................229
止血困難.............................228
システム1000™............133, 245
持続血液浄化......................210
持続血液濾過透析.........199, 212
シバリング..........................133
脂肪塞栓.............................136
従圧式換気..........................218
周術期........................1, 8, 10

重症敗血症治療ガイドライン
　......................................210
従量式換気..........................218
術中術後のモニター...............25
術前の絶食..........................117
循環血液量............................78
昇圧...................................77
常位胎盤早期剥離..........143, 150
消炎鎮痛薬..........................218
上喉頭神経ブロック................59
常染色体優性遺伝.................220
小児呼吸管理.......................178
徐放性テオフィリン..............216
静脈還流低下.......................217
食道アカラシア...................212
ショック.........................6, 117
徐脈性不整脈........................79
人為的低血圧........................23
腎外傷................................164
腎機能障害..........................169
神経原性肺水腫.....................14
人工膠質液..........................227
人工心肺.............................187
人工心肺体外循環..................80
心室細動........................79, 222
心室性期外収縮....................78
心室性不整脈.......................222
心室頻拍..............................78
新鮮凍結血漿.......................228
新鮮凍結血漿製剤................210
迅速導入.............................175
心タンポナーデ.....................76
心拍出量..................9, 82, 223
心房性ナトリウム利尿ペプチド
　..35
心房粗細動...........................78

す

スキサメトニウム................213
スタイレットスコープ..........213
ステロイド..........................216
ステロイド投与...................219
スパイラルチューブ...............61

せ

スペーサー 219
精巣腫瘍 160
精巣垂および精巣上体垂捻転症
 159
精巣捻転 159
生体部分肺移植 187
セカンドアタック 129
脊硬麻 146
脊髄くも膜下麻酔 3, 5, 6, 145
セボフルラン 217, 219
全身循環改善療法 38
全身性炎症性反応 84
全身性炎症反応症候群 .. 104, 122
全身麻酔 3
喘息発作 215, 219
選択的消化管除菌 111
前投薬 119
喘鳴音 219
線溶亢進 203, 204, 205

そ

挿管 5
挿管困難 142, 213
挿管困難症 3, 4
早期グラフト機能不全 188
ソーダライム 221
蘇生 3, 6

た

体外循環 80
胎児仮死 141
代謝亢進状態 220
大動脈瘤 76
タクロリムス 193, 207
他臓器損傷 165
多臓器不全 122
脱水 117
ダブルルーメンチューブ 89
ダントロレン 11, 221, 222

ち

つ

チオペンタール 201, 213
中心静脈圧 203
中心静脈血酸素飽和度 211
中枢神経モニター 27

て

低血圧麻酔 33
低酸素血症 35, 223
低酸素性肺血管収縮 91
低体温療法 23
低ナトリウム血症 164, 170
定量噴霧吸入器 216
テオフィリン 216
伝達麻酔 217

と

頭蓋内圧-容積関係 22
頭蓋内圧亢進 6
頭蓋内圧モニター 27
透過性亢進型肺水腫 224
等浸透圧性(等膠質性, 後出)
 28
洞性頻脈 78
等張性 28
動脈血酸素含量 226
自動調節能 20
ドパミン 201

な

内因性カテコラミン 123
内頸静脈 225
内頸静脈酸素飽和度 27

に

二分脊椎 5
日本式昏睡尺度 15
乳酸値 204, 205, 210
尿管損傷 168
尿崩症 34
妊娠高血圧症候群 140, 149

ね

熱傷指数 127

熱傷性ショック期 122

の

脳圧 25
脳圧の正常化 23
脳灌流圧と自動調節能 20
脳血管攣縮の防止 24
脳血流量 19
脳酸素代謝率 19
脳指向型集中治療 35
脳指向型集中治療法 14
脳死ドナー 188
脳死肺移植 187
濃縮血小板製剤 210
脳占拠性病変 18
脳動脈瘤のクリッピング 18
脳波 27
脳浮腫 198

は

パークランド公式 127
バイオマーカー 28
肺胸郭コンプライアンス 4
敗血症ショック 120
敗血症性ショック 209
肺血流シャント 223
肺高血圧症 188
肺コンプライアンス 177
肺水腫 122, 219
背側consolidation 211
肺動脈カテーテル 190, 203
肺胞死腔 223
播種性血管内凝固 141, 222
パラダイムシフト 113
パルスオキシメータ 10
バルビツレート 38

ひ

鼻腔冷却 23
非侵襲的陽圧換気療法 98
非ステロイド系抗炎症薬 218
肥大型閉塞性心筋症 151

ヒト心房性ナトリウム利尿ペプチド 193
ヒドロコルチゾン 216
非乏尿性腎不全 210

ふ

ファイバースコープ挿管 213
フェンタニル 201, 214
腹部コンパートメント症候群 252
不整脈 78
ブプレノルフィン 218
部分体外循環 80
部分トロンボプラスチン時間 10
ブラード喉頭鏡 213
プライミング法 107, 239
フルストマック 106, 211, 212
プレキュラリゼーション 213
プロカインアミド 222
フロセミド 201
プロタミン 82
プロトロンビン時間 10
プロポフォール 201, 213, 217
分離肺換気 93

へ

閉鎖腔内 224
閉鎖神経ブロック 162, 163
ベクロニウム 201, 213
ヘパリン 80
ヘマトクリット 8, 9
ヘモグロビン 8, 9

ベルギー麻酔蘇生学会 9
ペンタゾシン 218

ほ

膀胱外傷 167
膀胱出血 161
膀胱腫瘍 161
膀胱穿孔 163
膀胱洗浄 222
膀胱破裂 162
乏尿性腎不全 210
発作性上室性頻拍 78

ま

マージナルドナー 195
マイクロダイアリシス 27
膜型人工肺 188, 220
マスク換気困難症 3, 4
末梢血管抵抗 210
慢性関節リウマチ 213
慢性閉塞性肺疾患 10, 191

み

ミオグロビン 222
ミオグロビン尿 220
ミダゾラム 201, 214

む

無肝期 204
無気肺 217
無動化 119

め

メチルプレドニゾロン .. 201, 216
メディエータ 210
免疫グロブリン 207
免疫抑制薬 206
免疫抑制療法 193

ゆ

ユニベントチューブ 93

よ

陽圧換気 6
溶血 81
予測血小板増加数 228
予防的抗菌薬 75
予防的抗菌薬投与 80

ら

ラリンゴマイクロサージャリー 61
ラリンジアルマスク 64, 218

り

リアノジン受容体 220
リドカイン 222
リドカインスプレー 214, 215
利尿期 122
利尿降圧薬 8
輪状甲状膜切開 68
輪状軟骨圧迫 214
輪状軟骨圧迫下（セリック法） 213

英文

A

ABCD & II 232
ACT 201
activated partial thromboplastin time 229
AIS 231
ANP 35
APTT 229
arteriovenous malformation 18
ASA 3, 8, 9
atrial natriuretic peptide 35
AT III 製剤 201
auto PEEP 217
autoregulation 20
AVM 18

B

barotrauma...............................217
β_2刺激薬..................................216
β刺激薬....................................216
BBB...16
BIS.....................................27, 191
bispectral index 191
blood brain barrier 16

C

Cao_2..226
carotid endarterectomy 14
CBF...19
CEA...14
Cerebral salt wasting syndrome
35
CHDF 212
chronic obstructive pulmonary
 disease 191
$CMRO_2$ 19
continuous hemodiafiltration 212
COPD 191
CO中毒 125
CPP 20
Crash induction 119
cricoid pressure 213
CSWS 35
CT 27
Cushing反射.............................15

D

damage control surgery..........251
DI 34
diabetes insipidus.....................34
DIC..222
disseminated intravascular coag-
 ulation 222

E

early goal-directed therapy...210,
 211
ECMO...............................188, 220
$ETco_2$ 223

extracorporeal membrane oxy-
 genation........................188, 220

F

FFP 229
fresh frozen plasma 229

G

GCS...15
Glasgow coma scale 15

H

hANP 193, 201, 206
Hb予測上昇値........................228
HFJV 58, 69
high-frequency jet ventilation..58
Hot line™.................................245
HS 28
human atrial natriuretic peptide
193
Hunt & Kosnik分類 15
hyperdynamic state................210
hypertonic saline 28

I

IABO 248
ICPモニター 198
intraocular pressure 45
ischemic preconditioning 106
isooncotic 28
isotonic 28
ISS 231

J

Japan coma scale 15
JATEC.......................................232
JCS 15
LMA 64

M

Mallampatiの分類......................5
MDI..216
metered dose inhaler 216

N

normovolemia 28
NPPV 98

O

O型RH$^+$ 234

P

$Paco_2$－$ETco_2$分圧の較差.......224
PCPS.....................58, 69, 89, 188
percutaneous cardiopulmonary
 support..................................188
percutaneus cardiopulmonary
 support system 58
permissive hypercapnia 66
PGE_1 201
PMX-DHP.......................212, 253
positive end-expiratory pressure
217
post reperfusion syndrome ...208
Precepカテーテル 120
pressure control mode...217, 218
PT..199
PT-INR.....................................229

R

reperfusion injury 19
rSo_2 27

S

$Scvo_2$.................................120, 210
Sellick's maneuver..................120
Sellickの手技..........................107
SIADH 34
SIRS 122
$Sj\bar{v}o_2$ 27
SPECT 27
SSCG................................210, 211
surviving sepsis campaign
 guidelines 210
$S\bar{v}o_2$..210

syndrome of inappropriate secretion of antidiuretic hormone 34
systemic inflammatory response syndrome 122

T

TEE 191
TEG 201
transesophageal echocardiography 191
triple-H療法 33, 38
TUR症候群 170

U

universal donor 250

W

WFNS (World Federation of Neurological Surgeons) 分類 15
wheezing 219
William Osler 2

緊急麻酔の心得
―ここが肝心・おさえどこ！―　　　　　　　　　　　　　　＜検印省略＞

2008年4月1日　第1版第1刷発行

定価（本体6,400円＋税）

編集者　池　田　寿　昭
発行者　今　井　　　良
発行所　克誠堂出版株式会社
〒113-0033　東京都文京区本郷3-23-5-202
電話（03）3811-0995　振替00180-0-196804
URL　http://www.kokuseido.co.jp

ISBN 978-4-7719-0334-0 C 3047 ￥6,400E　　印刷　三報社印刷株式会社
Printed in Japan ©Toshiaki Ikeda, 2008

・本書の複製権・翻訳権・上映権・譲渡権・公衆送信権（送信可能化権を含む）は克誠堂出版株式会社が保有します。
・JCLS ＜(株)日本著作出版権管理システム委託出版物＞
本書の無断複写は著作権法上での例外を除き禁じられています。複写される場合は，そのつど事前に(株)日本著作出版権管理システム（電話 03-3817-5670，FAX 03-3815-8199）の許諾を得て下さい。